Full Body Workouts

An dieser Stelle möchte ich mich herzlich bedanken bei der Firma TOGU GmbH für die Unterstützung bei der Umsetzung dieses Buches und für ihre innovativen Produkte. Vielen Dank auch an die Firma Winshape® und die zur Verfügung gestellte Kleidung.

WO SPORT SPASS MACHT

GABI FASTNER

FULL BODY WORKOUTS

INTENSIV TRAINIEREN FÜR DEINEN TRAUMKÖRPER

Meyer & Meyer Verlag

Full Body Workouts

Bibliografische Information der Deutschen Nationalbibliothek
Die Deutsche Nationalbibliothek verzeichnet diese Publikation in der Deutschen Nationalbibliografie; detaillierte bibliografische Details sind im Internet über <http://dnb.d-nb.de> abrufbar.

Auckland, Beirut, Dubai, Hägendorf, Hongkong, Indianapolis, Kairo, Kapstadt,

Manila, Maidenhead, Neu-Delhi, Singapur, Sydney, Teheran, Wien

Member of the World Sport Publishers' Association (WSPA)

Gesamtherstellung: Print Consult GmbH, München
ISBN 978-3-8403-7501-9
E-Mail: verlag@m-m-sports.com
www.dersportverlag.de

Inhalt

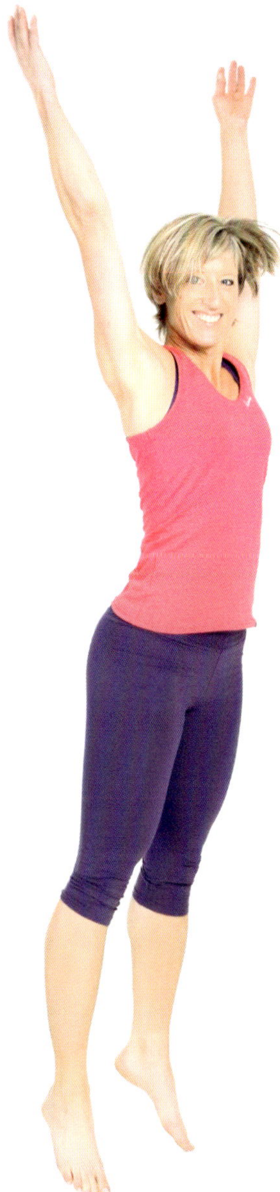

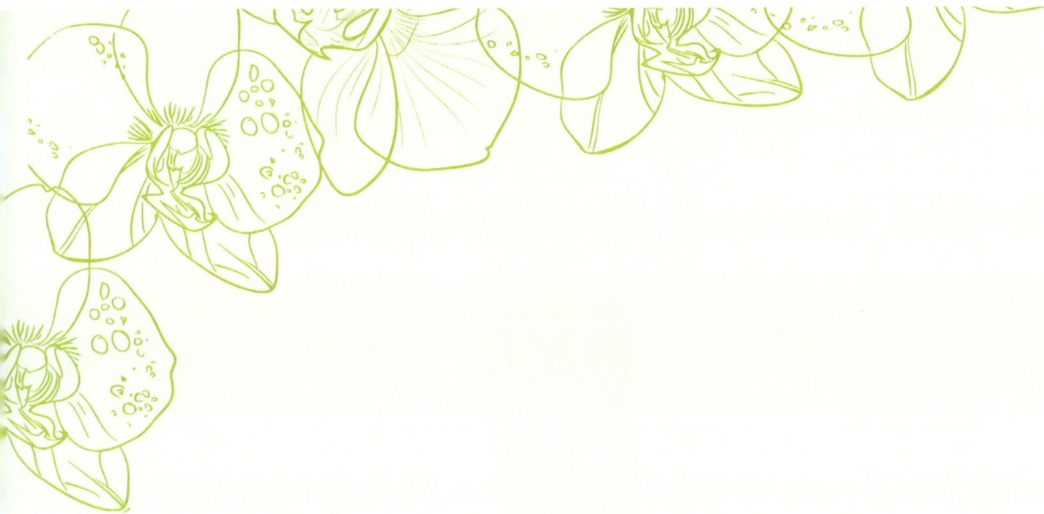

Vorwort

Vorwort

Zu meiner Person

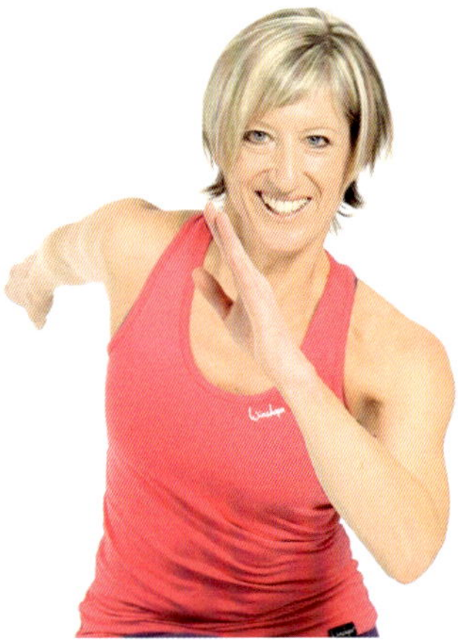

Mein Name ist Gabi Fastner, ich bin staatlich geprüfte Gymnastiklehrerin. Seit über 20 Jahren arbeite ich mit Leidenschaft in meinem Beruf.

Jeder, der zu mir in meine Kurse kommt, hat seine eigenen Ziele. Sehr viele Teilnehmer sind motiviert und haben den Ehrgeiz, diese Ziele auch in die Tat umzusetzen.

Mal ganz ehrlich, wie viele Ihrer Kunden meinen, man müsste täglich, und das mindestens eine Stunde, intensiv trainieren, um seinen „Traumkörper" zu erlangen, der „Schnellste", „Stärkste" oder „Gesündeste" zu sein?

Leider wird dieser anfängliche Ehrgeiz nach einiger Zeit nicht mehr belohnt und der Aufwand für weiteres intensives Training scheint nicht mehr erstrebenswert zu sein.

Schuld daran ist meist die falsche Vorstellung von körperlichem Training! Anfangs erzielt man damit tatsächlich Fortschritte. Ich meine damit z. B., man kann öfters, länger, schneller oder schwerer trainieren. Die allgemeine Vorstellung von intensivem Training bedeutet, sobald sich mein Körper an das Pensum gewöhnt hat, muss ich die Intensität erhöhen.

Leider nimmt diese Form des körperlichen Trainings immer mehr Zeit in Anspruch, wird immer anstrengender, macht immer weniger Spaß, schwächt unseren Körper und unser Immunsystem durch zu wenig Regenerationsphasen und führt schließlich bei vielen Sportlern zur Aufgabe des Programms.

Deshalb ist dieses Buch entstanden. Ich möchte Ihnen einen dauerhaften Weg zum Erfolg zeigen, der Ihre Teilnehmer gesund, schön und fit werden lässt!

Dazu gehört tatsächlich intensives Training, wie es die meisten kennen, aber weniger häufig, als Sie denken und vor allem anderes und intelligenteres, intensives Training!

Intensiver bedeutet, nicht nur körperlich anstrengender, intensivieren lassen sich Übungen mit zum Beispiel folgenden Aufgaben:

- Intensiv durch neue und andere Übungen.
- Intensiv durch das Achten auf eine korrekte Übungsausführung.
- Intensiv durch das Einbeziehen der koordinativen Fähigkeiten in das Training (siehe unten: Exkurs koordinative Fähigkeiten).
- Intensiv durch den Einsatz von Gewichten.
- Intensiv durch Fokussierung auf einen bestimmten Funktionsbereich.
- Intensiv durch Wahrnehmung des eigenen Körpers während einer Übung – trainieren Sie selbstwirksam!

Exkurs: Koordinative Fähigkeiten und ihr Alltagsbezug

1. Differenzierungsfähigkeit

Alltagsbezug:
Wären Sie schon einmal fast auf einem frisch geputzten Boden ausgerutscht? Wie machen Sie die nächsten Schritte auf diesem Boden? Vorsichtig, kleinere Schritte? Der Körper merkt sich die vorangegangene Situation und reagiert aufgrund von kinästhetischen Rückmeldungen über Rezeptoren in den Muskeln und im Nervensystem.

Im Training:
Führen Sie zum Beispiel eine Übung mal mit und mal ohne Gewichte aus. Somit kann sich Ihr Körper nie auf feste Gegebenheiten einstellen.

2. Orientierungsfähigkeit

Alltagsbezug:
Bewegen wir uns im Alltag, müssen wir uns ständig an der Umwelt orientieren. Wir müssen zum Beispiel Menschen in einer Fußgängerzone ausweichen, wollen wir eine Straße überqueren, müssen wir Autos vorbeifahren lassen, fahren wir Auto, müssen wir Verkehrszeichen wahrnehmen und sie befolgen. Ich glaube, Sie haben selbst schon viele Situationen im Kopf, die unsere Orientierungsfähigkeit herausfordern.

Im Training:
Führen Sie zum Beispiel Körper- oder Kopfdrehungen aus. Drehen Sie während einer Übung den Kopf nach rechts und links oder schauen Sie von oben nach unten.

3. Rhythmisierungsfähigkeit

Alltagsbezug:
Jeder Schritt, jede Tat im Alltag und fast jede Bewegung beim Sport ist harmonisch, wenn sie rhythmisch ausgeführt wird. Stellen Sie sich einen Läufer oder Radfahrer vor, dessen Bewegungsablauf nicht rhythmisch ist. Oder beobachten Sie den Gang „unsportlicher" Menschen. Sie werden mir zustimmen, die Bewegungen wirken unsportlich und unbeholfen!

Im Training:
Geben Sie zum Beispiel einer Bewegung einen Rhythmus. Führen Sie Übungen im Takt einer Musik aus.

4. Kopplungsfähigkeit

Alltagsbezug:
Fahren Sie Auto? Das ist ein sehr gutes Beispiel für diese koordinative Fähigkeit! Kuppeln, Gas geben, schalten, lenken, blinken ... und das alles perfekt zeitlich, räumlich und dynamisch aufeinander abgestimmt!

Im Training:

Fügen Sie zum Beispiel Arm- und Beinbewegungen zusammen. Trainieren Sie Bewegungsabläufe, keine isolierten Muskeln!

5. Reaktionsfähigkeit

Alltagsbezug:

Sie gehen auf einem Gehweg, in einer Kurve kommt Ihnen plötzlich ein Radfahrer entgegen. Nun gilt es, schnell zu reagieren!

Im Training:

Führen Sie Übungen auf dynamischem (stabilem/labilem) Untergrund aus. Schnelles Reagieren ist gefragt, wenn der Körper aus der Balance kommt und sich wieder ins Gleichgewicht bringen muss. Oder werfen und fangen Sie Gegenstände.

6. Umstellungsfähigkeit

Alltagsbezug:

Denken Sie an Situationen im Winter. Sie gehen auf der Straße, plötzlich geraten Sie auf ein vereistes Stück Straße. Ihre Schritte müssen sich schnell an die veränderte Gegebenheit anpassen.

Im Training:

Führen Sie zum Beispiel eine Übung zuerst auf festem Untergrund aus, wechseln Sie dann den Untergrund und fahren Sie mit derselben Übung fort.

7. Gleichgewichtsfähigkeit

Alltagsbezug:

Beobachten Sie sich einmal im Bus, in der U-Bahn oder ganz einfach beim Zähneputzen. Was machen Sie? Genau, Sie halten sich irgendwo fest oder lehnen sich an. Unbewusst holen wir uns einen dritten Punkt dazu, um sicherer zu stehen. Denn von Natur aus sind wir Menschen faul und versuchen, unnötige zusätzliche Muskelkraft zu sparen. Das macht uns natürlich unsicherer im Alltag. Je mehr wir versuchen, solche

„wackligen" Situationen zu vermeiden, umso schwächer wird die Muskulatur (gerade die tief liegenden Muskelschichten, die unwillkürlich aktiv werden in wackligen Situationen und unsere Gelenke schützen und stabilisieren) und umso mehr verlieren wir unsere Reaktionsschnelligkeit.

Im Training:
Arbeiten Sie mit instabilem bzw. labilem Untergrund. Variieren Sie Übungen, indem Sie den Untergrund verändern oder indem Sie die Standfläche verkleinern (Füße eng zusammenstellen, Einbeinstand, Füße voreinander auf eine gedachte Linie setzen, sich auf die Fußspitzen heben).

Viel Erfolg

Gabi Fastner

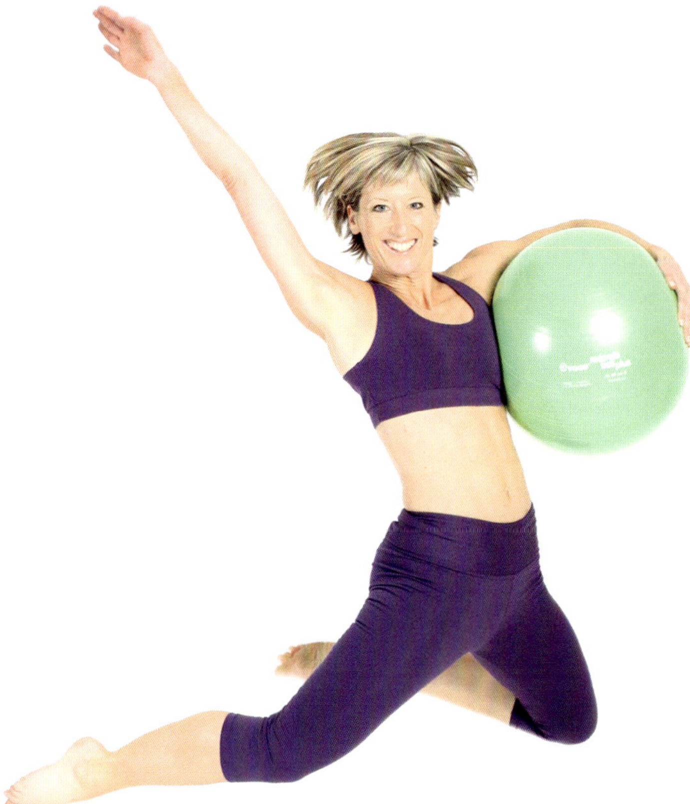

Einführung

Einführung

Besser trainieren mit Funktionsbereichen

Um eine möglichst effektive Trainingseinheit zu gestalten, sollten während der einzelnen Übungen möglichst mehrere Muskelgruppen angesprochen werden. Wenig sinnvoll wäre es, deshalb im folgenden Teil des Buches die Übungen in einzelne Muskelabschnitte zu unterteilen.

Ich teile den Körper deshalb in einzelne Bereiche, ich nenne sie *Funktionsbereiche*, ein (verändert nach den Funktionskreisen nach Knebel et al. (1993)).

Die einzelnen Funktionsbereiche können sich natürlich auch bei einigen Übungen überschneiden und tauchen deshalb in zwei Funktionsbereichen auf.

Wenn Sie einen Sportler bei der Bewegung, oder Menschen im Alltag beobachten, dann wird Ihnen schnell klar, dass keine Bewegung nur von einem isolierten Muskel allein ausgeführt wird, sondern immer ganze Muskelketten an der Bewegung beteiligt sind.

Deshalb gilt auch für die einzelnen Funktionsbereiche: Die verschiedenen Funktionsbereiche arbeiten funktionell zusammen und führen gemeinsam Bewegungen aus.

Die drei Funktionsbereiche

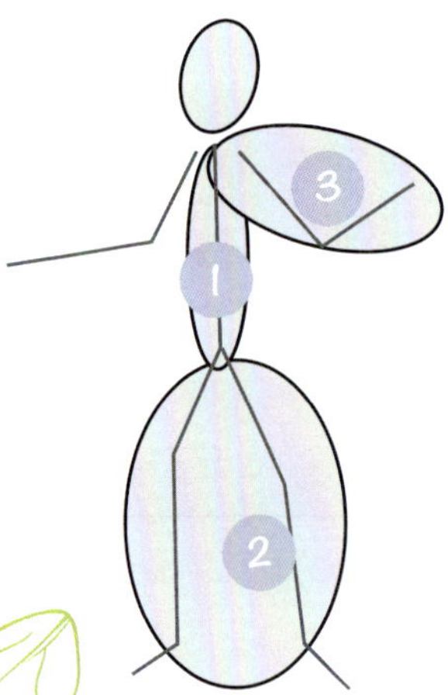

Um das Training abwechslungsreich und herausfordernder zu gestalten, nutzen Sie Kleingeräte, um die Übungen zu intensivieren!

Stellen Sie sich vor, Sie intensivieren eine Kniebeuge mit einem zusätzlichen Gewicht, zum Beispiel dem TOPANGA® auf den Schultern. Kurz darauf gehen Sie im Alltag in die Kniebeuge. Können Sie sich vorstellen, dass Ihnen nun die Kniebeuge ohne TOPANGA® leichter fällt als vor dem Training?

Oder Sie stellen sich auf einen wackligen Untergrund und führen eine Übung aus. Durch das Ausgleichen und Ausbalancieren sprechen Sie nicht nur die oberflächlichen, sondern auch die tief liegenden Muskelschichten an.

Bewegen Sie sich nun im Alltag, werden Sie sich sicherer auf den Beinen und stabiler fühlen.

Jede einzelne Übung lässt sich durch kleine Veränderungen zusätzlich intensivieren.

Durch das Abwechseln der folgenden Intensivierungsmethoden werden immer wieder andere Muskelfasern angesprochen und die koordinativen Fähigkeiten der Muskulatur werden verbessert.

Intensivierungsmethoden

Verlangsamen
Führen Sie die Übungen in sehr langsamem Tempo aus. Diese Art der Ausführung schont die Gelenke!

So viele Wiederholungen wie möglich in einem bestimmten Zeitraum ausführen
Wichtig dabei ist es, die Übungen in korrekter Ausführung durchzuführen. Die Übungen dafür dürfen nicht zu komplex sein.

Zusammenfügen mehrerer Bewegungen
Fügen Sie zum Beispiel eine Übung für den Oberkörper und eine Übung für die Beine zusammen. Daraus entsteht ein komplexer Bewegungsablauf, der auf Alltagsbewegungen vorbereitet.

Kontraktionen am Ende einer Bewegung
Führen Sie dazu die Bewegung in ihrem vollen Bewegungsradius aus. Am Ende der Bewegung nun minimale Endkontraktionen der Muskulatur einbauen. Bitte keine schwungvollen Bewegungen!

Die Bewegung in mehrere Abschnitte unterteilen
Dazu sollten Sie den vollen Bewegungsumfang der Übung kennen. Nun führen Sie die Phase der Bewegung aus, die am intensivsten ist, oder am Ende der Wiederholungen nochmals kurze Bewegungen anhängen, um den Muskel zu ermüden.

Stakkato

Teilen Sie eine Übung in mehrere Bewegungsabschnitte. Zum Beispiel bei der Kniebeuge etwas das Gesäß absenken, dann innehalten, dann wieder etwas weiter absenken, innehalten, ... zurück wieder genauso verfahren.

Erleichterung

Führen Sie eine Übung aus, bis Sie nicht mehr können. Die nächsten Sätze erleichtern Sie sich die Übung, bis Sie nicht mehr können. Und nun erleichtern Sie noch einmal die Übung, um den letzten Satz zu absolvieren.

Einbeziehen der Sinne

Augen auf/zu, Rhythmikschulung, kinästhetische Wahrnehmungsschulung, labile Untergründe, labile Hilfsmittel.

Dadurch ergeben sich neue, unzählige Übungsvarianten.

Hier ein Beispiel dafür anhand der *Kniebeuge:*

- mit Zusatzgewicht auf den Schultern;
- mit Zusatzgewicht einseitig;
- mit beiden Beinen auf wackligem Untergrund;
- nur mit einem Bein auf wackligem Untergrund;
- langsame Ausführung;
- schnelle Ausführung;
- in den verschiedensten Positionen halten;
- Stakkatobewegungen ausführen;
- Zusatzbewegungen ausführen, z. B. beim Hochkommen ein Knie anheben;
- die Augen während der Übung schließen;
- zusätzliche Armbewegungen;
- zusätzlich Denkaufgaben geben (integriertes Spiel oder Rechenaufgaben, Bälle jonglieren, Gegenstand balancieren ...).
- Die Übung in einem bestimmten Rhythmus ausführen.

Geräteempfehlungen

Für ein kleines, aber komplettes Fitnessstudio im Verein!

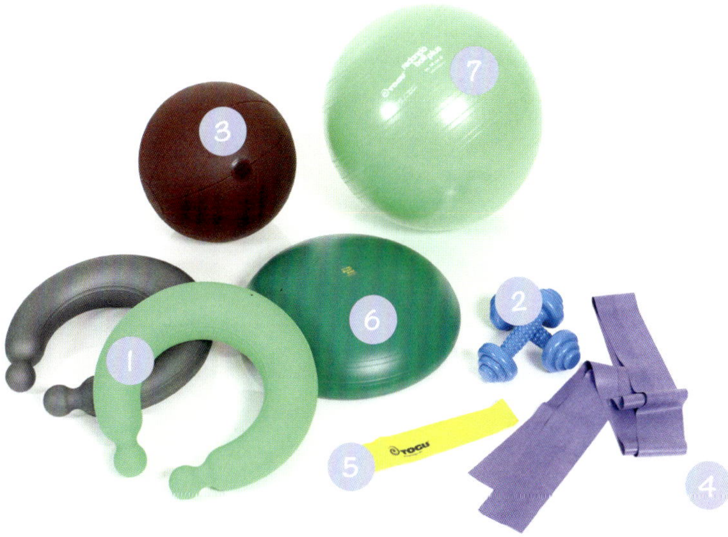

TOPANGA® (1)/Hanteln (2)/Medizinball (3)

Training mit einem Gewicht
Dabei wird entweder gegen die Schwerkraft trainiert oder durch Beschleunigen bzw. Abbremsen des Gewichts.

Den TOPANGA® gibt es mit 3 kg (grün) oder 4 kg (schwarz) Gewicht und er ist ein sehr geeigneter Partner für leises Gewichtstraining!

Er ist weich, verletzungsungefährlich und gut zu greifen. Er ist wie ein Hufeisen geschwungen und man kann ihn wie eine Hantel führen. Seine elastische und weiche Form erlaubt es jedoch auch, ihn um den Hals oder die Hüfte zu legen und somit die Hände wieder frei zu haben.

In natürlichen Bewegungsabläufen werden mit dem TOPANGA® auf den Schultern, um die Hüfte oder in den Händen gleichzeitig mehrere Muskelgruppen angesprochen. Die

Körpermitte muss dabei ständig aktiv sein, um den eigenen Körper in den verschiedenen Stellungen zu stabilisieren und aufrecht zu halten.

Durch den Druck des TOPANGAS® von oben wird unsere Körperwahrnehmung geschärft. Die propriozeptiven Sensoren in Muskeln und Gelenken werden stimuliert. Dieses Gefühl wirkt beruhigend auf Körper und Geist und fördert ein positives Wahrnehmungsempfinden!

Hanteln gibt es in allen möglichen Gewichtsklassen. Oft sind sie mit einer Gummischicht ummantelt, damit sie, falls sie doch einmal auf den Boden fallen sollten, leise aufkommen.

Medizinbälle kennt man noch von seiner Kindheit aus der Turnhalle, oder? Sie gibt es ebenso wie Hanteln in allen möglichen Gewichtsklassen (hier der Medizinball von TOGU, den gibt es zum Beispiel in 500, 800, 1.000, 1.500, 2.000, 3.000, 4.000 und 5.000 g).

Theragym Powerband® (4)/Theragym Loop® (5)

Dynamischer Widerstand
Dabei wird gummiartiges Material gedehnt.

Beim Einsatz zu Hause sollten Sie beachten, dass Sie das Band immer fest in der Hand halten, denn, löst sich das Theragym Band® während dem Training, kann es durch die aufgebaute Spannung Verletzungen verursachen. Das Theragym Band® gibt es in unterschiedlichen Zugstärken, die jeweils gekennzeichnet sind durch verschiedene Farben. Der progressive Widerstand ist entscheidend. Je mehr Zugkraft auf das Theragym Band® wirkt, desto intensiver ist der Trainingsaufwand und desto höher die anzuwendende Kraft.

Es gibt eigentlich keine Muskelgruppe, die man nicht mit dem Band kräftigen kann. Wir steigern durch das Training vor allem Kraft und Leistungsfähigkeit und schulen unsere koordinativen Fähigkeiten.

Unterschiedliche Farben kennzeichnen unterschiedliche Zugstärken:

Gelbe Bänder sind die leichtesten und dünnsten Bänder. Geeignet sind diese Theragym Bänder® besonders für Einsteiger.

Grüne Bänder sind mittelstark. Die grünen Bänder sind für die meisten Freizeitsportler geeignet.

Blaue Bänder sind noch etwas stärker. Geeignet sind diese Bänder für ambitionierte Freizeitsportler.

Schwarze Bänder sind extra starke Bänder.

Brasil® Base Plus (6)

Dynamischer Untergrund
Dabei muss sich der eigene Körper ausbalancieren und man wird selbst zum Trainingsgewicht.

Das Training mit der Brasil® Base Plus wird sowohl im Fitness- als auch im Therapiebereich eingesetzt. Das Prinzip ist einfach: Wenn Sie auf einem beweglichen, instabilen Untergrund trainieren, muss der Körper durch entsprechende Ausgleichbewegungen das Gleichgewicht halten. Dadurch werden auch tiefer liegende Muskelgruppen aktiviert und Gelenke stabilisiert. Gleichzeitig schulen Übungen auf wackligem Untergrund die Körperwahrnehmung und Koordinationsfähigkeit.

Redondo® Ball Plus (7)

Widerstands- und Balancetrainer
Beim Knien oder Liegen auf dem Redondo® Ball Plus muss sich der eigene Körper ausbalancieren und man wird selbst zum Trainingsgewicht. Eine weitere Möglichkeit, den Redondo® Ball Plus zu nutzen, ist das Stauchen, indem er mit einem oder mehreren Körperteilen zusammengedrückt wird. Dabei wird die Muskulatur gekräftigt, die den Ball drückt.

Allgemeine Tipps für ein besseres Training

- Halten Sie sich aufrecht. Das heißt, Sie stehen auf den drei Punkten Großzehenballen, Kleinzehenballen, Ferse. Die Knie sind durchlässig, also leicht gebeugt. Das Brustbein ist diagonal nach vorne oben gehoben. Der Bauchnabel ist sanft nach innen oben gezogen. Die Schultern fallen locker nach hinten unten.
  Erarbeiten Sie auch mit den Teilnehmern die aufrechte Haltung.
- Üben Sie die Ausführung der Übungen, bis Sie selbst die Übung beherrschen. Nur so können Sie die Übungen besser Ihren Teilnehmern vermitteln und sie dann auch korrigieren.
- Kombinieren Sie die Übungen sinnvoll. Verwenden Sie zuerst bekannte Übungen, damit sich Ihre Teilnehmer wohlfühlen und integrieren Sie dann neue Übungen. Verfahren Sie genauso auch mit schwereren Übungen. Machen Sie zuerst einfache Übungen, bevor Sie zu komplexen Übungen greifen. Im Idealfall zuerst große Muskelgruppen trainieren, dann kleinere Muskelgruppen.
- Falls Sie Kleingeräte als Erschwerung nutzen, geben Sie den Teilnehmern die Möglichkeit, die Übungen ohne Gerät auszuführen.
- Sorgen Sie dafür, dass Sie die Teilnehmer sehen können, wenn Sie die Übungen vorführen.
- Tragen Sie Kleidung, die klar Ihre Körperhaltung darstellt.
- Erläutern Sie während dem Kurs die Wirkungsweise der einzelnen Übungen, zum Beispiel: „Mit dieser Übung trainieren wir unsere Gleichgewichtsfähigkeit", „Mit dieser Übung kräftigen wir Gesäß- und Oberschenkelmuskulatur", ...
- Falls Sie ein Kleingerät nutzen, erklären Sie den Sinn und die Handhabung des Geräts bei der jeweiligen Übung.

Funktionsbereich 1: Halswirbelsäule und Kopf, Brustwirbelsäule, Lenden-Becken-Hüftregion.

Muskulatur: Hals-, Nackenmuskulatur, Bauch-, Rückenstreckmuskulatur, rumpfstabilisierende Muskulatur.

Exkurs rumpfstabilisierende Muskulatur:

- M. transversus abdominis,
- M. multifidius,
- Beckenboden,
- Anteile des Zwerchfells.

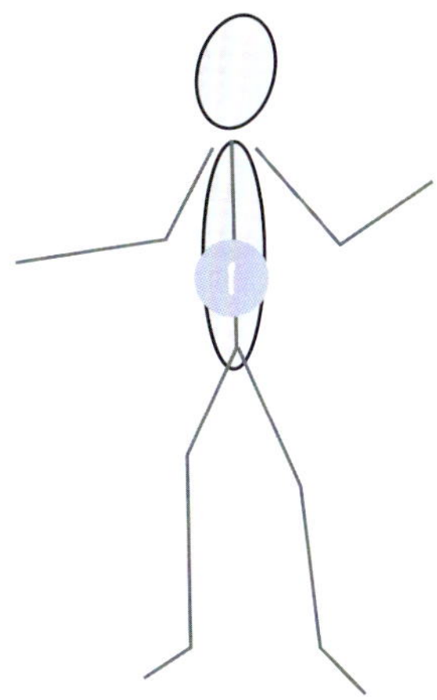

- Die Dosierung für ein „Innervationstraining" ist niedrig, um die Bewegungsmuskeln nicht mitzuaktivieren.
- Übungen für Konzentration, Koordination und Schulung der Sensomotorik.
- Übungskombination mit schnellen, aggressiven Reizen und instabilen Unterstützungsflächen.

Allgemein zu beachten beim Training des Funktionsbereichs 1:

- Halten Sie Ihre Wirbelsäule, wenn gewünscht, in der Neutralposition, das heißt, die Wirbelsäule behält ihre doppelte S-Krümmung.
- Aktivieren Sie die tiefe Bauchmuskulatur, bevor Sie Übungen ausführen. Das geht am leichtesten, wenn Sie sich die Nase kurz zuhalten und versuchen, durch die Nase einzuatmen. Spüren Sie, wie der Beckenboden und die tiefe Bauchmuskulatur aktiviert werden?
- Heben Sie Gewichte immer mit geradem Rücken vom Boden auf.

Funktionsbereich 2: Lendenwirbelsäule, Hüftgelenk, Kreuz-Darmbein-Gelenk, komplette untere Extremität.

Muskulatur: Gesäßmuskulatur, Hüftbeugemuskel, Bein- und Fußmuskulatur.

Allgemein zu beachten beim Training des Funktionsbereichs 2:

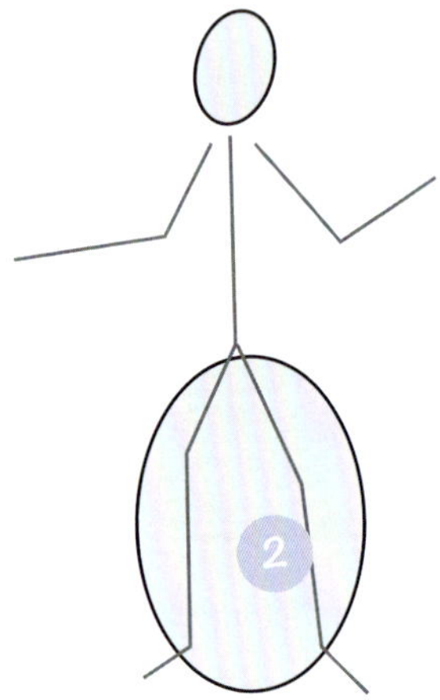

- Halten Sie die Kniegelenke immer durchlässig, das heißt immer leicht gebeugt, damit die Muskulatur rund um das Kniegelenk aktiv sein kann.
- Achten Sie darauf, die Knie immer in Richtung Fußspitzen zeigen zu lassen.
- Bei Kniebeugen sollte sich das Knie immer senkrecht über der Ferse befinden, bei Ausfallschritten denken Sie daran, das Körpergewicht nicht nach vorne zu schieben, sondern nach unten zu bewegen.
- Versuchen Sie, bei Sprüngen und Landungen leise auf dem Boden aufzukommen.

Funktionsbereich 3: Schultergelenk, Schulterblatt, Schlüsselbein, komplette obere Extremität.

Muskulatur: Brust-, obere Rückenmuskulatur, Schultermuskulatur, Armmuskulatur.

Allgemein zu beachten beim Training des Funktionsbereichs 3:

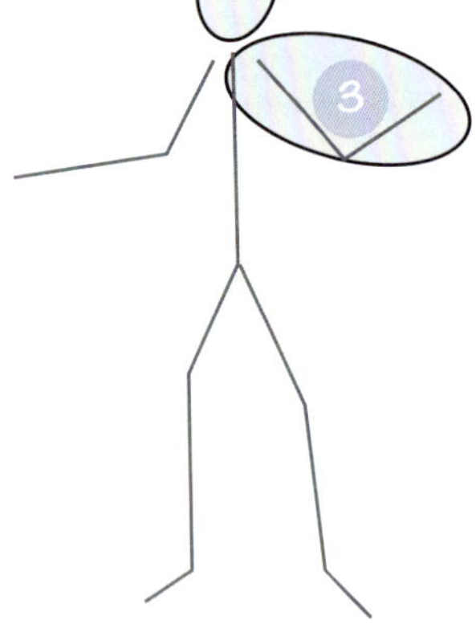

- Fixieren Sie die Schulterblätter an der Wirbelsäule.
- Ziehen Sie die Schultern bewusst nach hinten unten.
- Halten Sie die Handgelenke in einer Linie mit den Unterarmen.
- Bewegen Sie die Arme nur so weit zur Seite und nach hinten, wie Sie Ihre Hände noch im Augenwinkel sehen können (Test des Bewegungsradius: Stellen Sie sich aufrecht hin, den Blick geradeaus

nach vorne gerichtet. Nun heben Sie die Arme zur Seite an. Sehen Sie Ihre Hände noch, ohne den Kopf drehen zu müssen?).

- Führen Sie die Übungen in einem angenehmen Tempo aus, das heißt kontrolliert und nicht zu hastig.
- Halten Sie die Gelenke leicht durchlässig, das heißt, überstrecken Sie Ihre Gelenke nicht.

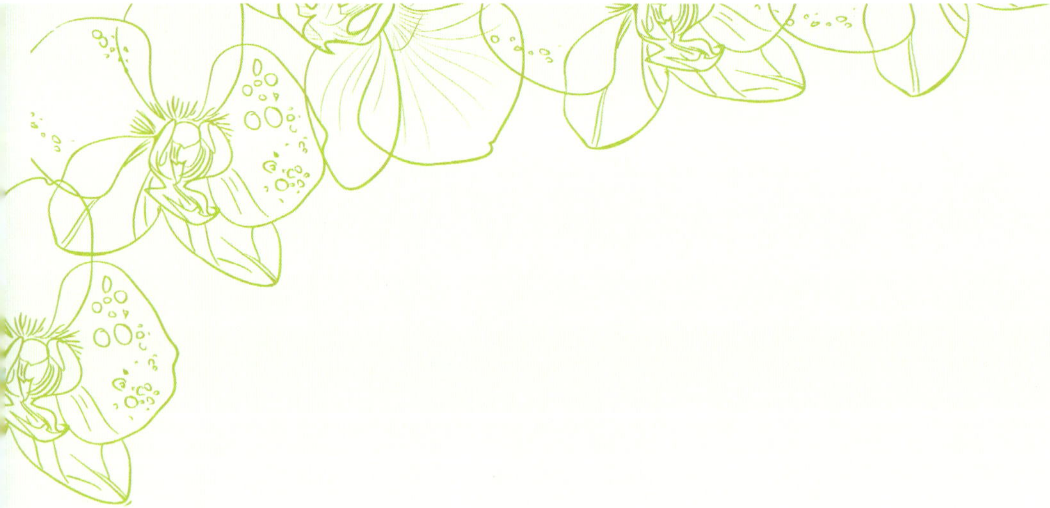

Kapitel 1

1 Aufwärmen

In diesem Kapitel geht es darum, unseren Körper auf die Belastung vorzubereiten.

Bevor wir mit dem Training beginnen, sind Muskeln, Sehnen und Gelenke kalt. Darum ist es wichtig, sie vor dem Training zu mobilisieren, um eine positive Wirkung im Hauptteil des Kurses zu erzielen. *Mobilisation* bedeutet, die Muskulatur vom Ruhezustand in einen Zustand der Aktivität zu bringen. Damit wird der Stoffwechsel angeregt, Gelenkflüssigkeit produziert, Energie bereitgestellt und die Muskulatur besser durchblutet.

Nehmen Sie die Übungen heraus, die besonders gut zum Hauptteil Ihres Kurses passen, jedoch mindestens eine Übung aus jedem Bereich (a, b, c, d).

a) Mobilisation Schultergürtel/Schultergelenke (Funktionsbereich 3)

1 2

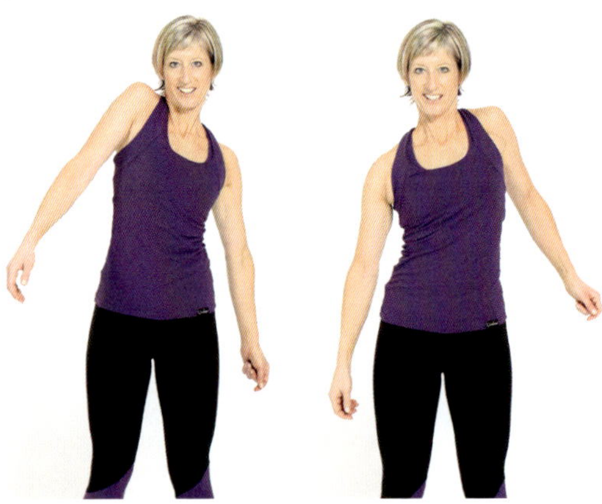

1, 2 Stehen Sie aufrecht, heben Sie das Brustbein, ziehen Sie den Bauchnabel sanft nach innen und kreisen Sie die Schultern im Wechsel nach hinten unten.

Jede Schulter 20-30 x.

3 Werden Sie nun größer mit der Bewegung und kreisen die gestreckten Arme nach hinten. Wie eine Windmühle. Denken Sie daran, die Schultern nach hinten unten zu ziehen.

Jeden Arm 20-30 x kreisen.

3

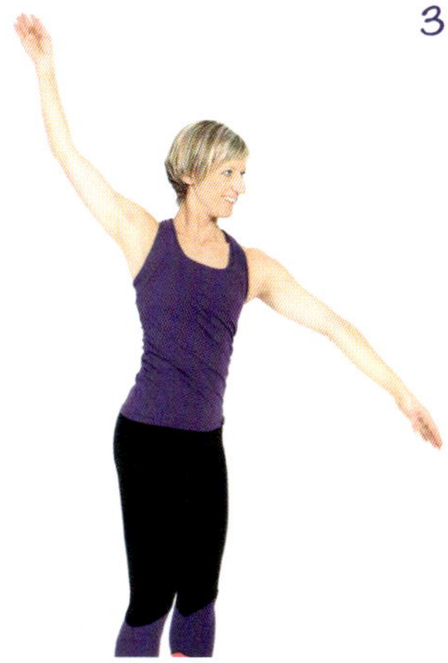

b) Mobilisation Wirbelsäule (Funktionsbereich 1)

1

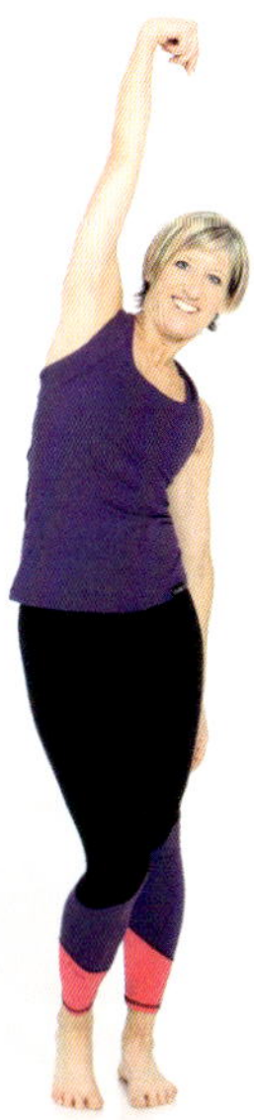

2

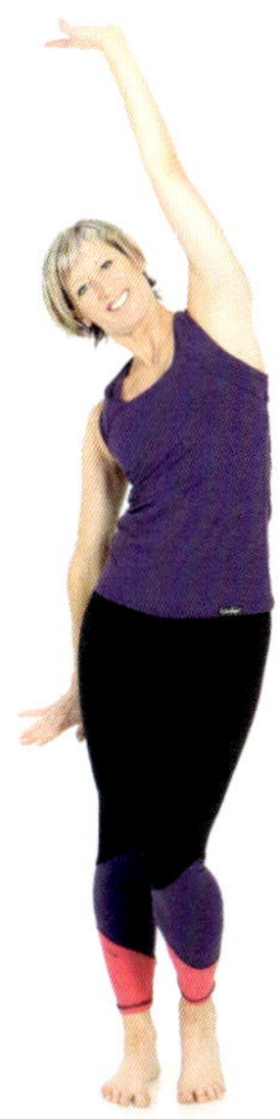

1 Stehen Sie aufrecht, mit hüftbreit geöffneten Beinen. Nun strecken Sie einmal die Handrücken, **2** das andere Mal die Handflächen zur Decke.

Immer im Wechsel ca. zwei Minuten lang.

1 2 3

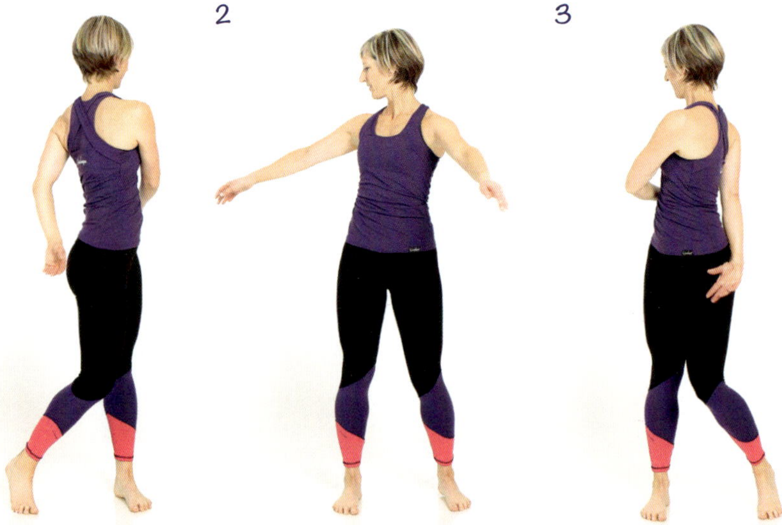

1, 2, 3 Stehen Sie mit hüftbreit geöffneten Beinen und schwingen Sie die Arme nach rechts und links. Der ganze Körper folgt der Bewegung. Fangen Sie mit einer kleinen Bewegung an und werden Sie dann immer größer.

Zu jeder Seite 20-30 x.

1 2

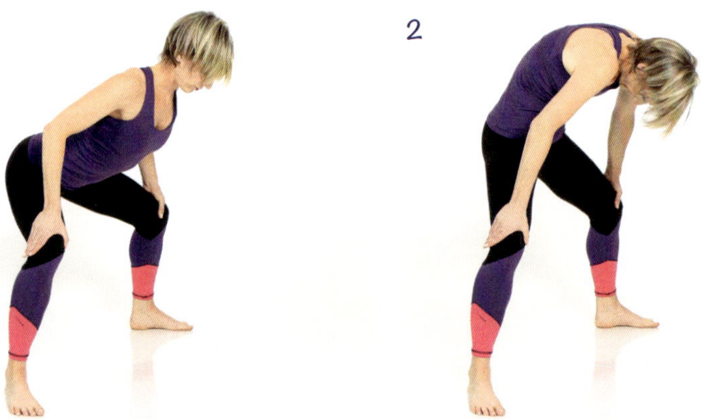

1 Stehen Sie in einer weit geöffneten Grätsche. Ihre Hände mit nach außen rotierten Händen auf den Oberschenkeln abstützen. Der Rücken ist gerade.
2 Nun den Rücken so weit wie möglich runden.

Diese Übung 10-15 x wiederholen.

1

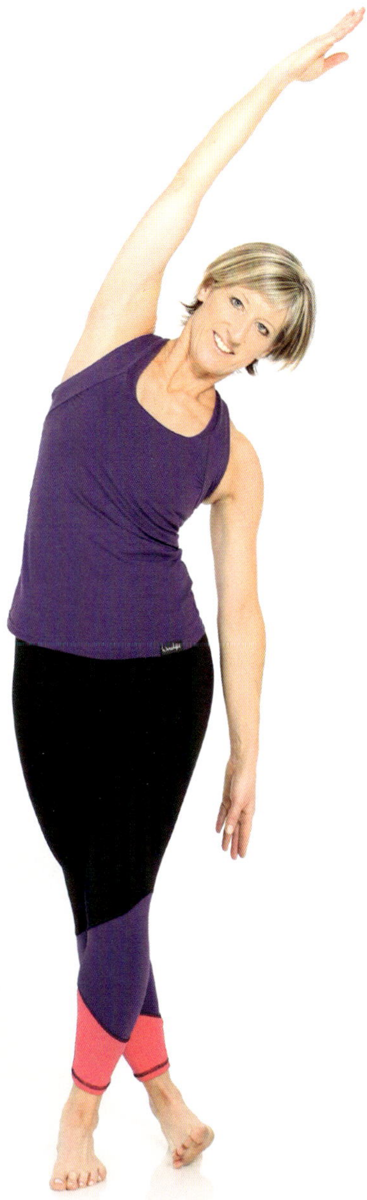

1 Stehen Sie mit hüftbreit geöffneten Beinen. Nun ein Bein hinter das andere kreuzen. Die Außenkante des Fußes auf den Boden setzen. Den gleichseitigen Arm zur Decke strecken und kleine, sanfte, federnde Bewegungen mit dem Rumpf zur Seite ausführen.

10-15 x, dann die Seite wechseln.

1

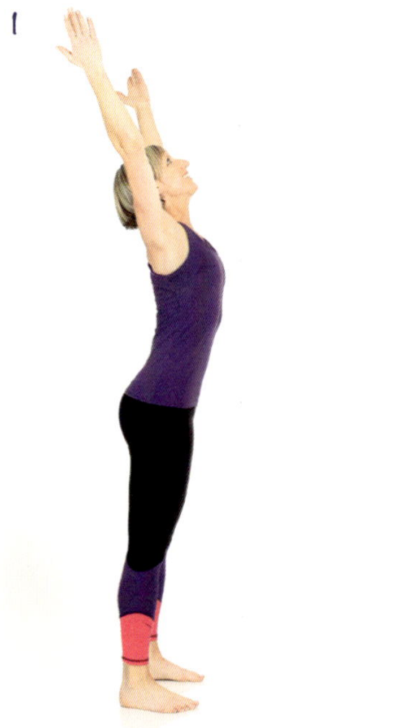

2

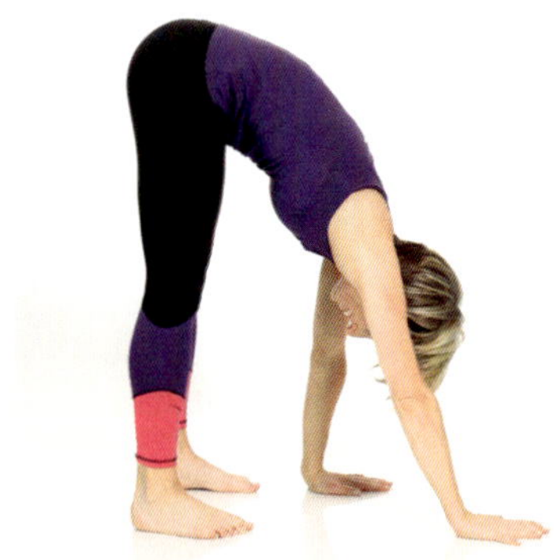

3

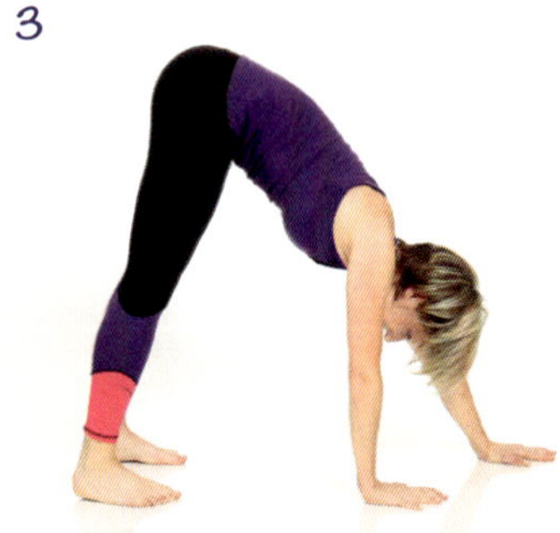

4

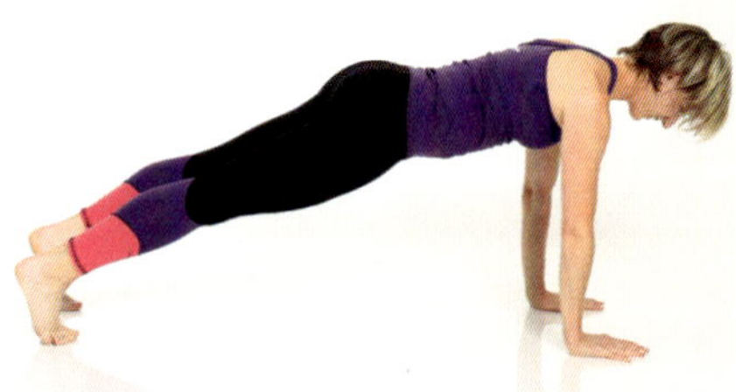

1 Stehen Sie aufrecht in einer hüftbreiten Position. Strecken Sie beide Arme weit zur Decke. Der Blick folgt zur Decke.

2, 3 Nun den Oberkörper zum Boden abrollen. Beide Hände auf dem Boden aufsetzen und mit den Händen nach vorne gehen.

4 Bis Sie sich in der Brett-Position befinden. Dann wieder zurückwalken und sich aufrichten.

Wiederholen Sie diese Übung 5-8 x.

1

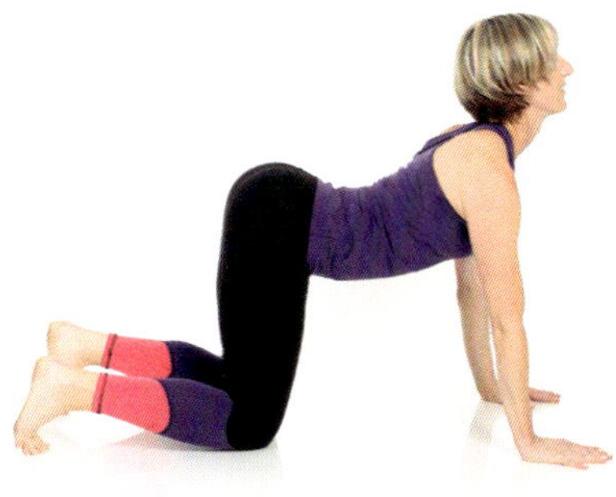

2

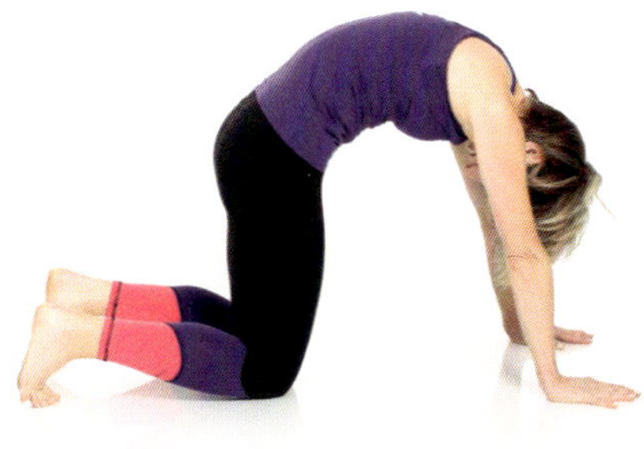

1 Kommen Sie in den Vierfüßlerstand. Die Knie befinden sich unterhalb der Hüfte, die Hände unterhalb der Schultergelenke. Bewegen Sie nun mit dem Einatmen den Bauchnabel weit in Richtung Boden, den Blick zur Decke.

2 Mit dem Ausatmen runden Sie den Rücken so weit wie möglich.

Diese Bewegung 10-15 x wiederholen.

c) Mobilisation Hüftgelenke (Funktionsbereich 2)

1

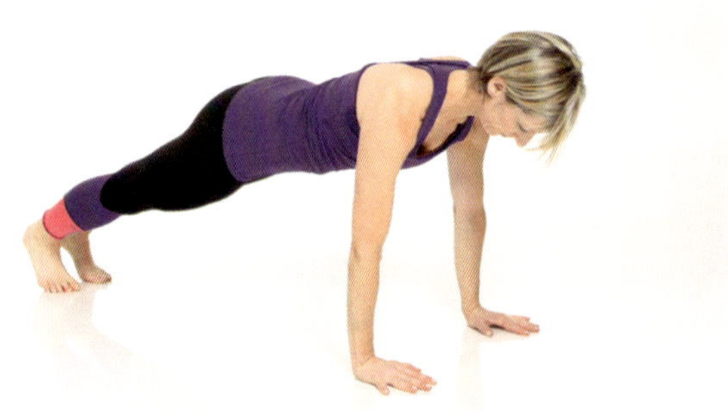

1 Gehen Sie in die Brett-Position. Die Hände unterhalb der Schultern, der ganze Körper bildet eine Linie.

2

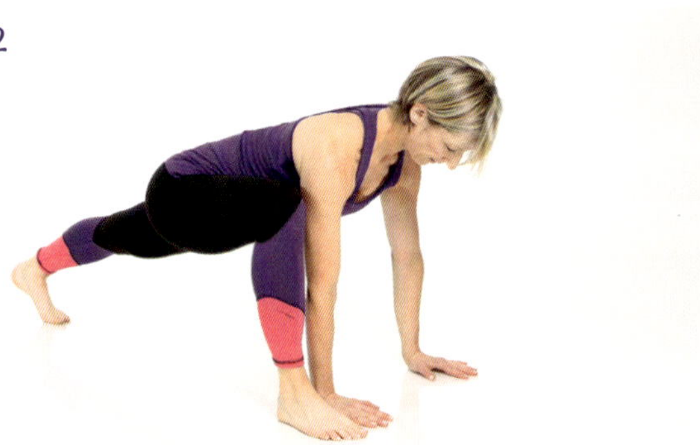

2 Nun im Wechsel das rechte

3

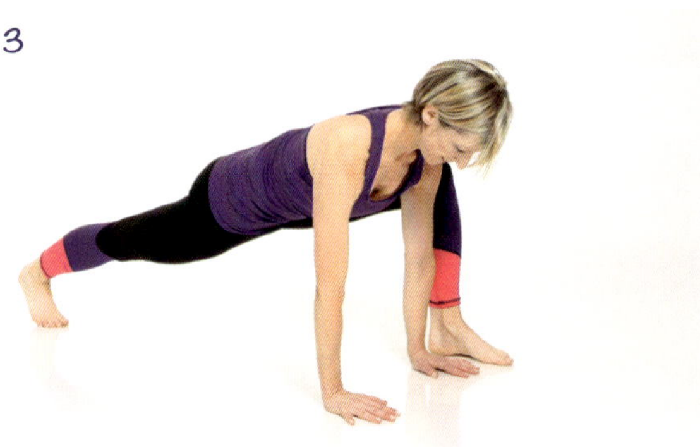

3 und das linke Bein nach vorne neben die Hände stellen.

Jede Seite 10-15 x.

1

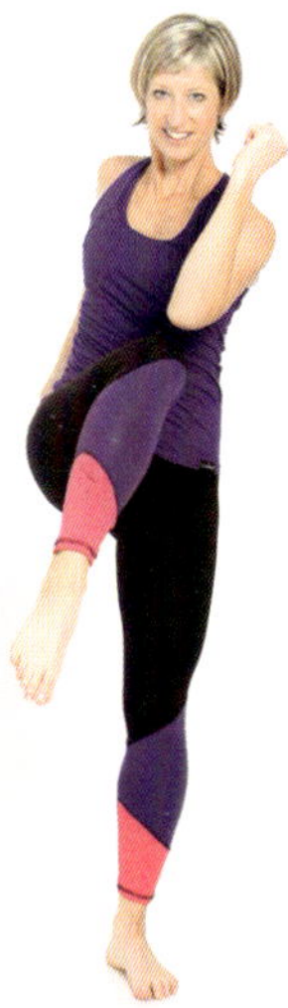

2

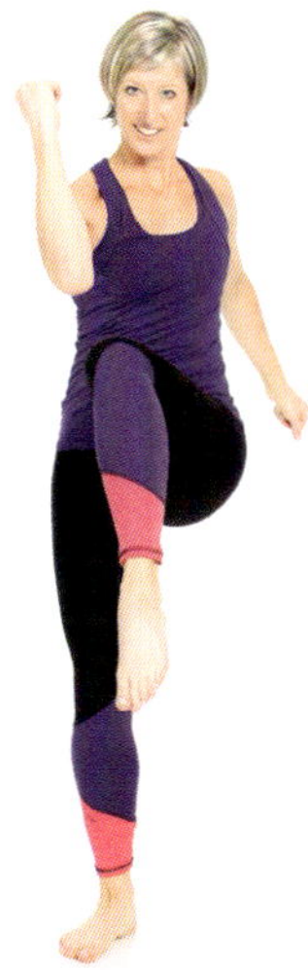

1 Stehen Sie aufrecht und ziehen Sie im Wechsel das rechte Knie zum linken Ellbogen und

2 das linke Knie zum rechten Ellbogen.

Jede Seite 15-20 x wiederholen.

1

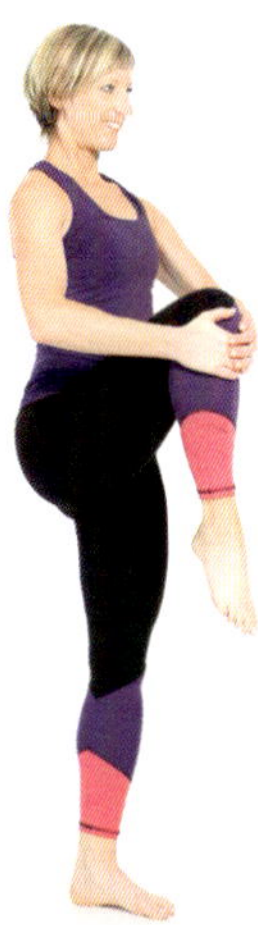

2

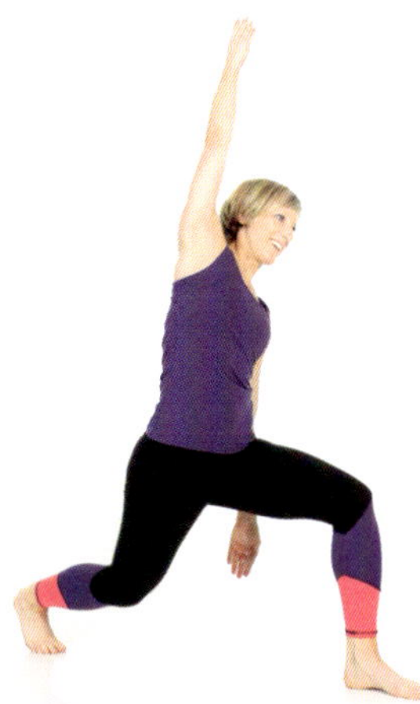

3

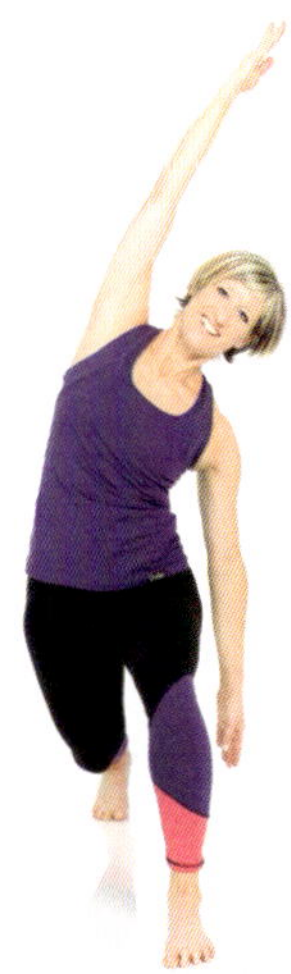

1 Sie stehen auf dem linken Bein. Mit beiden Händen knapp unterhalb des Knies den Unterschenkel fassen und zum Körper heranziehen.

2, **3** Nun das rechte Bein nach hinten in den weiten Ausfallschritt stellen. Wichtig dabei ist, dass das linke Knie senkrecht über der Ferse bleibt. Dabei den Oberkörper nach links neigen. Den rechten Arm, und damit den Oberkörper, zur linken Seite ziehen.

Jede Seite 10-15 x wiederholen.

1

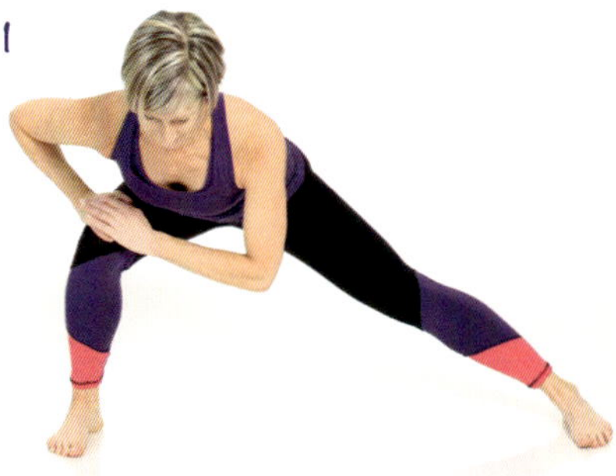

2

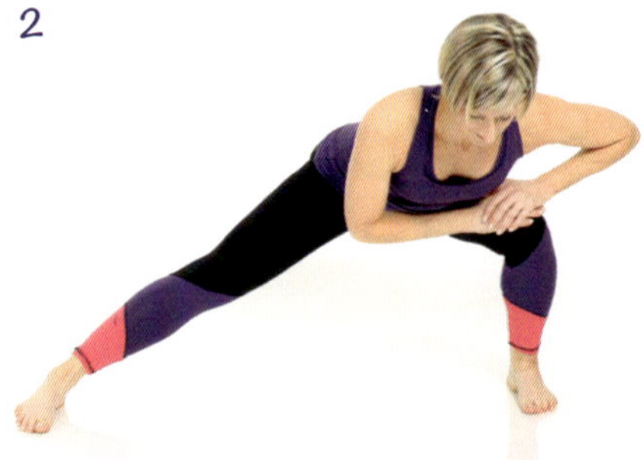

1 Sie stehen in einer weiten Grätsche. Die Fußspitzen zeigen nach vorne. Nun verlagern Sie das Körpergewicht auf ein Bein. Der Oberschenkel befindet sich dann waagerecht über dem Boden. Die Hände am Oberschenkel abstützen.

2 Dann sofort zur anderen Seite wechseln.

Diese Bewegung zu jeder Seite 10-15 x wiederholen.

1

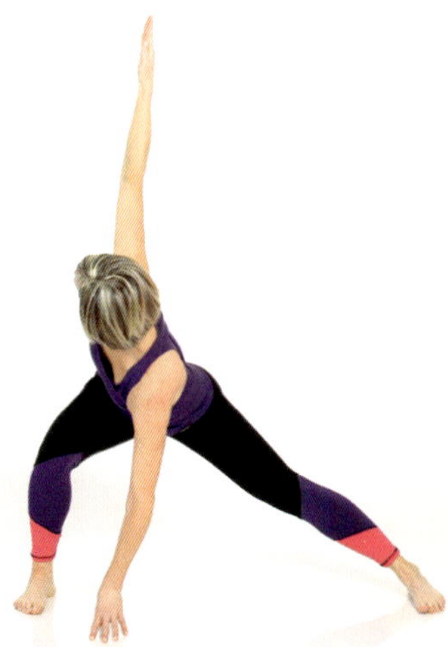

2

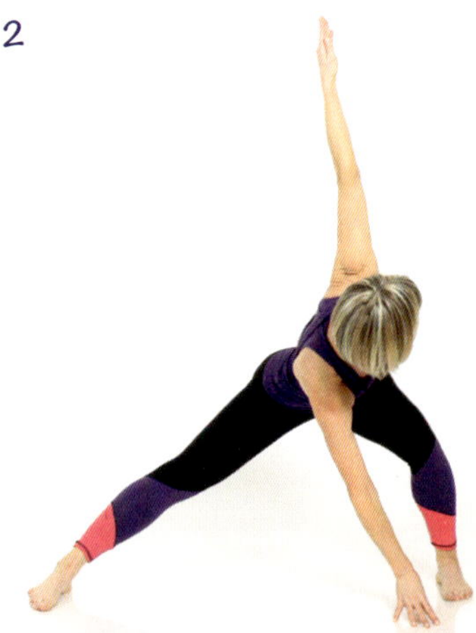

1 Sie stehen in einer weiten Grätsche. Die Fußspitzen zeigen nach vorne. Nun verlagern Sie das Körpergewicht auf ein Bein. Der Oberschenkel befindet sich dann waagerecht über dem Boden. Den Oberkörper zur Seite aufdrehen. Den Arm zur Decke strecken. Der Blick folgt der Hand. Die andere Hand am Boden abstützen.

2 Dann sofort zur anderen Seite wechseln.

Diese Bewegung zu jeder Seite 10-15 x wiederholen.

d) Anregen des Herz-Kreislauf-Systems

1

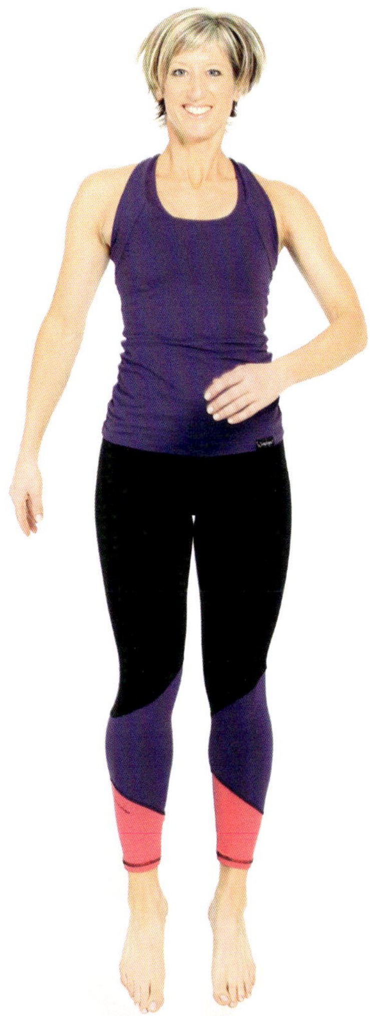

1 Mit beiden Füßen am Platz federn. Dabei die Füße leise von den Fußspitzen über die Fersen abrollen.

Diese Bewegung 30 Sekunden lang wiederholen.

1

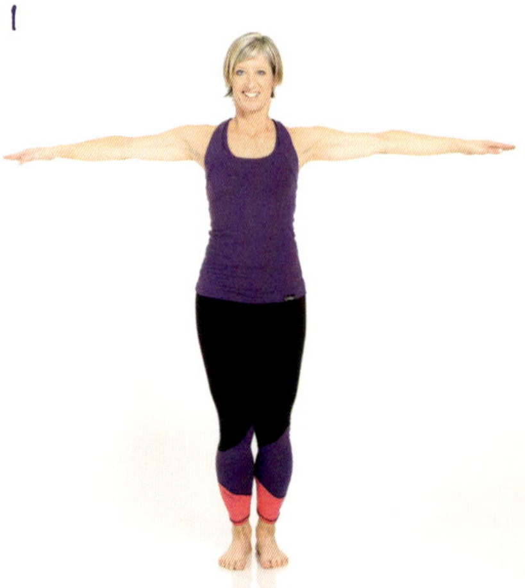

1 Sie stehen mit geschlossenen Beinen, die Arme zur Seite ausstrecken.

2

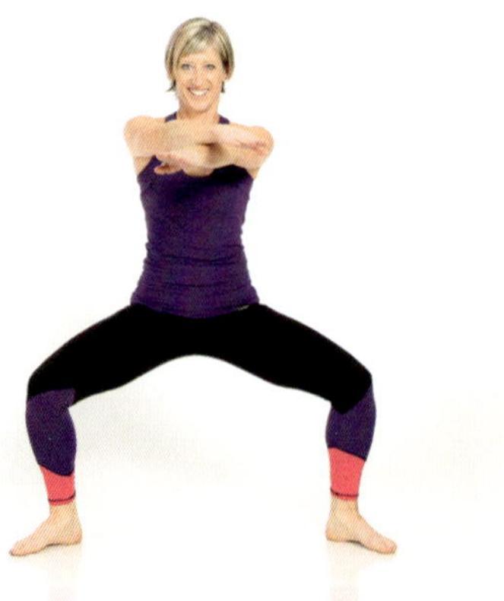

2 Springen Sie nun in eine weite Grätsche, dabei kreuzen Sie den rechten Arm in Brustbeinhöhe über den linken Arm. Dann wieder in die Ausgangsposition zurückspringen.

3

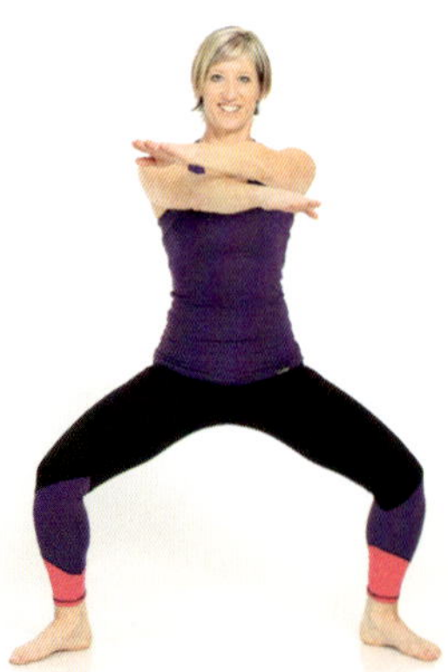

3 Wieder auseinanderspringen, dieses Mal kreuzen Sie den linken über den rechten Arm.

Achten Sie darauf, die Knie nach außen zu schieben in Richtung Fußspitzen. Jedoch die Knie senkrecht über den Fersen halten.

Diese Bewegungsabfolge 30 Sekunden lang durchführen.

1

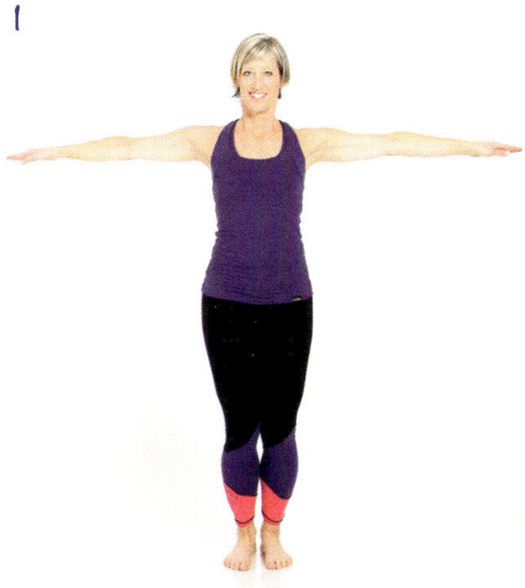

2

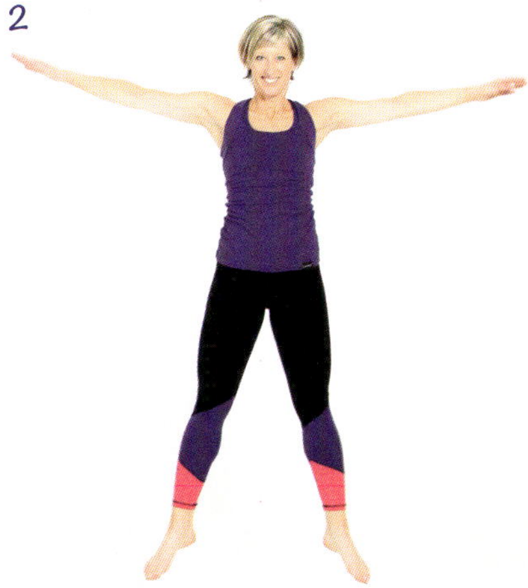

3

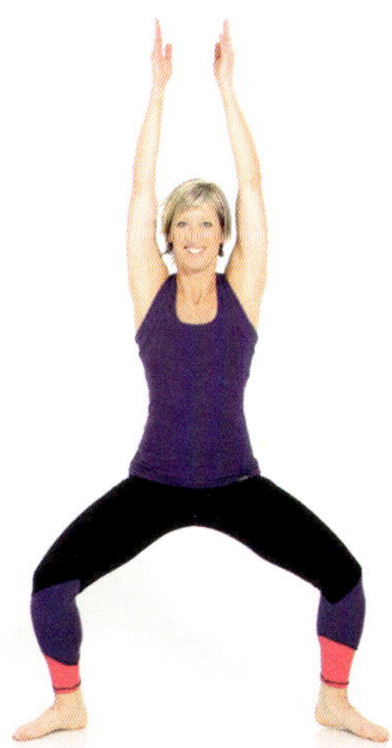

4

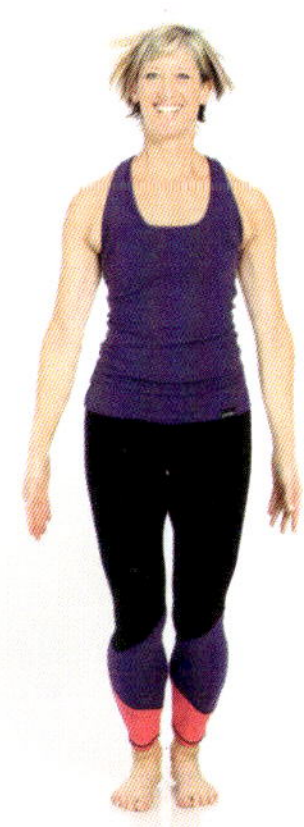

1, 2, 3, 4 Aus dem geschlossenen Stand explosiv die Arme über den Kopf bewegen. Gleichzeitig mit beiden Beinen abspringen und in einer weiten Grätsche landen. Leise landen! Sofort wieder in die Ausgangsposition zurückspringen.

Diese Bewegungsabfolge 30 Sekunden lang durchführen.

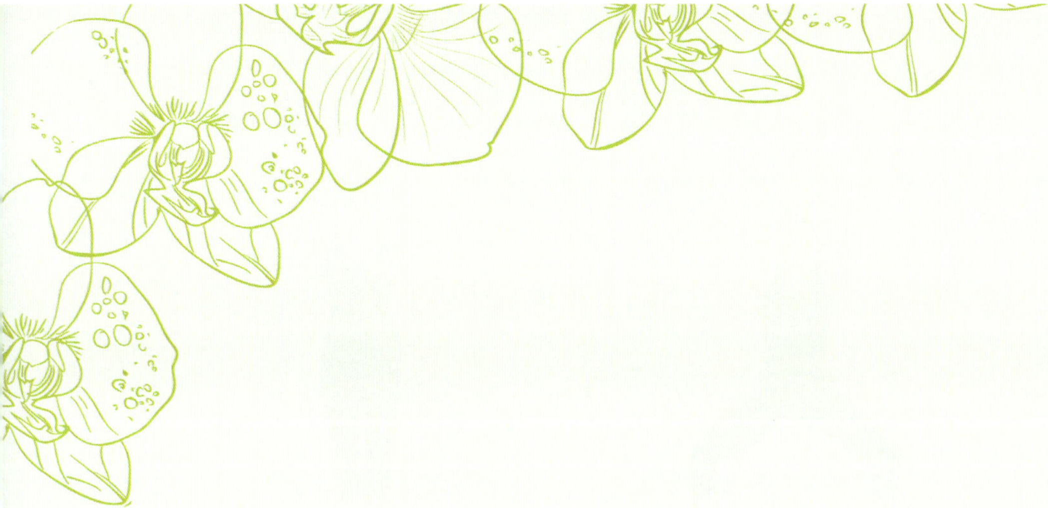

Kapitel 2

2 Funktionsbereich I

Halswirbelsäule und Kopf, Brustwirbelsäule, Lenden-Becken-Hüftregion

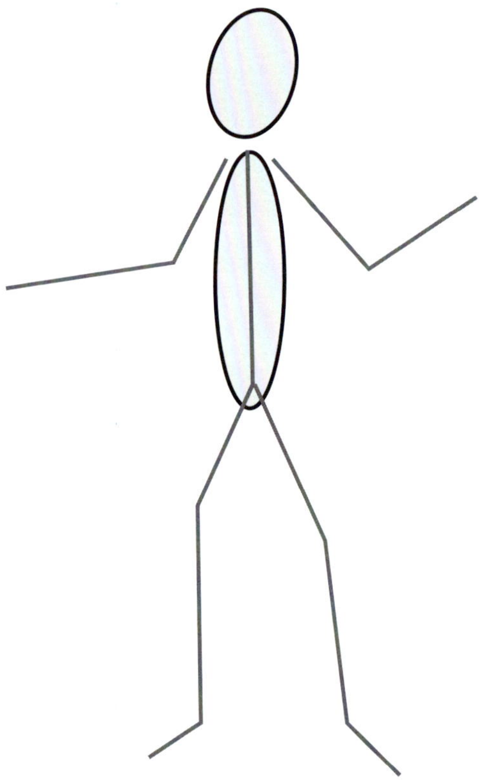

Muskulatur: Hals-, Nackenmuskulatur, Bauch-, Rückenstreckmuskulatur, rumpfstabilisierende Muskulatur.

1

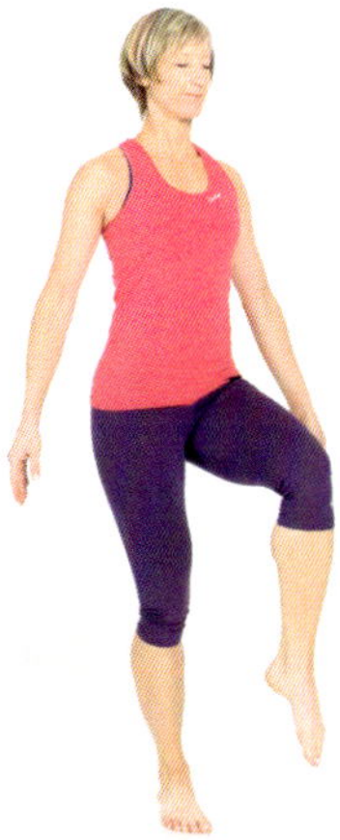

2

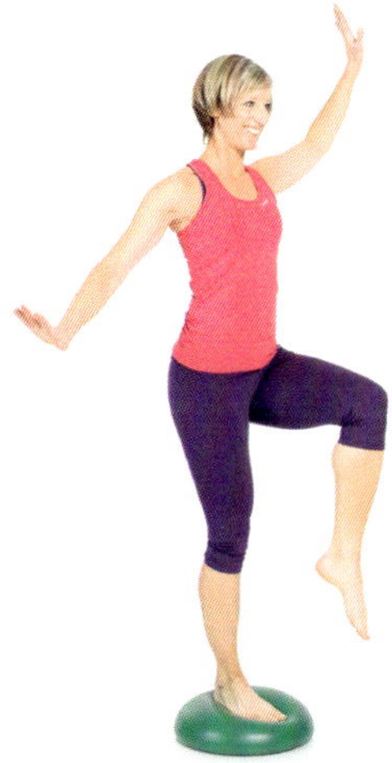

1 Stellen Sie sich auf ein Bein und schließen Sie die Augen. Versuchen Sie, diese Position auf jedem Bein 30 Sekunden zu halten.

2 Als Erschwerung stellen Sie sich auf die Brasil® Base Plus. Labiler Untergrund bedeutet eine Herausforderung für Ihren Gleichgewichtssinn. Führen Sie die Übung zuerst mit geöffneten Augen aus, wenn Sie möchten, versuchen Sie auch hier, die Augen zu schließen. Versuchen Sie, diese Position auf jedem Bein 20 Sekunden zu halten.

Trainiert die Gleichgewichtsfähigkeit, aktiviert die Stabilisatoren, trainiert die Fußgelenkmuskulatur.

1

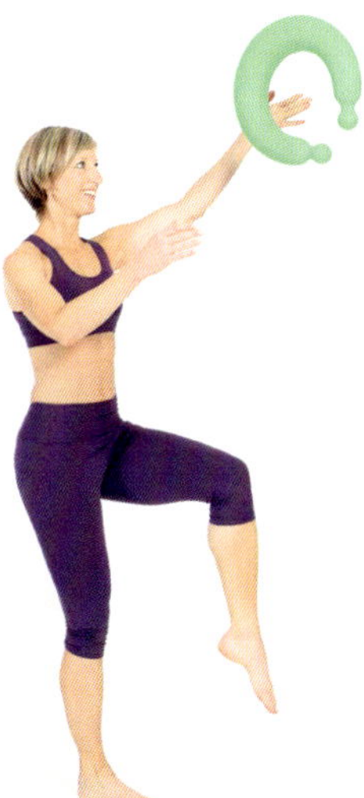

1 Stellen Sie sich auf ein Bein. Werfen Sie nun ein Gewicht (zum Beispiel den TOPANGA®, 3 kg) von einer Hand in die andere. Stabilisieren Sie den Körper! Bleiben Sie aufgerichtet!

8 x hin- und herwerfen.

Trainiert die Gleichgewichtsfähigkeit, aktiviert die Stabilisatoren.

1

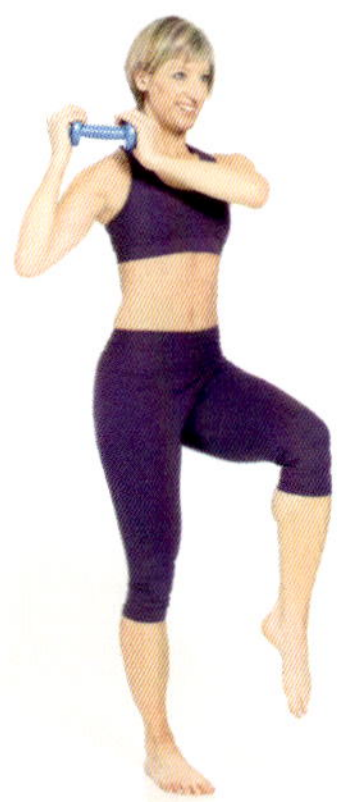

2

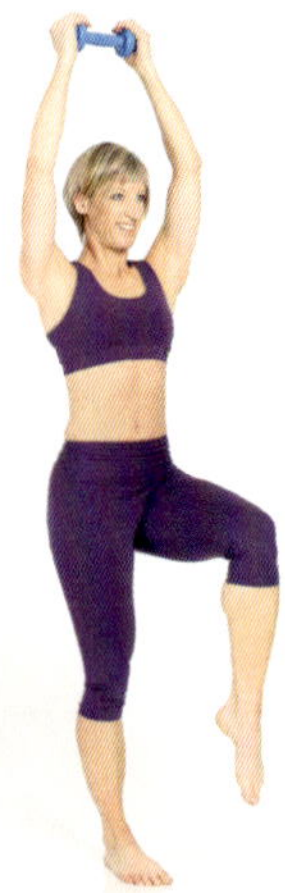

3

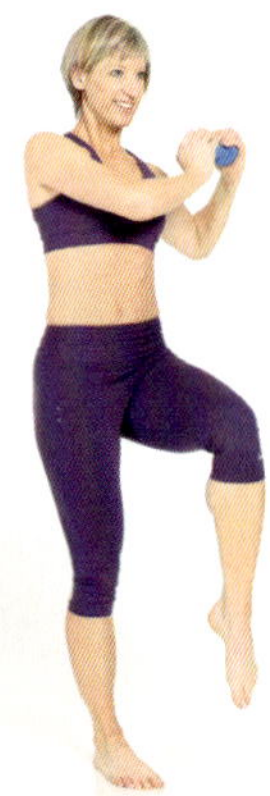

1 Stellen Sie sich auf ein Bein. Bewegen Sie nun eine Hantel mit beiden Händen von der rechten Schulter

2 über den Kopf

3 zur linken Schulter und wieder zurück. Bleiben Sie aufgerichtet!
Diese Bewegung 10-15 x wiederholen.

Trainiert die Gleichgewichtsfähigkeit, aktiviert die Stabilisatoren.

1

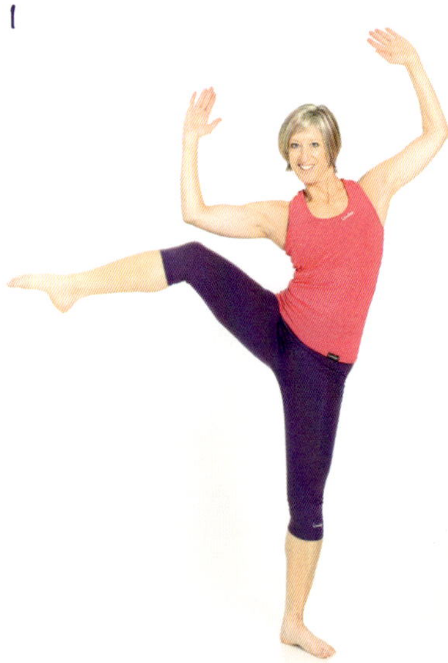

1 Stehen Sie auf einem Bein, das Knie des Standbeins zeigt in Richtung Fußspitze. Nun heben Sie das Knie des Spielbeins nach außen oben. Dabei gleichzeitig den Rumpf zur Seite neigen und den Ellbogen in Richtung Knie bewegen.
Das Brustbein heben! Den Bauchnabel sanft nach innen oben ziehen.

10-15 Wiederholungen je Seite.

Trainiert die schräge Bauchmuskulatur und die Gleichgewichtsfähigkeit, aktiviert die Stabilisatoren.

1

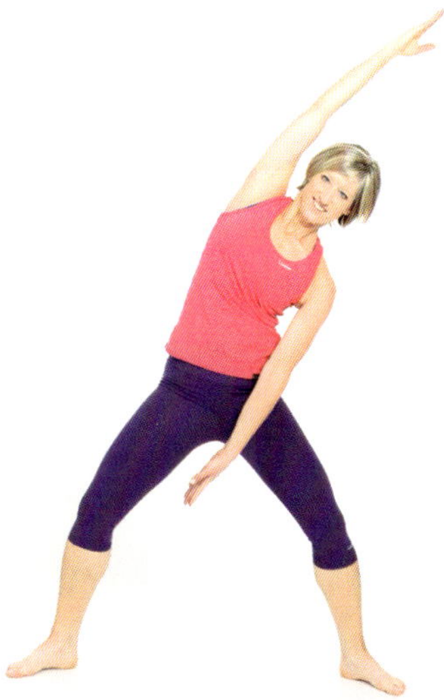

1 Stellen Sie sich mit leicht gebeugten Beinen in eine stabile Grätsche.

Neigen Sie nun den Oberkörper zur Seite. Einen Arm in Richtung Decke strecken und kleine, sanfte, wippende Bewegungen mit dem Oberkörper zur Seite ausführen.

Der Nacken bleibt entspannt!

Jede Seite 30 Sekunden lang.

Trainiert die schräge Bauchmuskulatur.

1

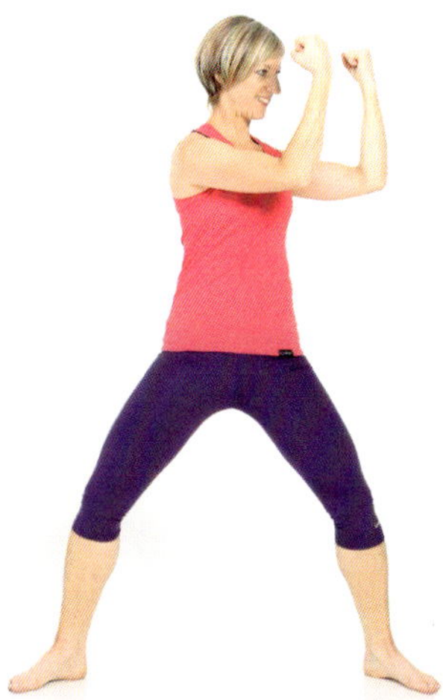

2

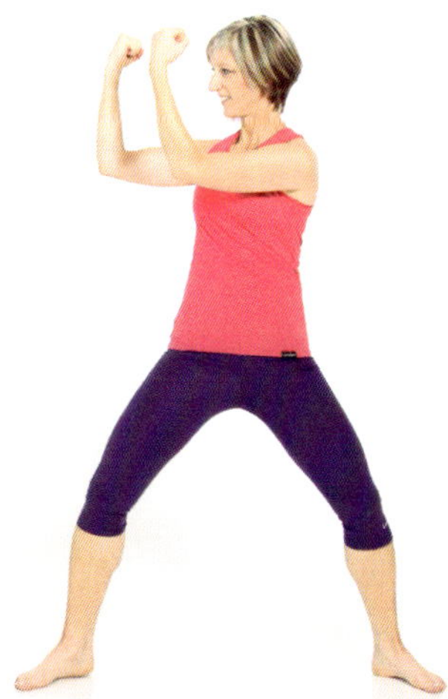

1, 2 Stellen Sie sich mit leicht gebeugten Beinen in eine stabile Grätsche. Beide Arme angewinkelt in Brustbeinhöhe anheben. Drehen Sie nun den Oberkörper dynamisch von rechts nach links. Stoppen Sie die Bewegung auf der Seite abrupt ab.

Den Bauchnabel sanft nach innen oben ziehen!

Zu jeder Seite 10-15 x rotieren.

Trainiert die schräge Bauchmuskulatur.

1

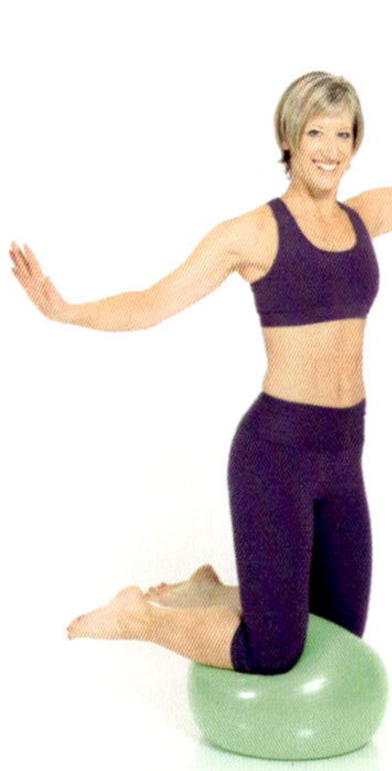

1 Gehen Sie mit beiden Knien, leicht geöffnet, auf den Redondo® Ball Plus (diese Übung funktioniert auch mit dem großen Gymnastikball, aber Vorsicht, dann ist es im Falle eines Sturzes weiter zum Boden). Drücken Sie den Ball mit den Knien etwas zusammen. Wenn Sie sich trauen, heben Sie die Fußspitzen nun vom Boden ab.

Diese Position eine Minute halten. Es darf gewackelt werden!

Den Bauchnabel sanft nach innen oben ziehen! Das Brustbein heben!

Trainiert die Gleichgewichtsfähigkeit, aktiviert die Stabilisatoren.

1 2

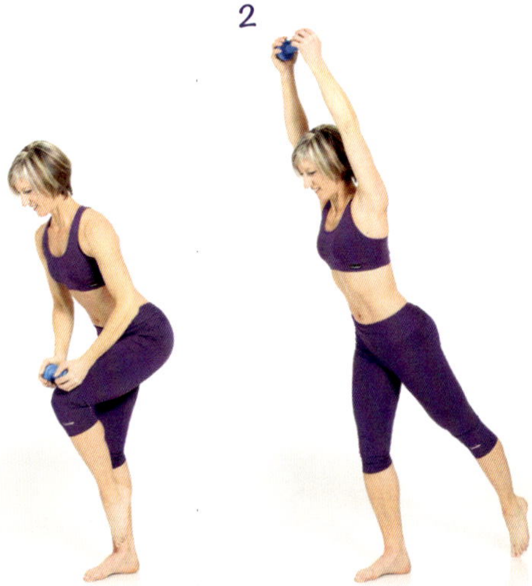

1 Stellen Sie sich auf ein Bein. In beiden Händen eine Hantel halten. Das Knie des Spielbeins in Richtung Hantel führen, dabei den Rumpf etwas nach vorne neigen.

2 Nun die Arme in Verlängerung des Rumpfs über dem Kopf ausstrecken. Das Spielbein hinten am Boden auftippen.

Als Erschwerung das Spielbein immer in der Luft bewegen.
Den Rücken gerade halten!

Diese Bewegung 10-15 x mit jeder Seite wiederholen.

Trainiert die Rückenstreckmuskulatur, die Gesäßmuskulatur und die Gleichgewichtsfähigkeit.

1

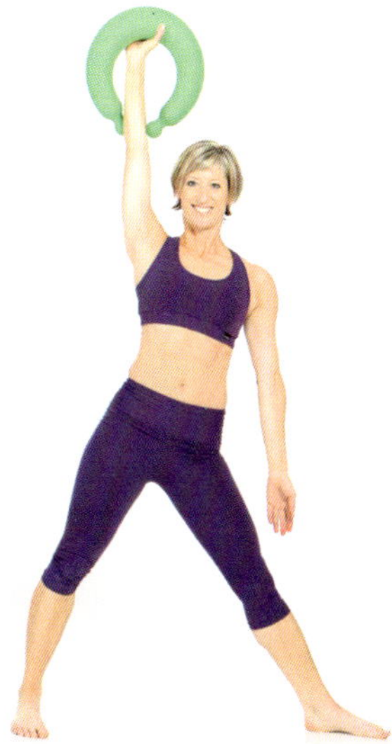

2

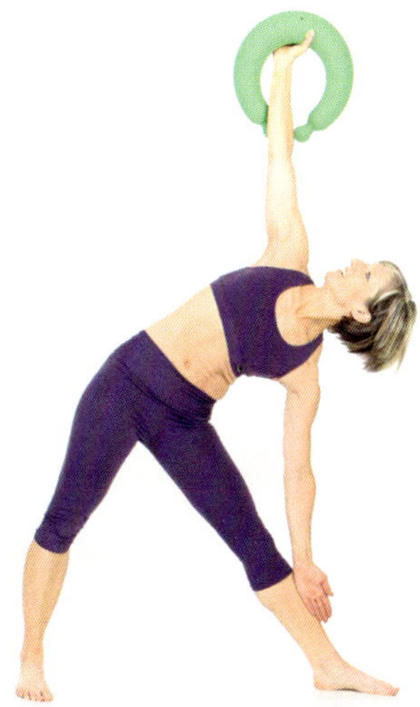

1 Stellen Sie sich mit leicht gebeugten Beinen in eine stabile Grätsche. Das linke Bein zur Seite drehen. Das rechte Bein leicht nach innen drehen. Das Becken schiebt nach rechts. In der rechten Hand den TOPANGA® über dem Kopf halten.

2 Nun mit der linken Hand in Richtung linken Fuß wandern. Das Becken bleibt gerade! Der Blick folgt dem TOPANGA®.

Jede Seite 10-15 x wiederholen.

Trainiert die seitliche Rumpfmuskulatur und die Schultermuskulatur.

1

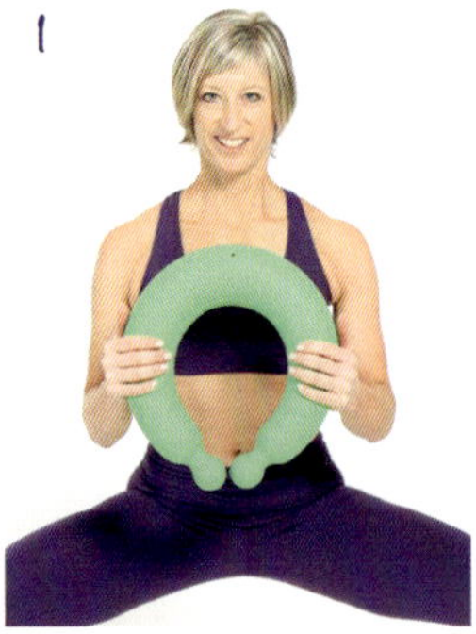

2

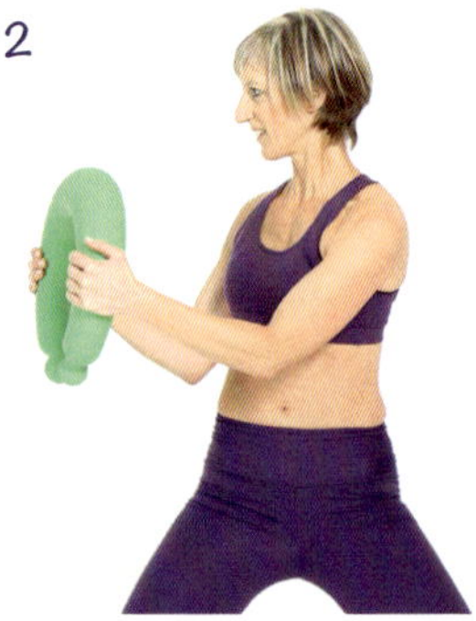

3

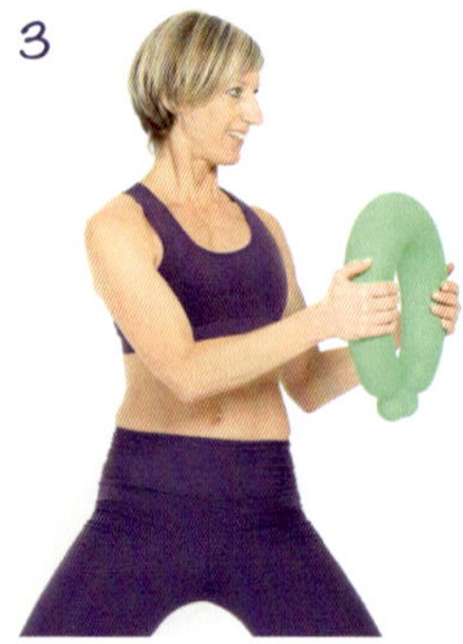

1 Stellen Sie sich mit leicht gebeugten Beinen in eine stabile Grätsche. Den TOPANGA® mit beiden Händen vor dem Brustbein halten. Heben Sie Ihr Brustbein, die Schultern nach hinten unten ziehen. Den Bauchnabel sanft nach innen ziehen.

2, 3 Nun drehen Sie den Rumpf dynamisch von der einen Seite zur anderen Seite. Stoppen Sie die Bewegung abrupt auf der Seite! Je weiter Sie den TOPANGA® vom Körper weghalten, umso schwerer wird diese Übung.

Das Becken bleibt stabil!

15-20 Wiederholungen je Seite.

Trainiert die tiefe Bauchmuskulatur.

1

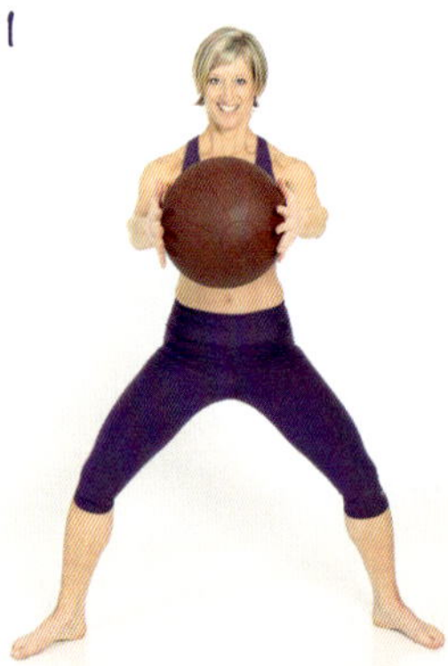

1 Stellen Sie sich mit leicht gebeugten Beinen in eine stabile Grätsche.
Den Medizinball vor dem Brustbein halten. Heben Sie Ihr Brustbein, die Schultern nach hinten unten ziehen. Den Bauchnabel sanft nach innen ziehen.

2

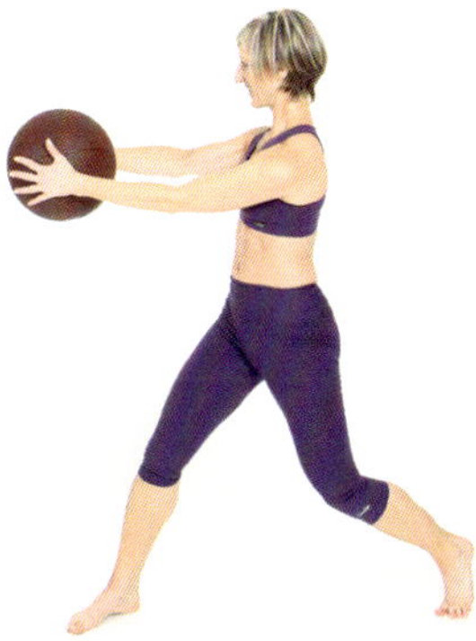

3

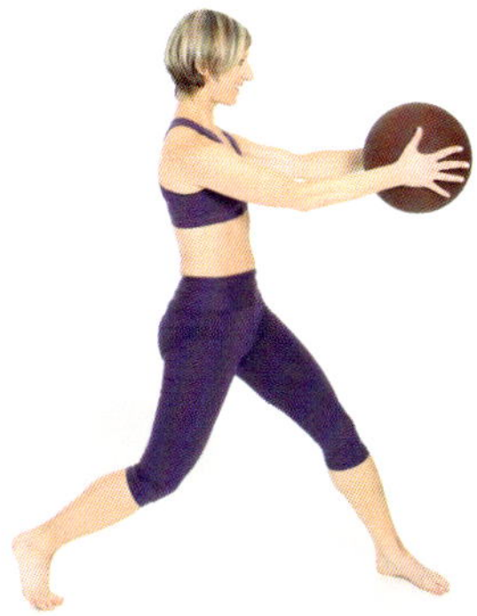

2, 3 Nun den ganzen Körper von rechts nach links bewegen. Den Medizinball in der gezeigten Endposition auf der Seite abbremsen, dann dynamisch auf die andere Seite bewegen. Stoppen Sie die Bewegung abrupt auf der Seite!

15-20 Wiederholungen je Seite.

Trainiert die tiefe Bauchmuskulatur und die Schultermuskulatur.

1

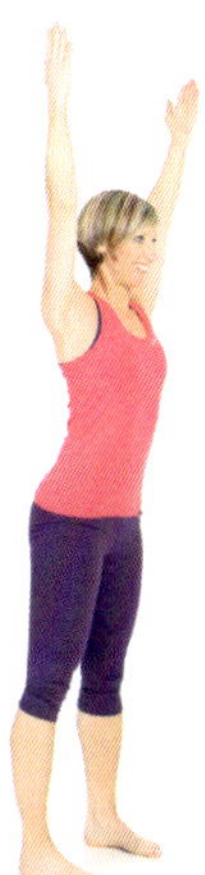

1 Stehen Sie aufrecht, beide Arme in Richtung Decke strecken.

2 Nun tief in die Hocke gehen und beide Hände am Oberschenkel abstützen.

3 Aus der Hocke beide Hände gleichzeitig auf dem Boden absetzen, in den Vierfüßlerstand. Die Knie schweben über dem Boden! Der Rücken ist in Neutralposition (das heißt, er behält seine physiologische Krümmung, die S-Form)!

2

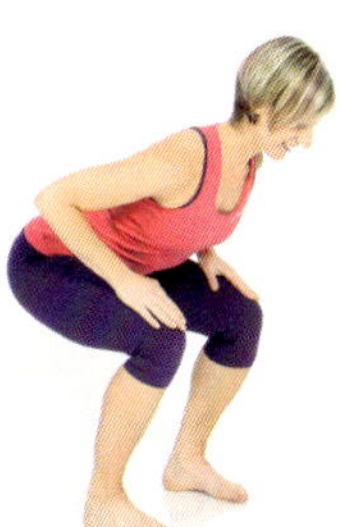

3

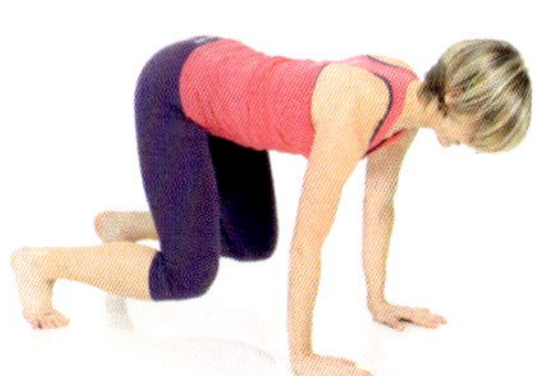

Dann die Bewegungsabfolge wieder rückwärts ausführen, bis zum Stehen.

Diese Bewegungsabfolge 8-10 x wiederholen.

Trainiert den gesamten Körper.

1

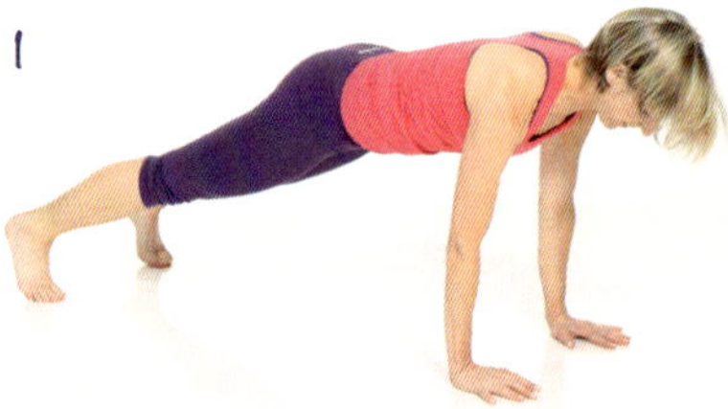

2

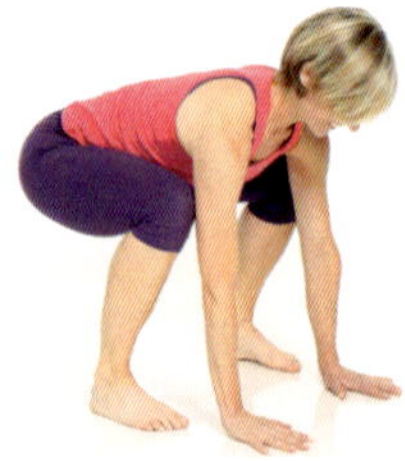

3

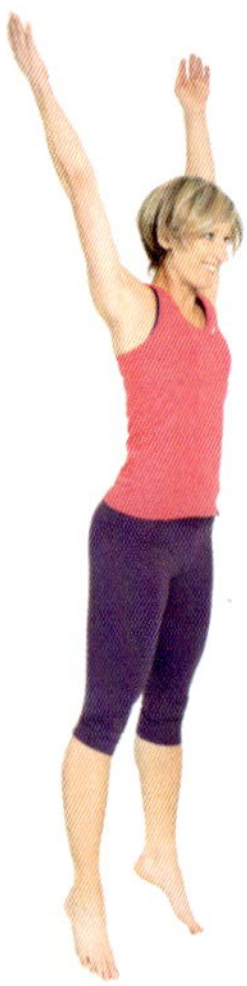

4

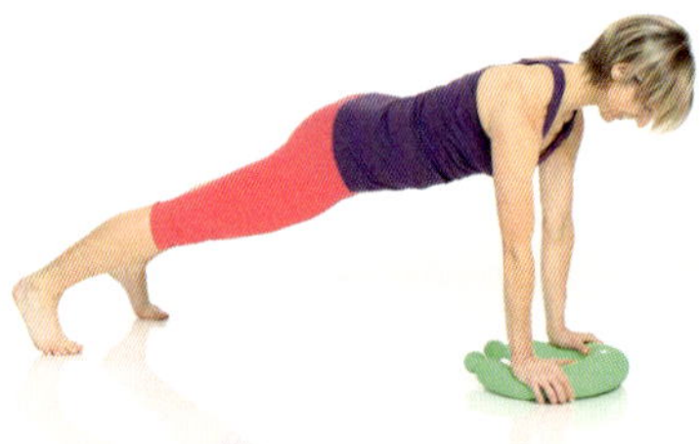

5

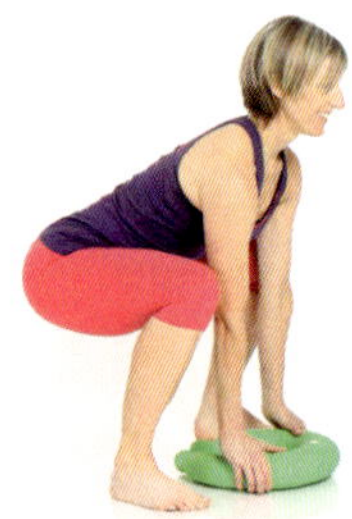

6

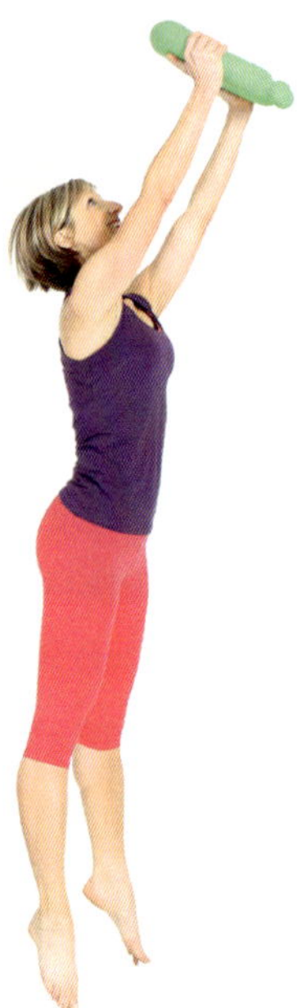

1 Sie beginnen in einer Brett-Position. Der ganze Körper bildet eine Linie. Die Hände befinden sich senkrecht unter den Schultern.

2 Nun springen Sie beidbeinig nach vorne in die tiefe Hocke. Die Knie senkrecht über den Fersen!

3 Aus der Hocke explosiv nach oben abspringen. Dabei beide Arme in Richtung Decke bewegen.

Dann wieder leise in der tiefen Hocke landen, zurück in die Brett-Position springen.

4, 5, 6 Diese Abfolge als Erschwerung mit dem TOPANGA® ausführen.

Diese Bewegungsabfolge 8-10 x wiederholen.

Trainiert den gesamten Körper, Herz-Kreislauf-Training.

1

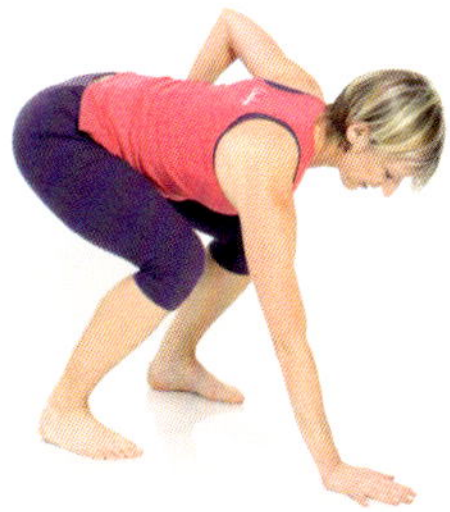

2

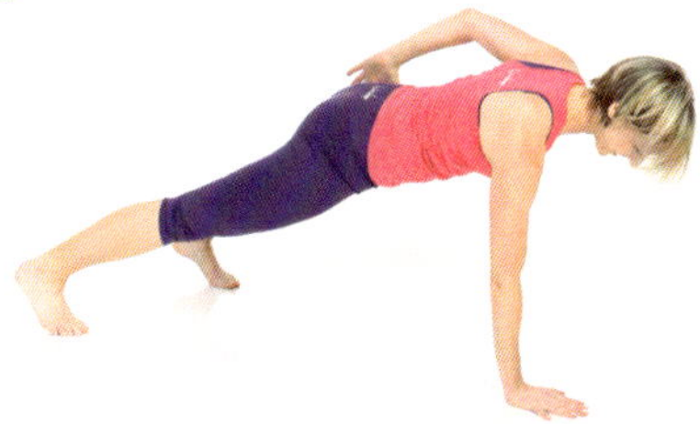

3

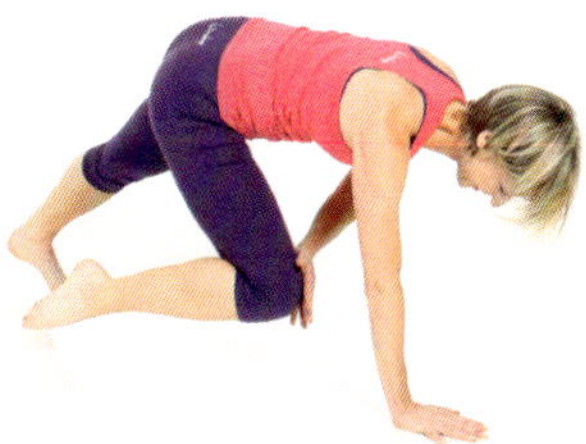

4

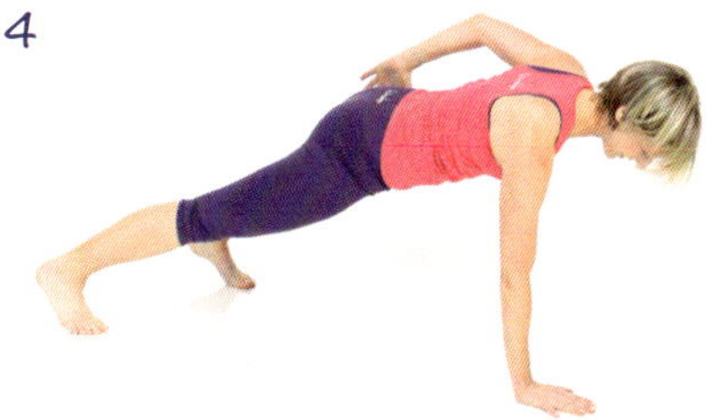

5

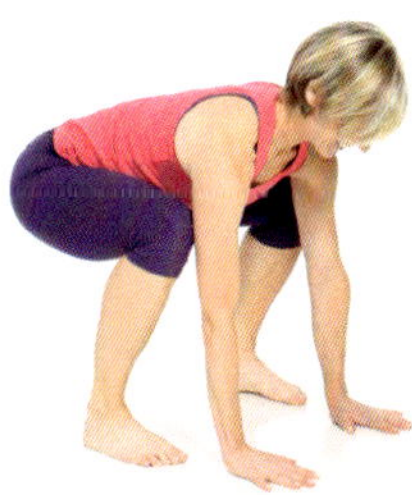

1 Sie stehen hüftbreit und aufrecht. Greifen Sie mit der rechten Hand zum Boden, die linke Hand in der Hüfte abstützen.

2 Nun springen Sie mit beiden Beinen nach hinten in die Brett-Position.

6

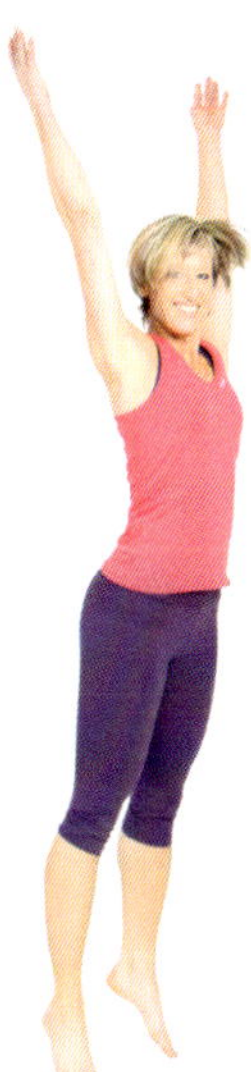

3 Das rechte Knie in Richtung Brust ziehen und gleichzeitig mit der linken Hand das Knie berühren.

4 Dann beide Beine wieder strecken.

5 Beidbeinig nach vorne springen in die tiefe Hocke.

6 Explosiv nach oben springen und beide Arme in Richtung Decke bewegen.

Diese Bewegungsabfolge nun mit der linken Hand beginnen. Rechts und links immer wieder im Wechsel 8-10 mal wiederholen.

Trainiert den gesamten Körper, Herz-Kreislauf-Training, trainiert die Gleichgewichtsfähigkeit.

1

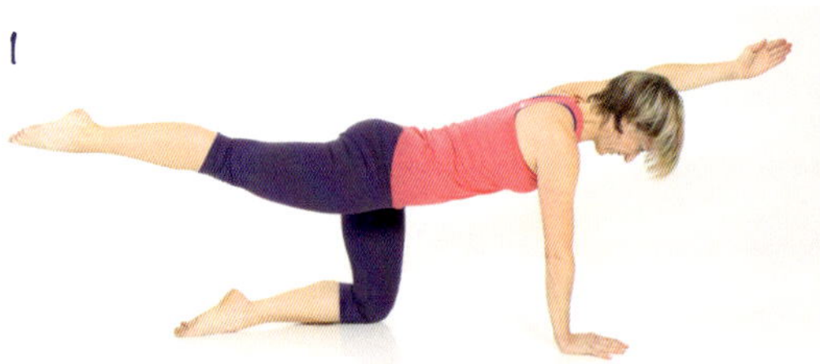

2

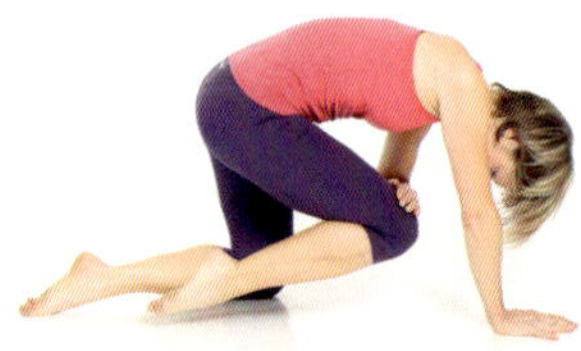

1 Gehen Sie in den Vierfüßlerstand. Den linken Arm und das rechte Bein weit nach vorne und hinten strecken. Achten Sie darauf, das Becken parallel zum Boden zu halten! Den Bauchnabel sanft nach innen oben ziehen!

2 Nun die Hand und das Knie zueinander führen. Dabei den Rücken runden.

Diese Abfolge 10-15 x je Seite wiederholen.

Trainiert die rückseitige Muskulatur.

1

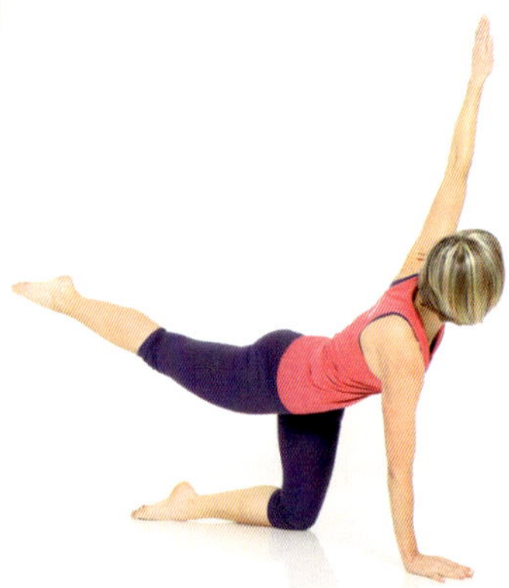

2

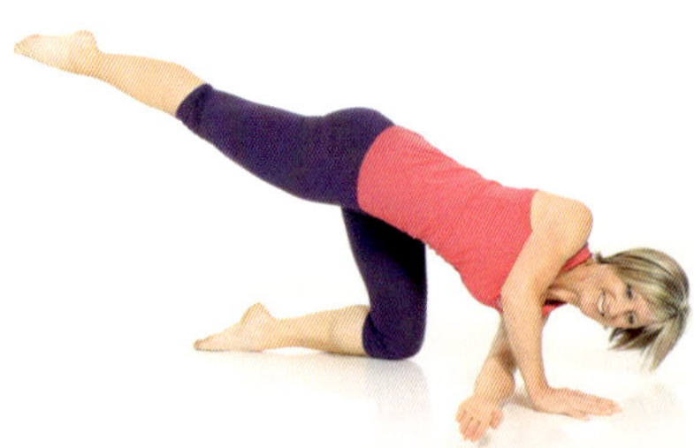

Beginnen Sie im Vierfüßlerstand. Beide Hände senkrecht unter den Schultern, die Knie senkrecht unter den Hüftgelenken.

1 Nun strecken Sie mit dem Einatmen das rechte Bein nach hinten aus, den linken Arm in Richtung Decke strecken. Der Blick folgt der Hand.

2 Mit dem Ausatmen ziehen Sie den linken Arm weit unter der Schulter zur anderen Seite durch, bis die Schulter fast den Boden berührt.

Diese Abfolge mit jeder Seite 8-10 x wiederholen.

Trainiert die Bauch- und Rückenmuskulatur und die Gleichgewichtsfähigkeit.

1

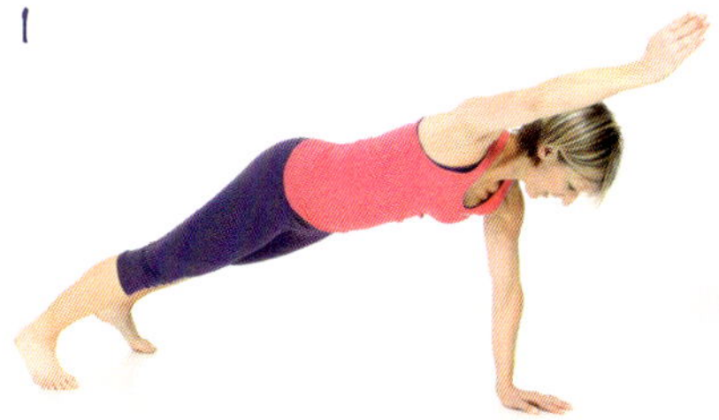

2

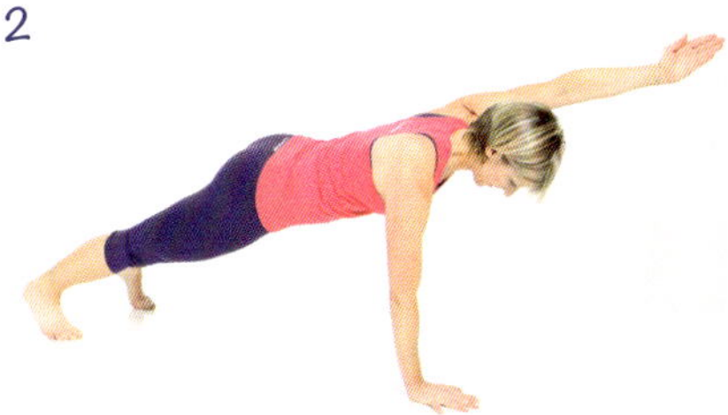

1 Gehen Sie in die Brett-Position. Die Hände senkrecht unter den Schultern positionieren. Oberkörper und Beine bilden eine Linie. Halten Sie diese Spannung! Nun den rechten Arm nach vorne ausstrecken und wieder absetzen.

2 Dann den linken Arm nach vorne ausstrecken und wieder absetzen.

Während der gesamten Bewegung bleibt der Körper stabil!

Jede Seite 8-10 x wiederholen.

Trainiert die Rumpf- und die Schultermuskulatur und die Gleichgewichtsfähigkeit.

1

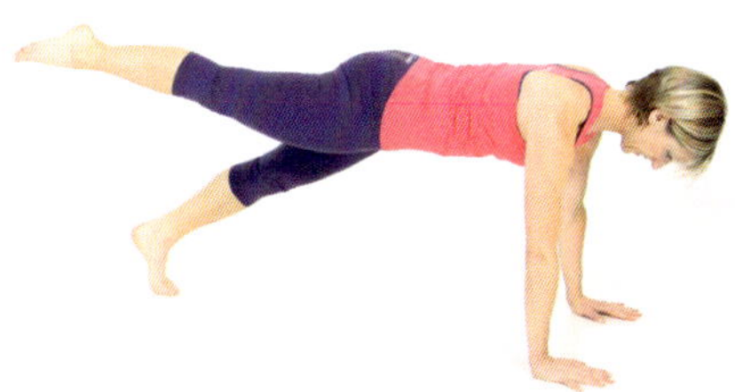

1 Gehen Sie in die Brett-Position. Die Hände senkrecht unter den Schultern positionieren. Oberkörper und Beine bilden eine Linie. Halten Sie diese Spannung! Nun im Wechsel das rechte und linke Bein vom Boden heben, einen kurzen Moment halten und wieder senken.

Jede Seite 8-10 x wiederholen.

Trainiert die Rumpf- und die Schultermuskulatur und die Gleichgewichtsfähigkeit.

1

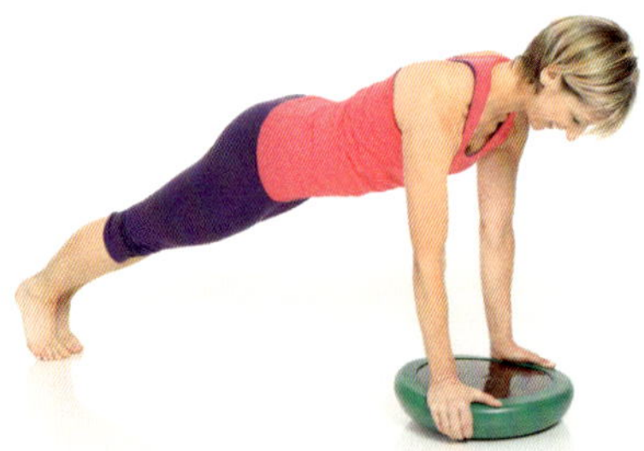

1 Gehen Sie in die Brett-Position. Die Hände fassen die umgedrehte Brasil® Base Plus. Oberkörper und Beine bilden eine Linie.

Halten Sie diese Spannung ca. eine Minute lang.

Der wacklige Untergrund (die Brasil® Base Plus) fordert Ihr Gleichgewicht heraus.

Trainiert die Rumpf- und die Schultermuskulatur und die Gleichgewichtsfähigkeit.

1

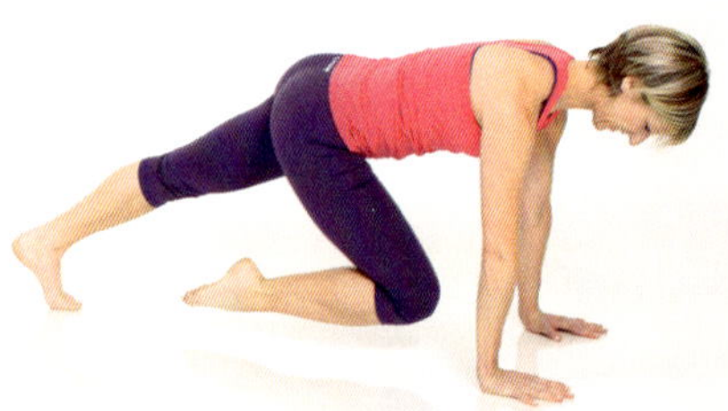

2

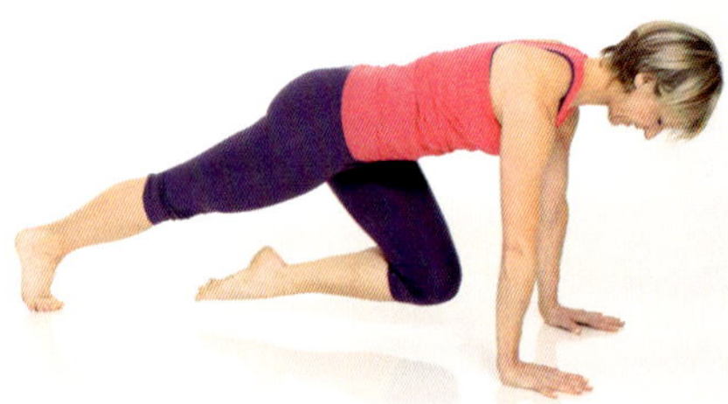

1 Gehen Sie in die Brett-Position. Die Hände senkrecht unter den Schultern positionieren. Oberkörper und Beine bilden eine Linie. Halten Sie diese Spannung! Halten Sie den Blick in Richtung Boden, den Kopf somit in Verlängerung Ihres Rumpfs! Nun ziehen Sie im Wechsel das rechte

2 und linke Knie in Richtung Brustbein. Das Becken bleibt in der Anfangsposition!

Der Rücken bleibt gerade!

Jedes Bein 8-10 x heranziehen.

Trainiert die Rumpf- und die Schultermuskulatur.

1

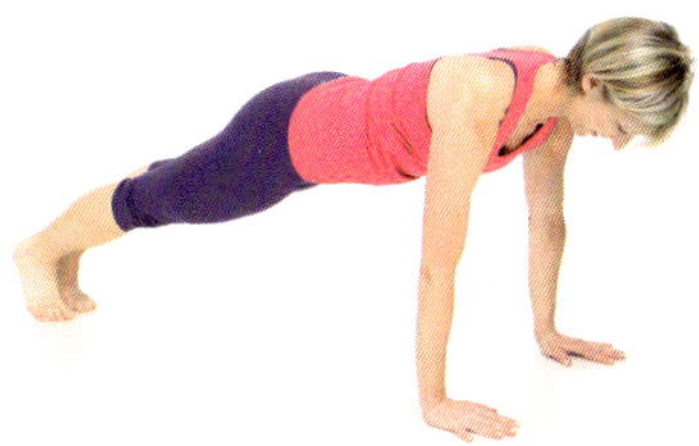

2

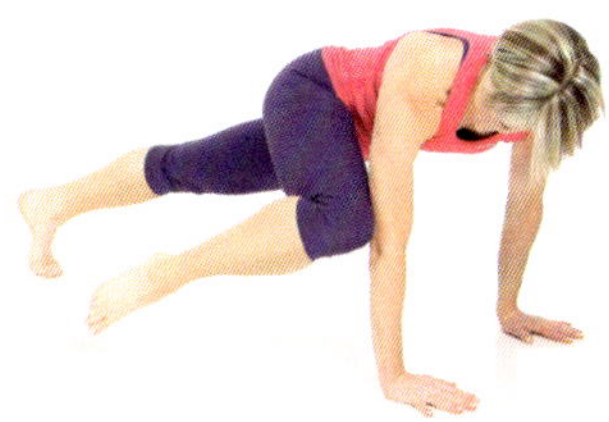

3

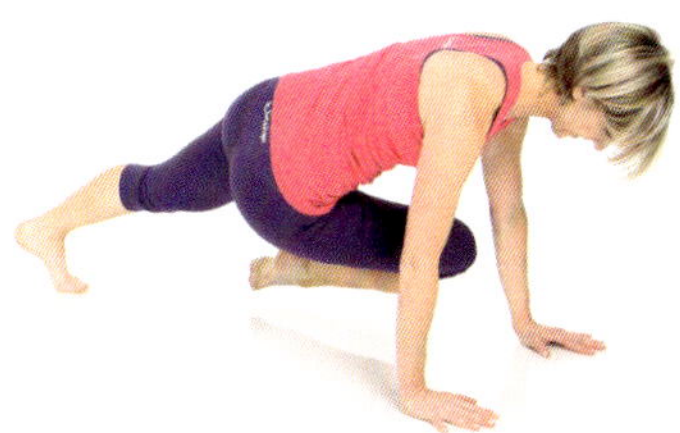

1 Gehen Sie in die Brett-Position. Die Hände befinden sich unterhalb der Schultern. Oberkörper und Beine bilden eine Linie.

2 Nun ziehen Sie das rechte Knie zum rechten Ellbogen, dann das linke Knie zum linken Ellbogen.

3 Als Variation ziehen Sie das rechte Knie zum linken Ellbogen, dann das linke Knie zum rechten Ellbogen.

Jede Seite 8-10 x wiederholen.

Trainiert die Rumpf- und die Schultermuskulatur und die Gleichgewichtsfähigkeit.

1

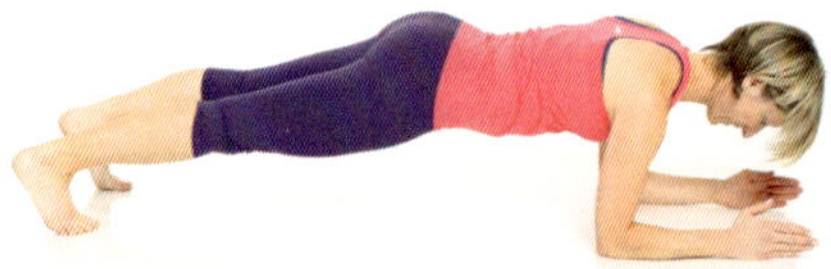

2

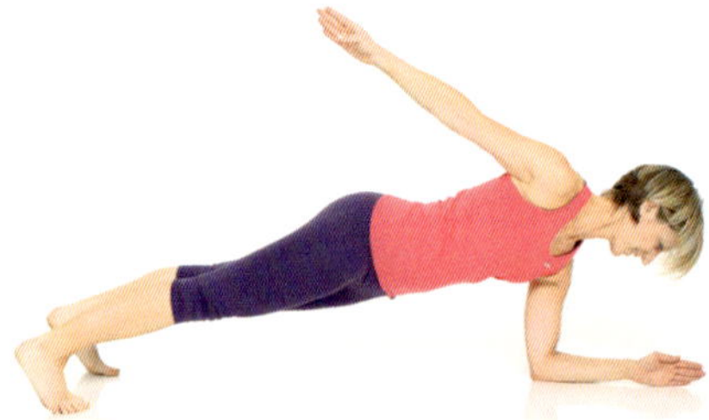

3

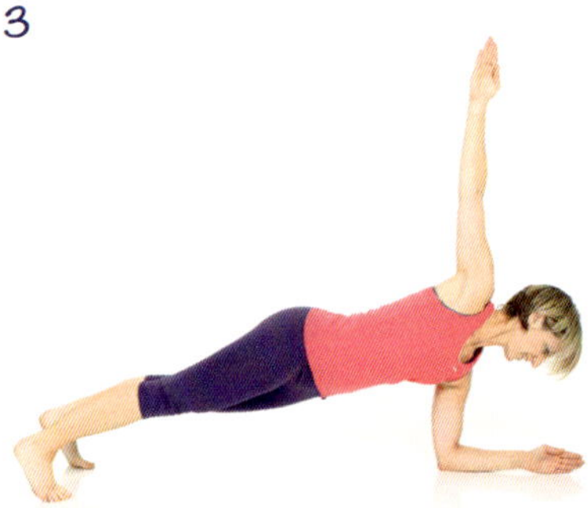

4

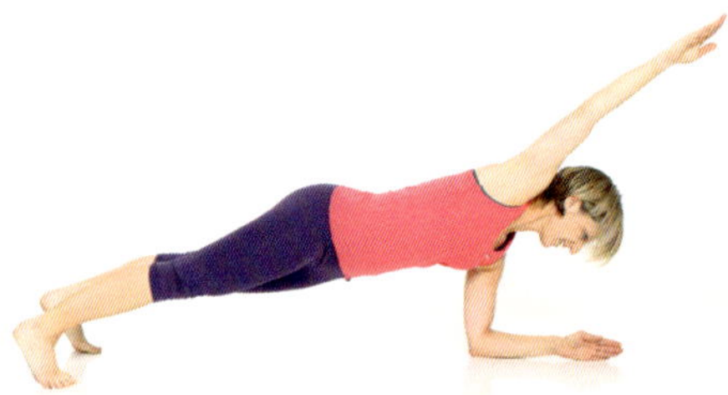

5

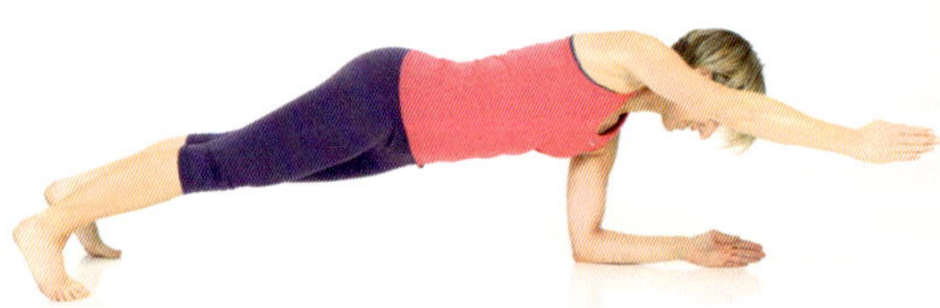

1 Gehen Sie in den Plank-Position. Die Ellbogen befinden sich unterhalb der Schultern. Der Oberkörper und die Beine bilden eine Linie. Ziehen Sie sich raus aus den Schultern. Den Bauchnabel sanft nach innen oben ziehen.

2, 3, 4, 5 Nun beginnen Sie, mit einem Arm große Kreise zu schreiben. Über hinten nach vorne. Dabei das Becken möglichst ruhig halten!

Jede Seite 8-10 Wiederholungen.

Trainiert die Rumpf- und die Schultermuskulatur und die Gleichgewichtsfähigkeit.

1

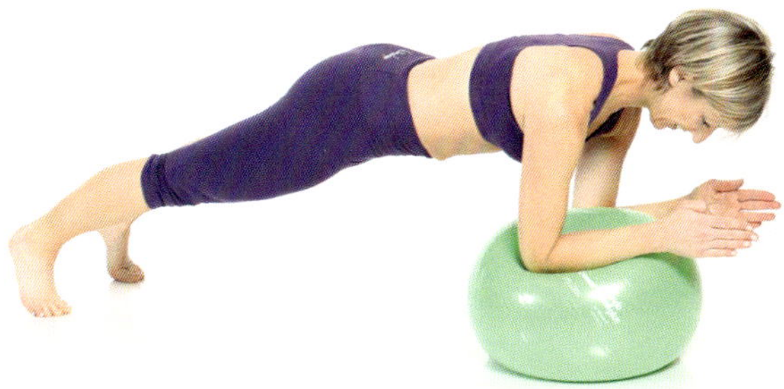

1 Gehen Sie in den Plank-Position auf dem Redondo® Ball Plus. Die Ellbogen befinden sich senkrecht unter den Schultern. Der Oberkörper und die Beine bilden eine Linie. Den Bauchnabel nach innen oben ziehen.

Halten Sie diese Position 30 Sekunden lang.

Trainiert die Rumpf- und die Schultermuskulatur und die Gleichgewichtsfähigkeit.

1

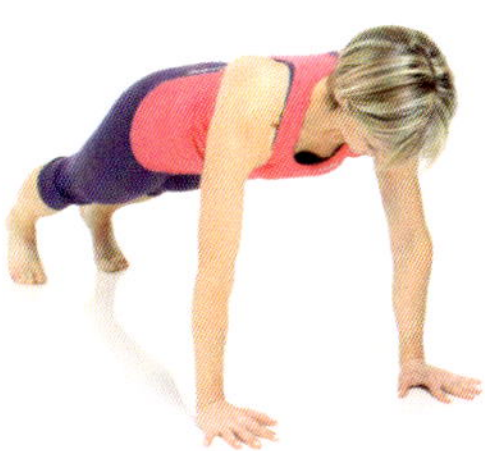

2

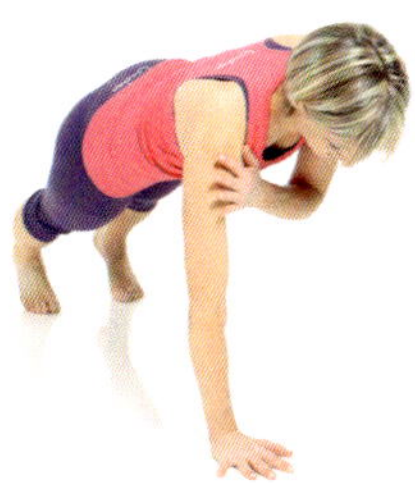

3

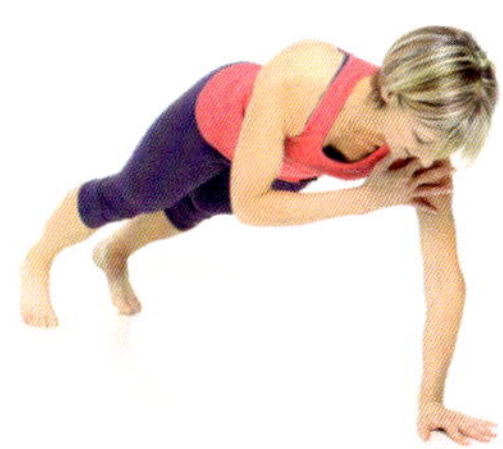

1 Gehen Sie in die Brett-Position. Die Hände befinden sich unterhalb der Schultern. Der Oberkörper und die Beine bilden eine Linie. Den Bauchnabel nach innen oben ziehen.

2 Nun berühren Sie im Wechsel mit der linken Hand die rechte Schulter und

3 mit der rechten Hand die linke Schulter.

Dabei das Becken möglichst ruhig halten!

Jede Hand 8-10 x zur Schulter führen.

Trainiert die Rumpf- und die Schultermuskulatur und die Gleichgewichtsfähigkeit.

1

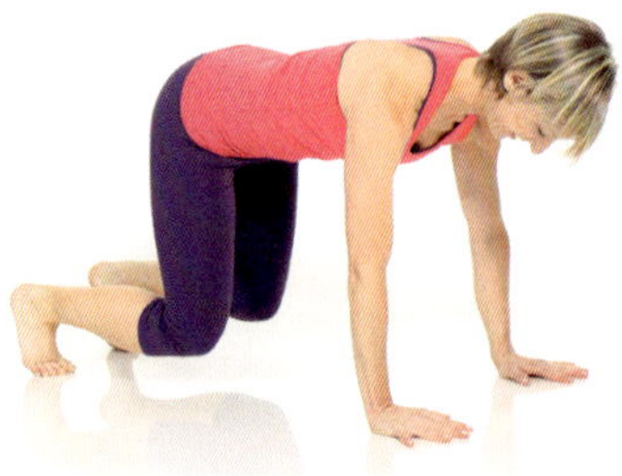

2

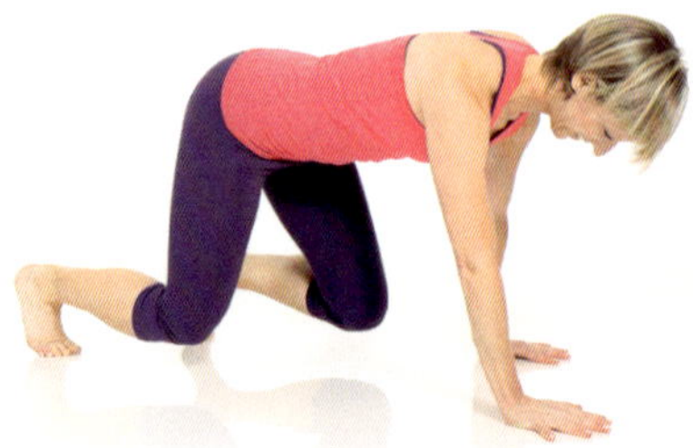

3

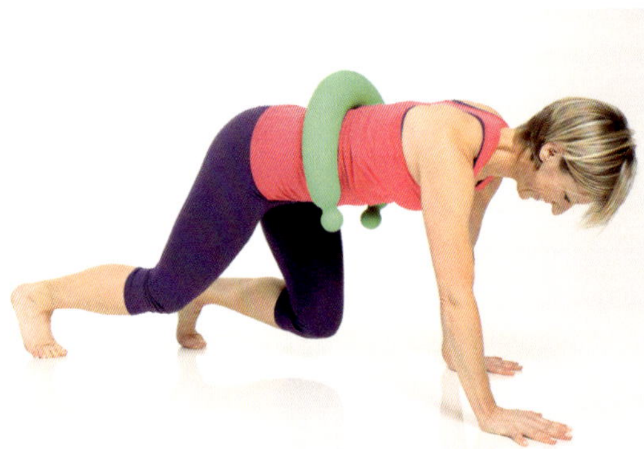

1 Gehen Sie in den Vierfüßlerstand. Die Hände befinden sich unterhalb der Schultern, die Knie unterhalb der Hüftgelenke. Den Bauchnabel sanft nach innen oben ziehen. Der Rücken bleibt in neutraler Position! Die Knie vom Boden lösen.

2 Nun setzen Sie die rechte Hand und den linken Fuß eine Handlänge weiter nach vorne auf, als würden Sie auf vier Beinen gehen, dann die andere Seite.

Dabei schweben die Knie immer kurz über dem Boden.

3 Als Erschwerung legen Sie sich den TOPANGA® um die Hüfte.

Führen Sie mit jeder Seite 8-10 Wiederholungen aus.

Trainiert Rumpf- und Schultermuskulatur.

1

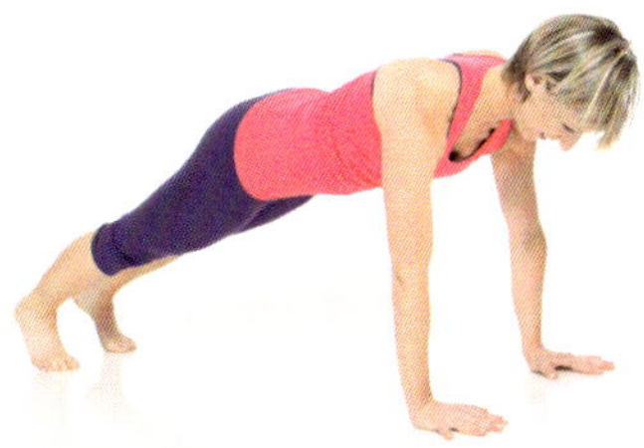

2

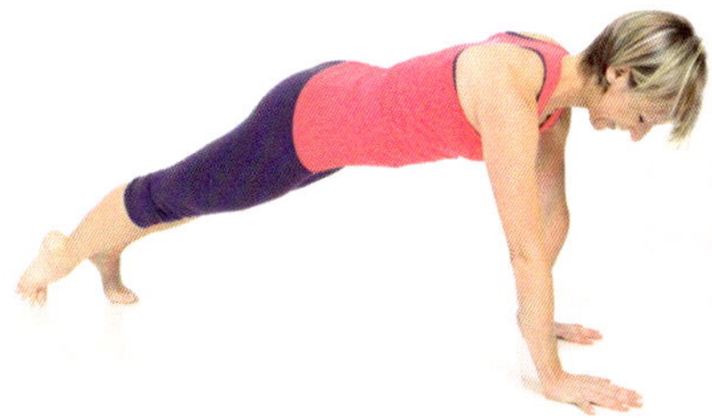

1, 2 Gehen Sie in den Vierfüßlerstand und strecken Sie die Beine. Nun bewegen Sie sich mit Füßen und Händen wie beim Gehen vorwärts, die Beine bleiben jedoch dabei gestreckt.

Jede Seite 8-10 x wiederholen.

Trainiert die Rumpf- und die Schultermuskulatur.

1

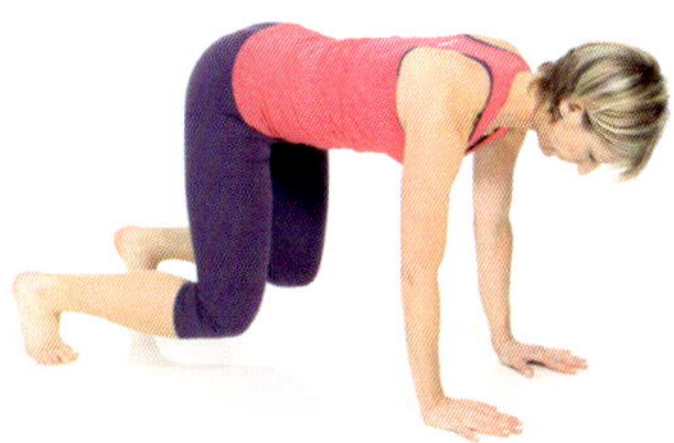

2

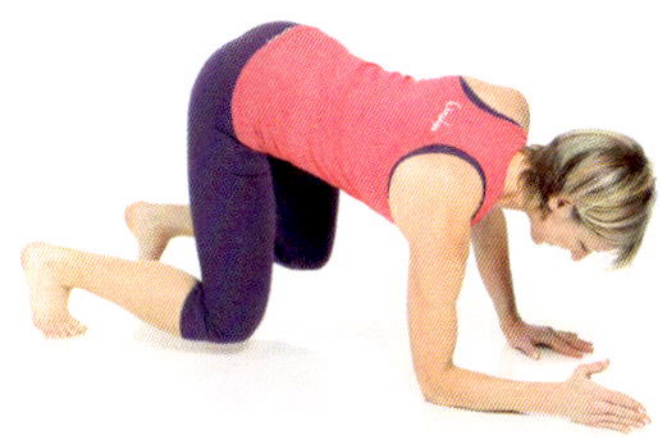

3

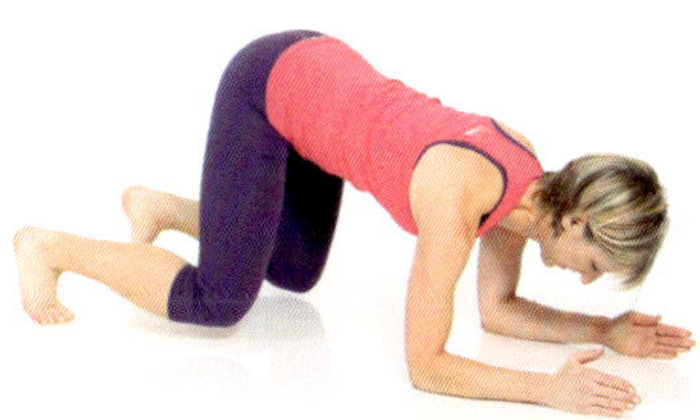

4

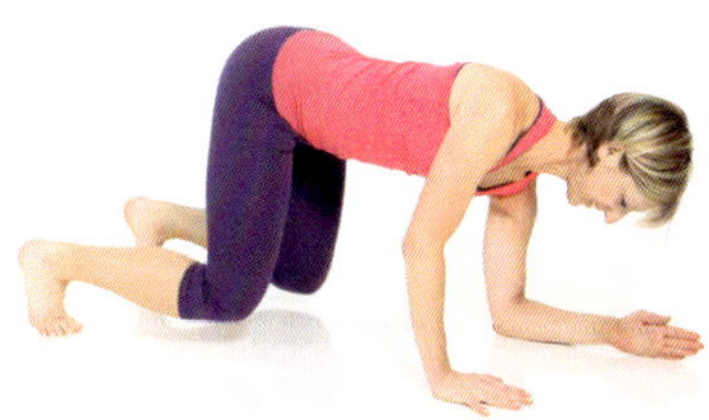

1 Gehen Sie in den Vierfüßlerstand. Die Hände befinden sich senkrecht unter den Schultern, die Knie senkrecht unter den Hüftgelenken. Die Knie etwas vom Boden abheben.

2 Nun nacheinander auf den rechten und

3 linken Unterarm tief kommen und

4 nacheinander wieder hoch auf die Hände stützen.

Einmal beginnt der rechte Arm, das andere Mal der linke Arm! Den Bauchnabel sanft nach innen oben ziehen! Die Knie halten den Abstand über dem Boden!

Mit jeder Seite 8-10 x beginnen.

Trainiert die Rumpf-, Schulter- und Armmuskulatur.

1

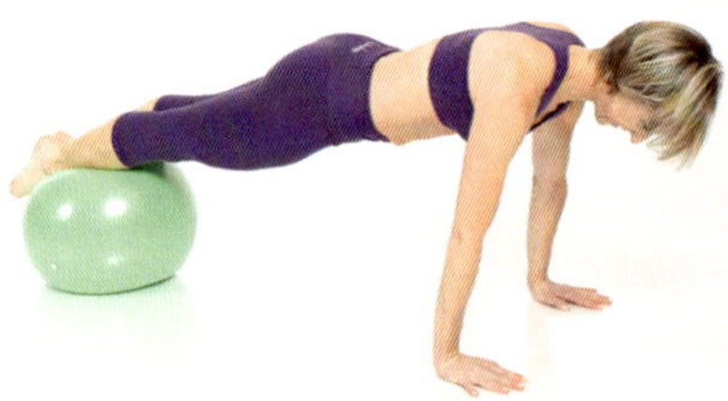

2

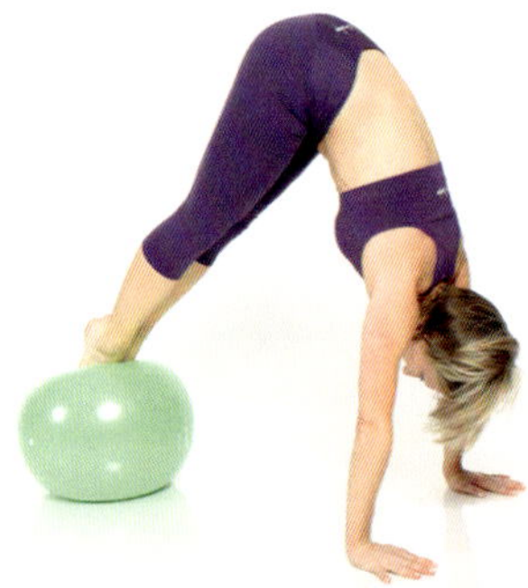

1 Gehen Sie in den Vierfüßlerstand mit gestreckten Beinen. Die Hände befinden sich senkrecht unter den Schultern. Die Unterschenkel auf den Redondo® Ball Plus ablegen. Oberkörper und Beine bilden eine Linie.

2 Nun die Beine gestreckt zum Körper heranziehen und wieder lösen.

8-10 Wiederholungen.

Trainiert die Rumpf-, Schulter- und Armmuskulatur.

1

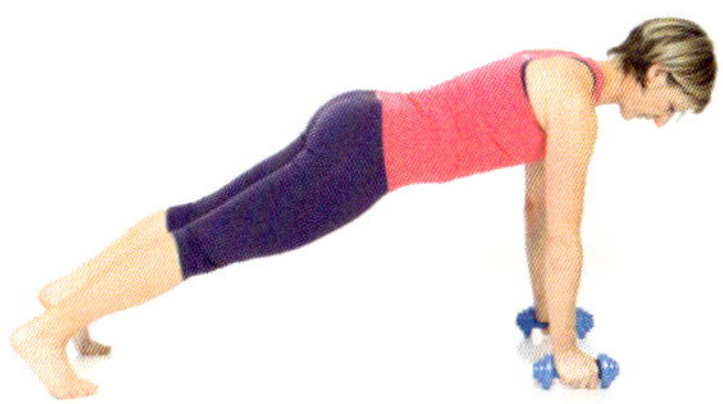

2

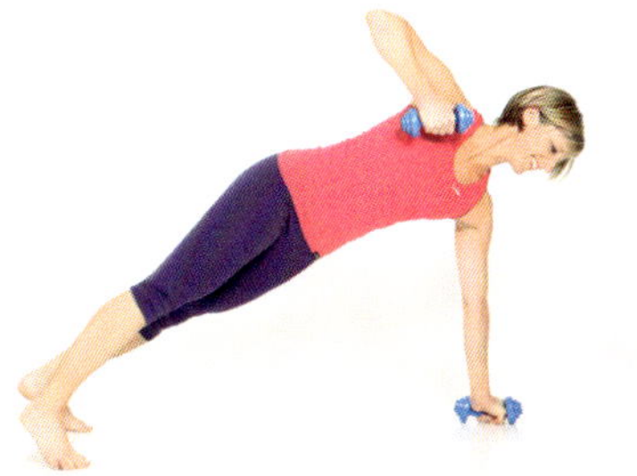

3

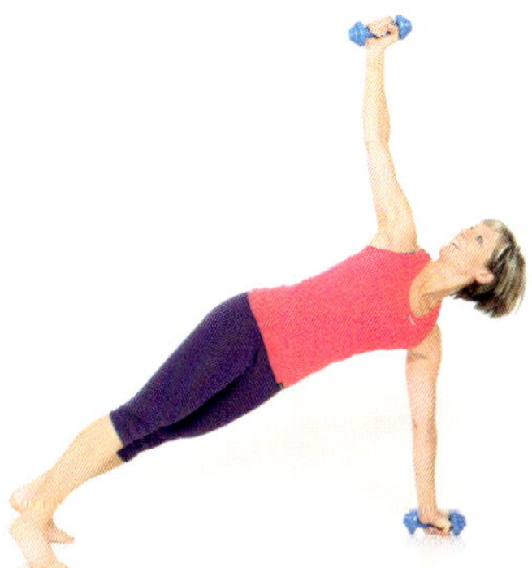

1 Gehen Sie in die Brett-Position, aufgestützt auf zwei Hanteln. Die Hände befinden sich unterhalb der Schultern, Oberkörper und Beine bilden eine Linie. Den Bauchnabel sanft nach innen oben ziehen.

2 Nun heben Sie eine Hand vom Boden weg, ziehen Sie den Ellbogen in Richtung Decke. Den Oberkörper aufdrehen.

3 Dann strecken Sie den Arm in Richtung Decke aus und nehmen Ihren Blick mit der Hand mit.

Die rechte und die linke Seite im Wechsel!

15-20 Wiederholungen je Seite.

Trainiert die Rumpf-, Schulter- und Armmuskulatur.

1

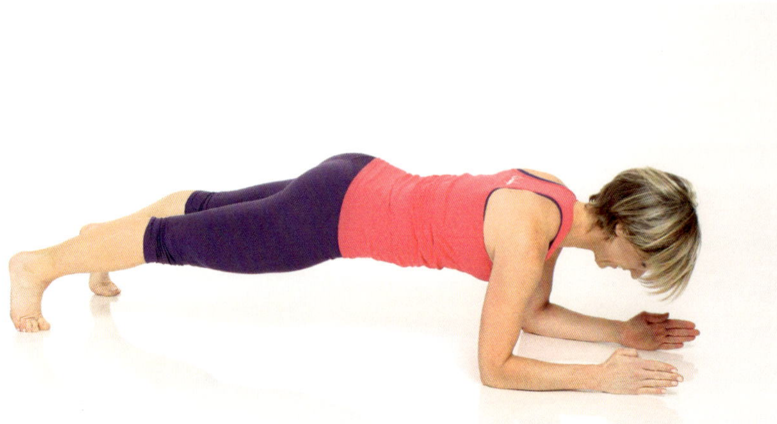

2

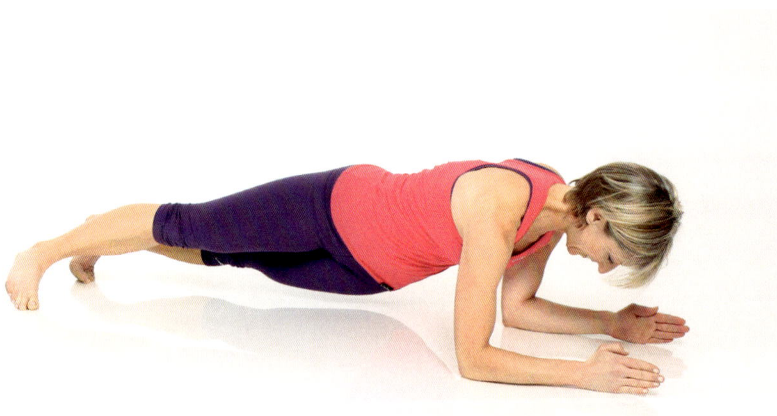

1 Gehen Sie in die Plank-Position. Oberkörper und Beine bilden eine Linie. Den Bauchnabel sanft nach innen oben ziehen.

2 Nun senken Sie im Wechsel die rechte und linke Hüfte in Richtung Boden.

15-20 Wiederholungen je Seite.

Trainiert die Rumpf- und Schultermuskulatur.

1

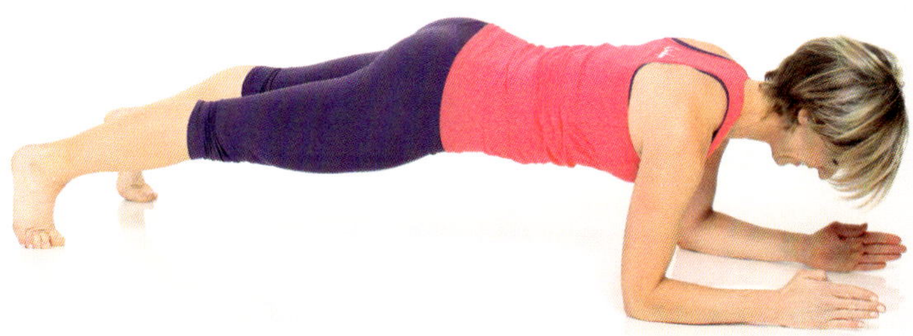

2

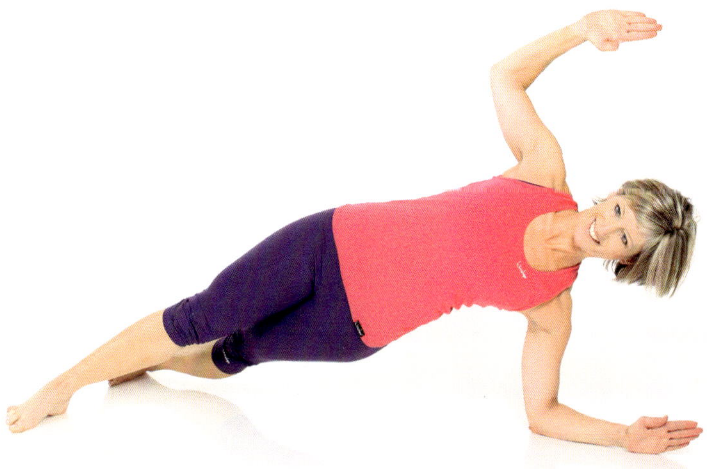

1 Gehen Sie in die Plank-Position. Oberkörper und Beine bilden eine Linie. Den Bauchnabel sanft nach innen oben ziehen.

2 Nun im Wechsel den rechten und linken Ellbogen in Richtung Decke bewegen. Dabei den Oberkörper zur Seite aufdrehen.

15-20 Wiederholungen je Seite.

Trainiert die Rumpf- und Schultermuskulatur.

1

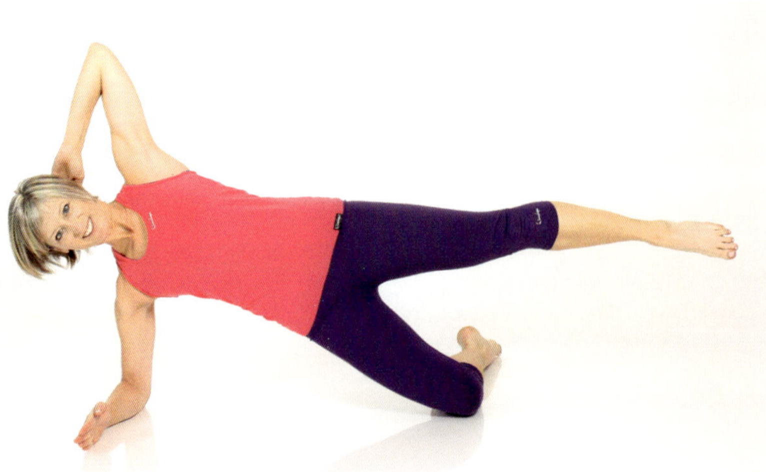

2

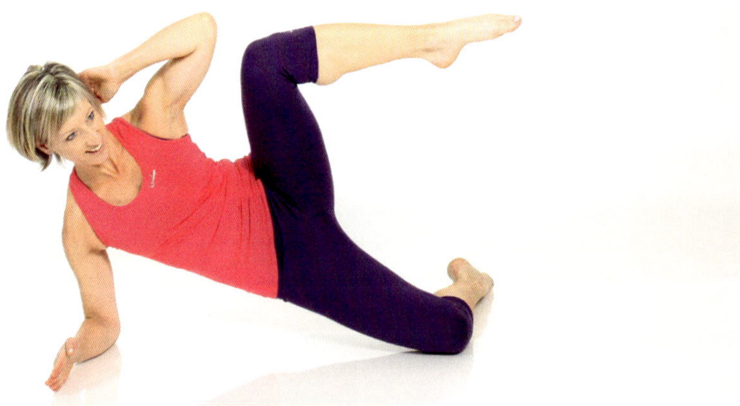

1 Gehen Sie in den seitlichen Ellbogenstütz. Die Unterschenkel nach hinten anwinkeln. Die freie Hand hinter dem Kopf stützen, das freie Bein in Verlängerung des Oberkörpers ausstrecken. Den Bauchnabel sanft nach innen ziehen.

2 Nun den Ellbogen und das Knie zueinander- und auseinanderbewegen.

Das Becken bleibt angehoben!

15-20 Wiederholungen je Seite.

Trainiert die seitliche Rumpfmuskulatur und die Schultermuskulatur.

1

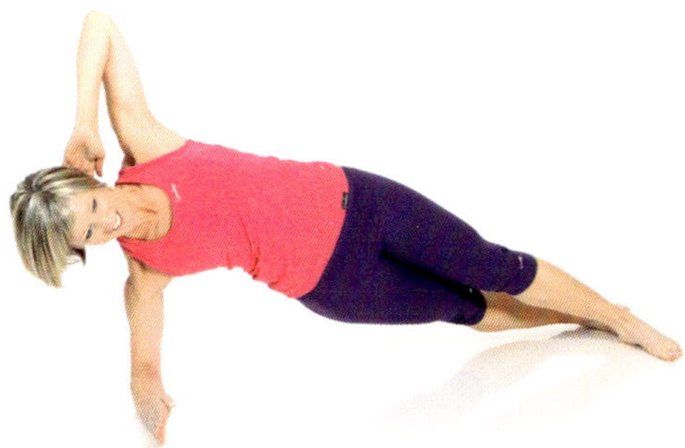

2

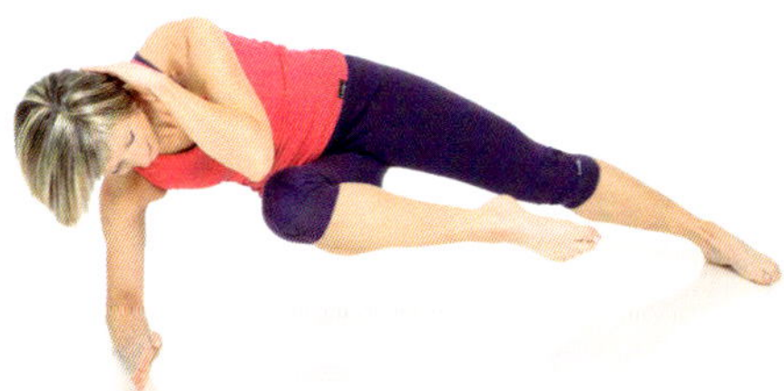

3

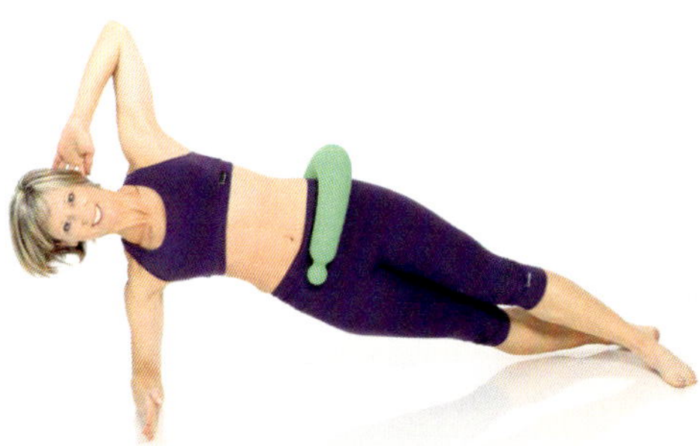

1 Gehen Sie in den seitlichen Ellbogenstütz. Die Beine strecken. Das obere Bein vorne aufstellen. Die freie Hand hinter dem Kopf stützen. Oberkörper und Beine bilden eine Linie. Den Bauchnabel sanft nach innen ziehen.

2 Nun führen Sie den Ellbogen und das Knie des unteren Beins zueinander und auseinander.

3 Als Erschwerung können Sie diese Übung mit dem TOPANGA® um die Hüfte ausführen.

15-20 Wiederholungen je Seite.

Trainiert die seitliche Rumpfmuskulatur und die Schultermuskulatur.

1

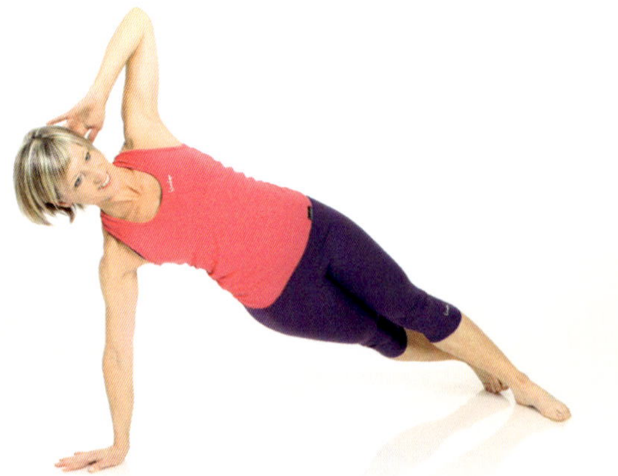

2

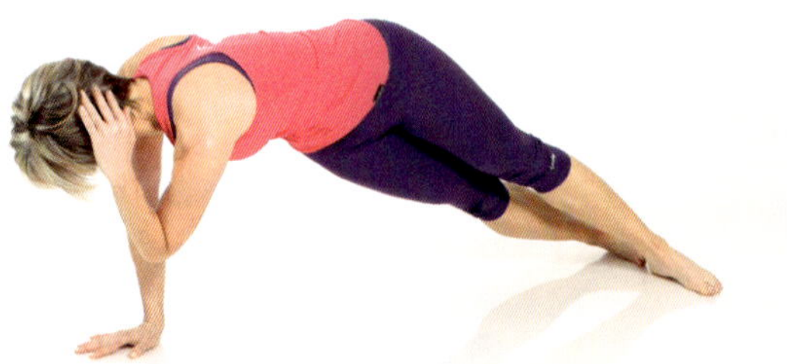

1 Gehen Sie in den Seitstütz, die Hand senkrecht unterhalb der Schulter am Boden abstützen. Oberkörper und Beine bilden eine Linie.

2 Nun den Ellbogen mit dem Ausatmen in Richtung Boden führen und wieder mit dem Einatmen in Richtung Decke bewegen.

Das Becken bleibt angehoben!

Jede Seite 10-15 x wiederholen.

Trainiert die seitliche Rumpfmuskulatur, die Schulter- und Armmuskulatur.

1

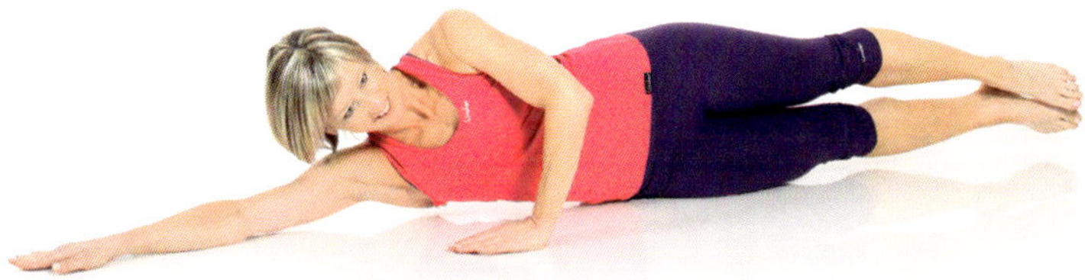

2

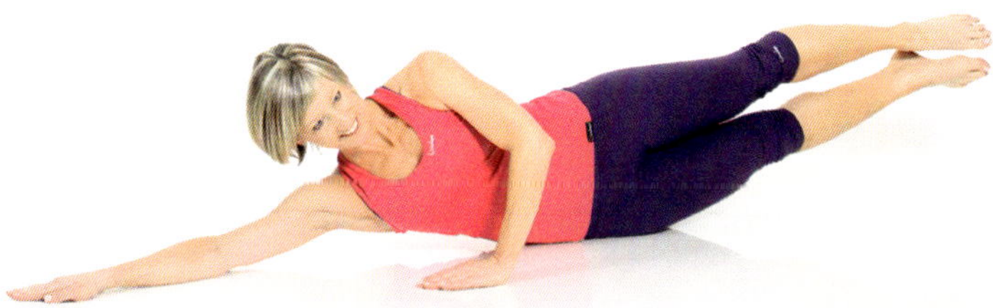

1 Legen Sie sich auf die Seite. Heben Sie den Kopf, spannen Sie die tiefe Bauchmuskulatur an, indem Sie den Bauchnabel sanft nach innen ziehen und drücken Sie die Beine fest zusammen. Oberkörper und Beine bilden eine Linie.

2 Nun heben und senken Sie die gestreckten Beine.

Jede Seite 10-15 x wiederholen.

Trainiert die seitliche Rumpfmuskulatur.

1

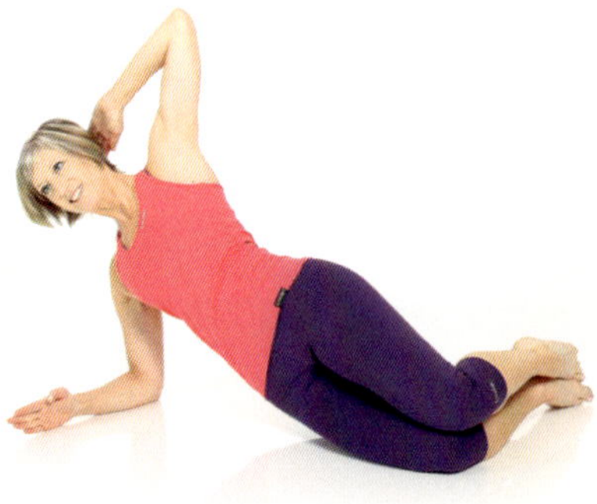

2

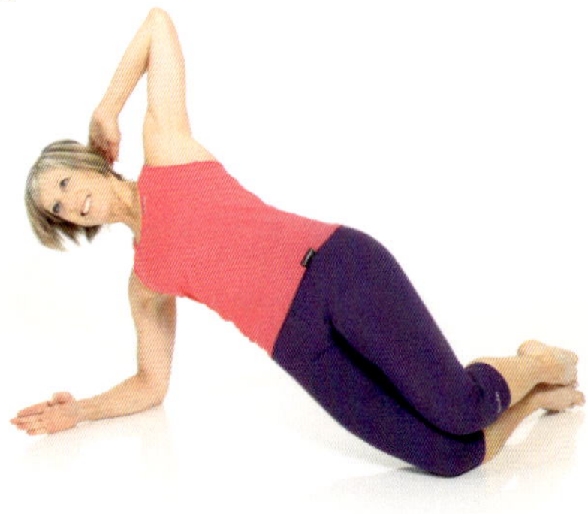

3

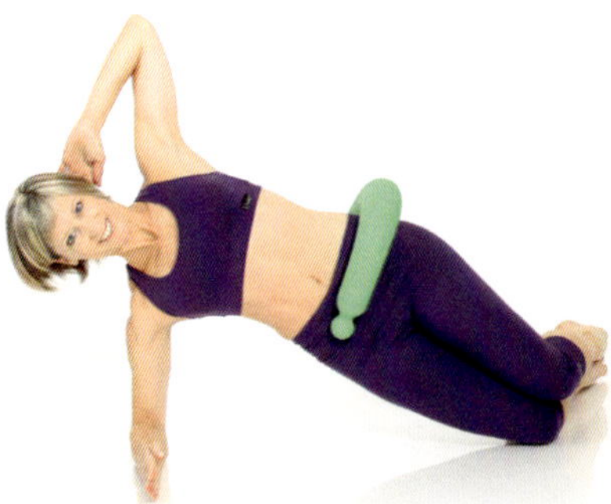

1 Gehen Sie in den seitlichen Ellbogenstütz. Der Ellbogen befindet sich senkrecht unter der Schulter. Die Unterschenkel nach hinten abwinkeln. Oberkörper und Oberschenkel bilden eine Linie. Den Bauchnabel nach innen ziehen.

2 Nun das Becken heben und senken.

3 Als Erschwerung den TOPANGA® um die Hüfte legen.

Mit jeder Seite 10-15 Wiederholungen ausführen.

Trainiert die seitliche Rumpfmuskulatur und die Schultermuskulatur.

1

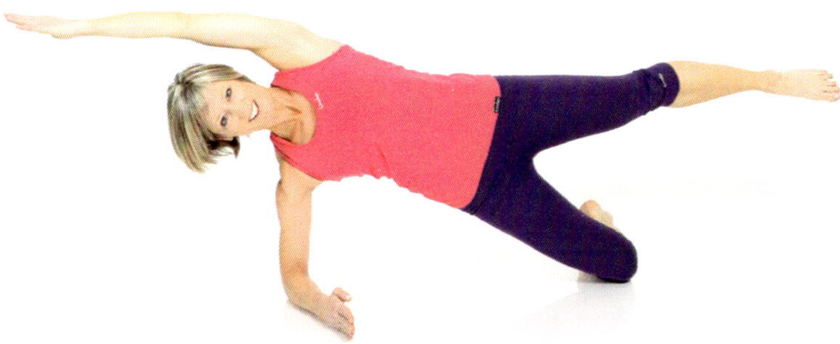

1 Gehen Sie in den seitlichen Ellbogenstütz. Der Ellbogen befindet sich senkrecht unter der Schulter. Die Unterschenkel nach hinten abwinkeln. Oberkörper und Oberschenkel bilden eine Linie. Den Bauchnabel nach innen ziehen. Nun das obere Bein und den oberen Arm parallel über dem Boden ausstrecken.

Diese Position auf jeder Seite 30 Sekunden halten.

Trainiert die seitliche Rumpfmuskulatur und die Schultermuskulatur.

1

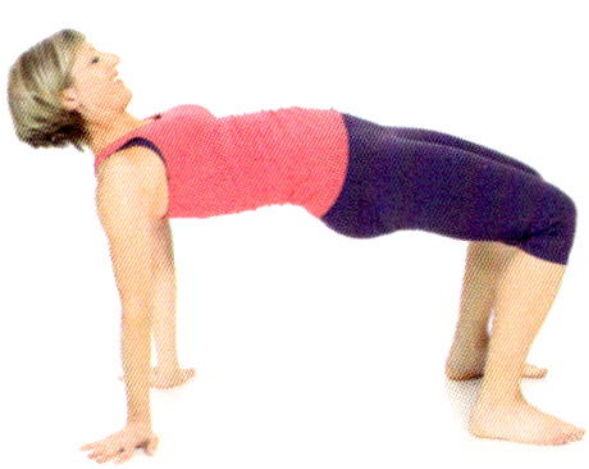

2

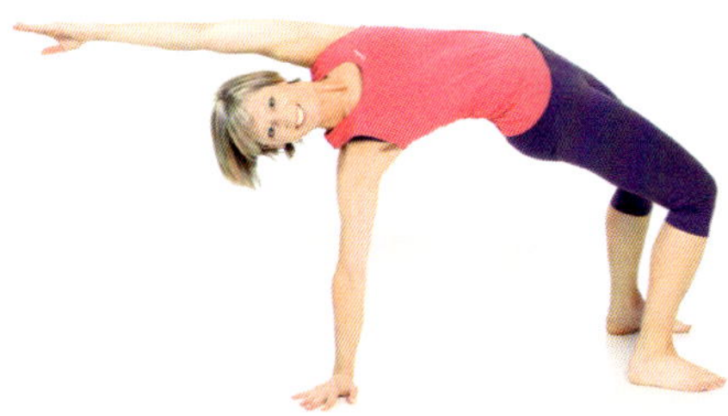

1 Setzen Sie sich auf den Boden. Die Hände hinter dem Körper aufsetzen. Die Fingerspitzen zeigen nach außen. Die Füße etwa eine Fußlänge vor dem Gesäß aufstellen. Nun das Becken anheben, bis der Oberkörper und die Oberschenkel eine Linie bilden.

2 Nun einen Arm vom Boden lösen und weit nach hinten strecken. Dabei den Oberkörper zur Seite drehen.

Jede Seite im Wechsel 8-10 x wiederholen.

Trainiert die Rumpfmuskulatur und die Schultermuskulatur.

1

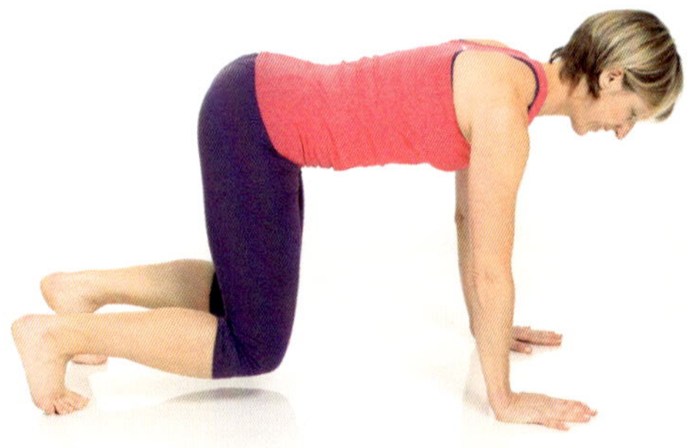

2

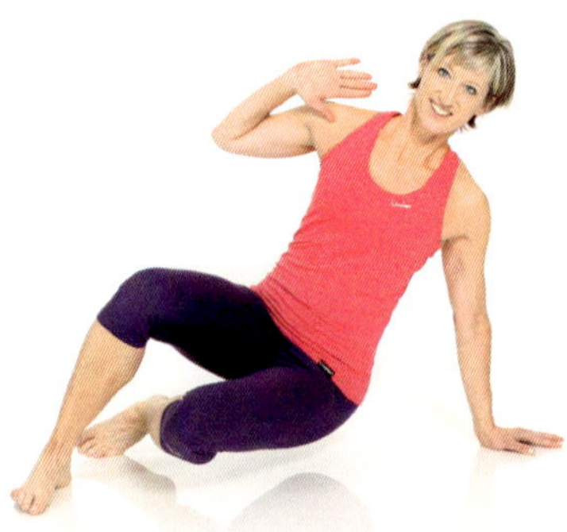

3

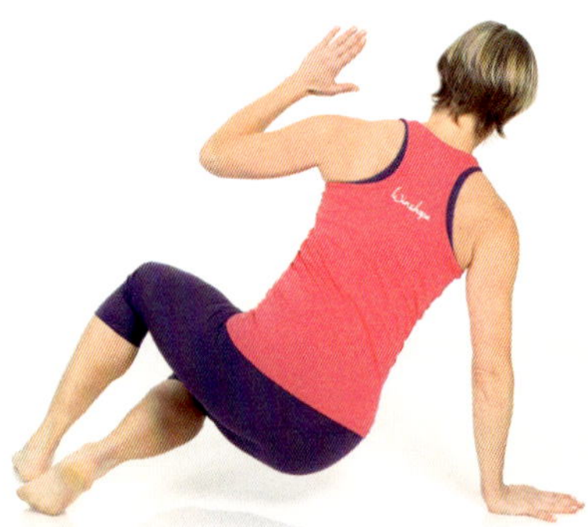

1 Gehen Sie in den Vierfüßlerstand. Die Hände befinden sich senkrecht unter den Schultern, die Knie senkrecht unter den Hüftgelenken. Die Knie etwas über dem Boden schweben lassen. Halten Sie die Wirbelsäule in ihrer natürlichen Schwingung, den Kopf in Verlängerung des Rumpfs. Den Bauchnabel sanft nach innen oben ziehen!

2 Nun drehen Sie den Oberkörper zu einer Seite auf, dabei die Füße etwas umsetzen. Eine Hand heben und zur Schulter bewegen. Dann mit einem kleinen Sprung wieder zur Mitte kommen.

3 Dieselbe Bewegung zur anderen Seite ausführen.

Jede Seite 8-10 x wiederholen.

Trainiert die Schulter- und die Rumpfmuskulatur.

1

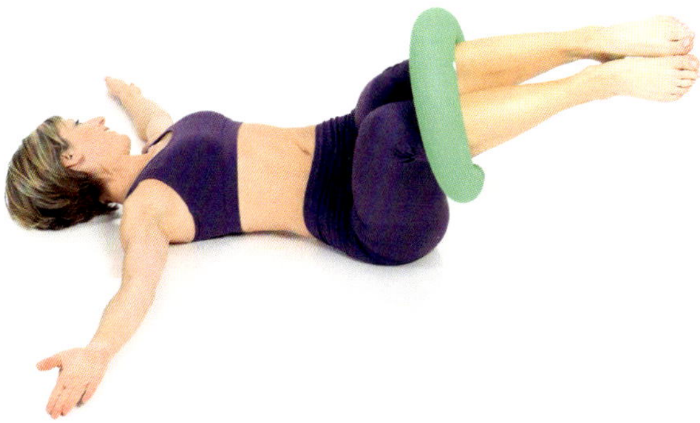

2

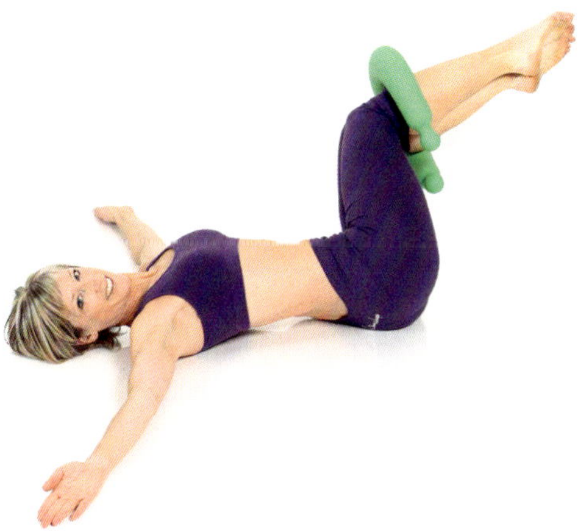

1, 2 Gehen Sie in die Rückenlage. Beide Beine im 90°-Winkel anheben. Die Arme zur Seite ausstrecken. Den TOPANGA® um die Unterschenkel legen. Den Bauchnabel sanft nach innen ziehen. Nun die Beine etwas nach rechts und links bewegen. Dabei den Kopf zur Gegenseite drehen.

Nur so weit drehen, wie die Schultern noch am Boden bleiben können.

Auf jede Seite 10-15 x drehen.

Trainiert die seitliche Rumpfmuskulatur.

1

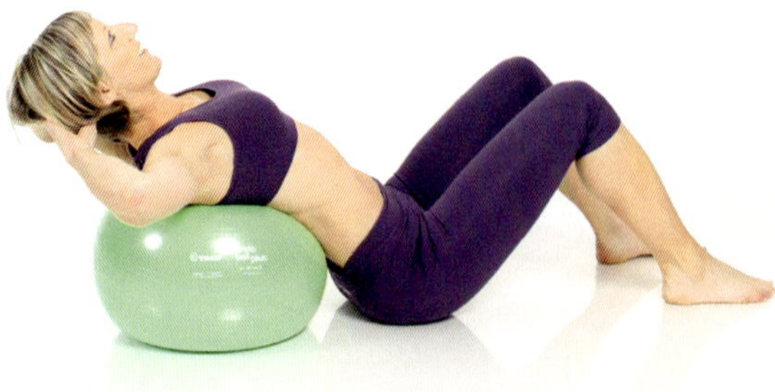

2

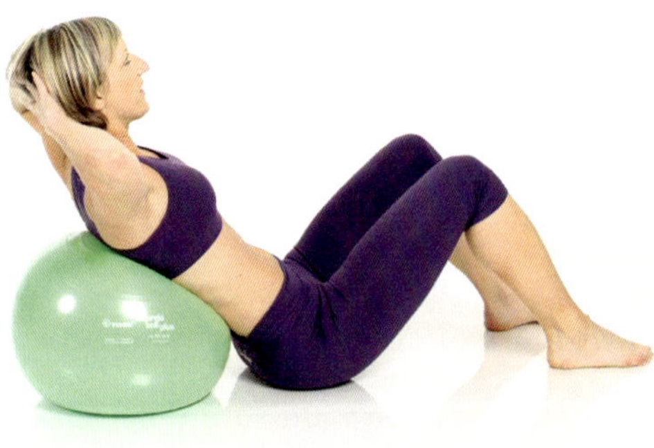

1 Setzen Sie sich mit angewinkelten Beinen seitlich an den Redondo® Ball Plus. Beide Hände hinter dem Kopf verschränken. Legen Sie sich mit dem Einatmen mit dem Rücken über den Ball. Atmen Sie aus, ziehen Sie den Bauchnabel sanft nach innen und aktivieren Sie den tiefen Bauchmuskel.

2 Mit dem Ausatmen richten Sie den Rumpf langsam auf, nähern Sie die Rippenbögen und den Beckenkamm aneinander an.

Wiederholen Sie diese Bewegung 10-15 x.

Trainiert die gerade Bauchmuskulatur.

1

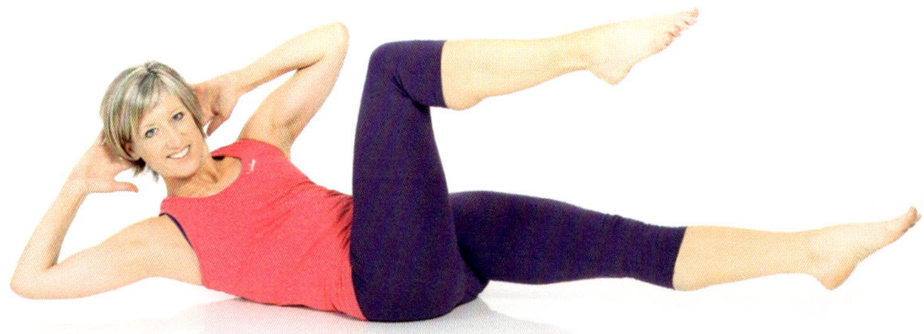

2

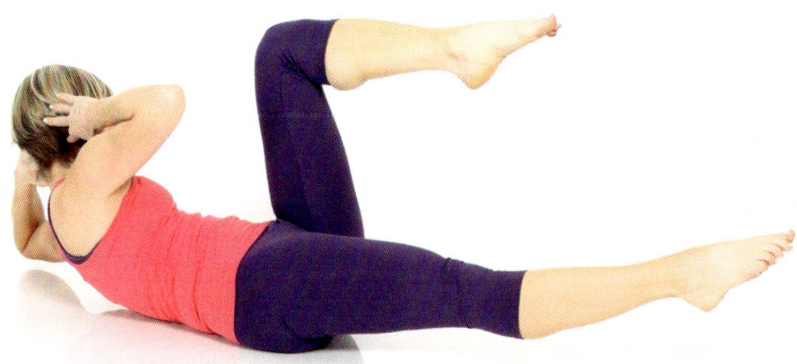

1 Legen Sie sich in die Rückenlage. Beide Beine sind im rechten Winkel angehoben. Die Hände stützen den Kopf. Nun drehen Sie mit dem Ausatmen die linke Schulter zum rechten Knie

2 und mit dem nächsten Ausatmen die rechte Schulter in Richtung linkes Knie.

Wiederholen Sie diese Übung auf jeder Seite 10-15 x.

Trainiert die schräge Bauchmuskulatur.

1

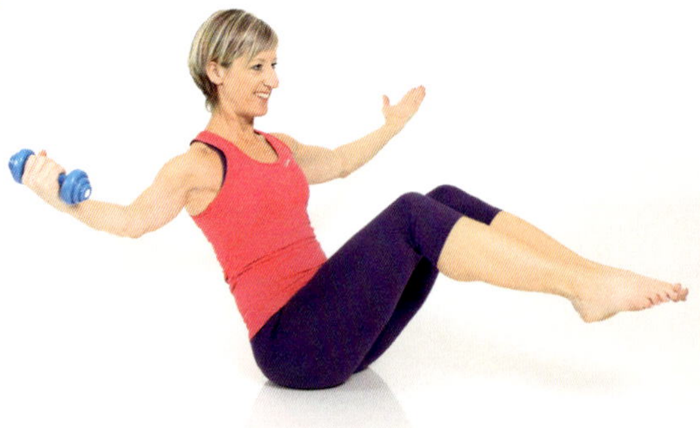

2

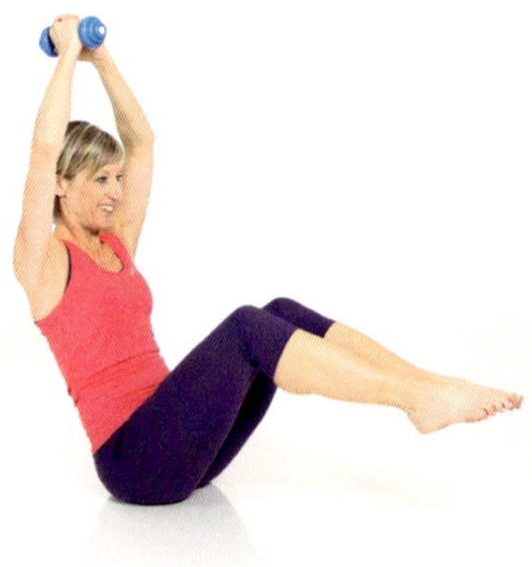

3

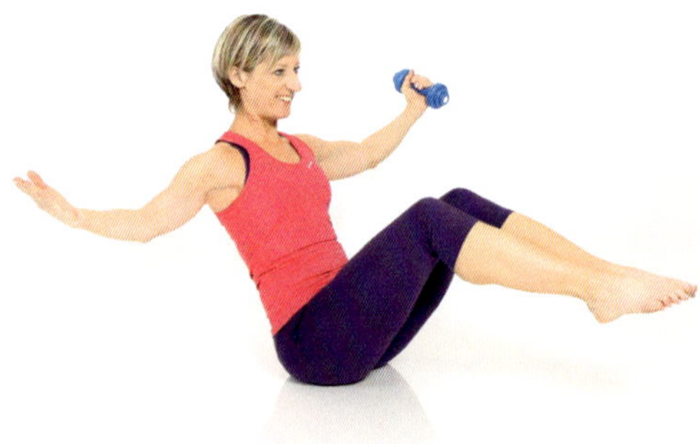

1 Setzen Sie sich mit angewinkelten Beinen auf den Boden. Halten Sie den Rücken gerade. Beide Füße vom Boden abheben. Die Arme seitlich neben dem Körper parallel zum Boden halten. In einer Hand eine Hantel.

2 Nun über dem Kopf die Hantel in die andere Hand übergeben.

3 Sobald Sie die Hantel in der anderen Hand halten, übergeben Sie diese wieder über dem Kopf in die andere Hand.

Wiederholen Sie diese Übung 8-10 x hin und her.

Trainiert die gerade Bauchmuskulatur und die Gleichgewichtsfähigkeit.

1

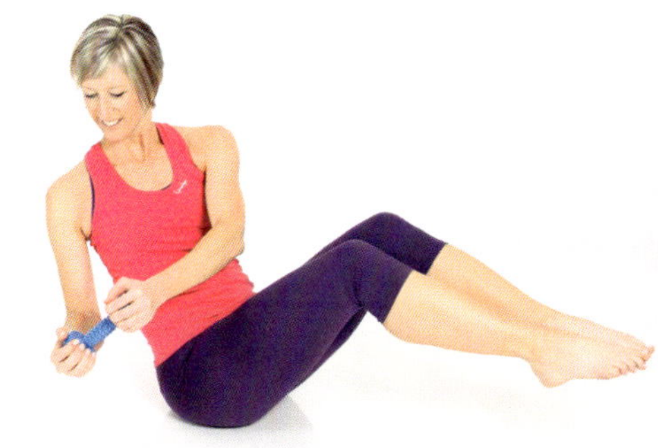

1 Setzen Sie sich mit angewinkelten Beinen auf den Boden. Halten Sie den Rücken gerade. Beide Füße vom Boden abheben. Nehmen Sie eine Hantel in beide Hände und drehen Sie sich zur rechten Seite.

2

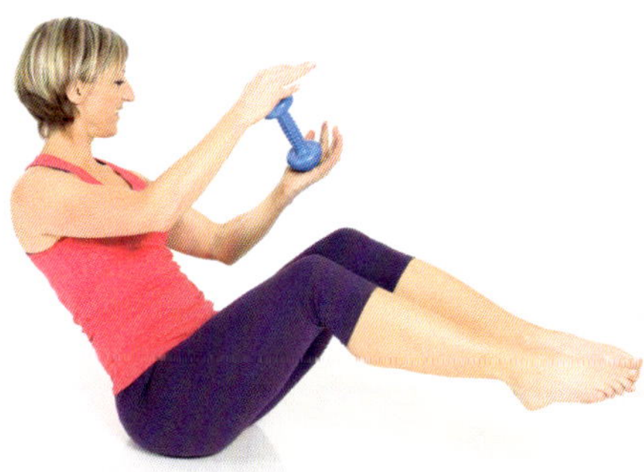

2 Nun drehen Sie sich auf die linke Seite.

Wiederholen Sie diese Bewegung 10-12 x je Seite.

3

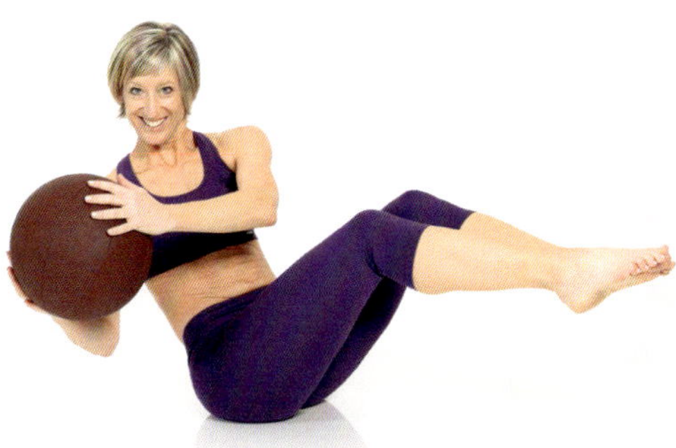

3 Alternativ können Sie diese Übung auch mit einem Medizinball ausführen.

Trainiert die schräge Bauchmuskulatur und die Gleichgewichtsfähigkeit.

1

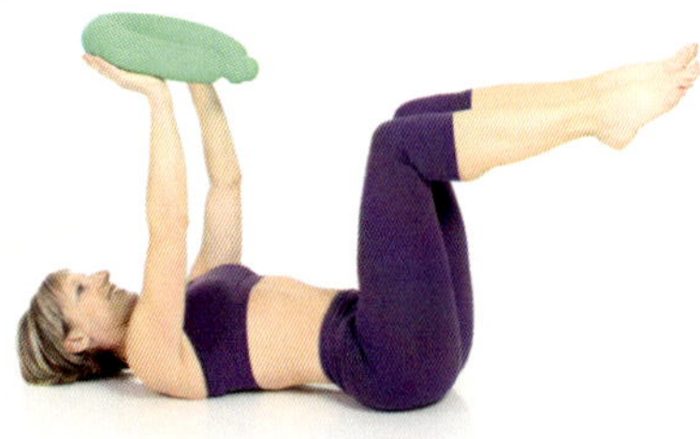

1 Legen Sie sich in die Rückenlage. Beide Beine sind im rechten Winkel angehoben. Den TOPANGA® über dem Brustbein halten. Denken Sie an die neutrale Position Ihrer Wirbelsäule! Den Bauchnabel sanft nach innen ziehen.

2

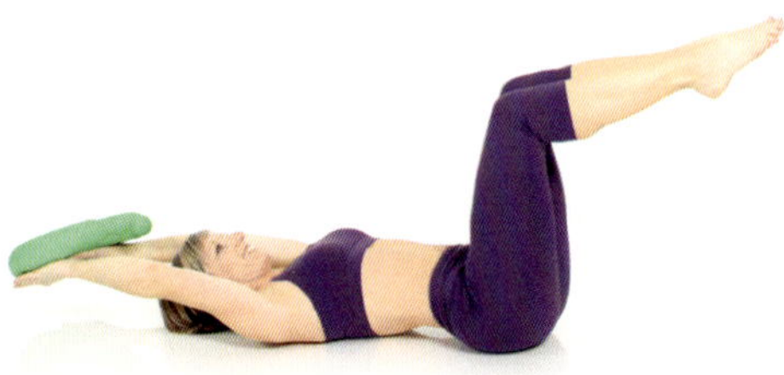

2 Nun senken Sie mit dem Ausatmen Ihre Arme hinter Ihrem Kopf in Richtung Boden ab. Kurz bevor Sie den Boden berühren, mit dem Einatmen, heben Sie Ihre Arme wieder über das Brustbein.

3

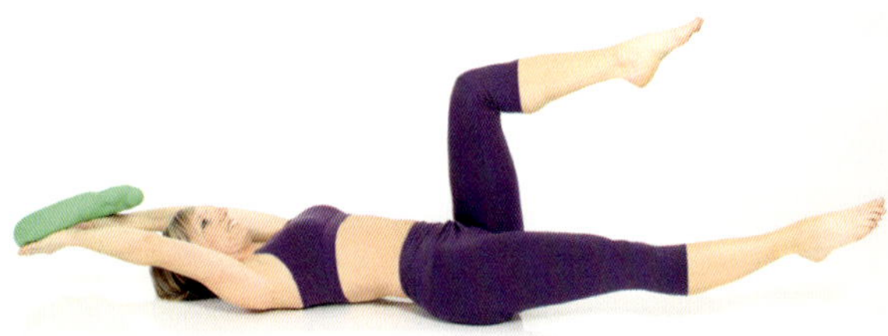

3 Als Erschwerung strecken Sie beim Ausatmen immer ein Bein in Richtung Boden aus. Im Wechsel rechts und links.

4

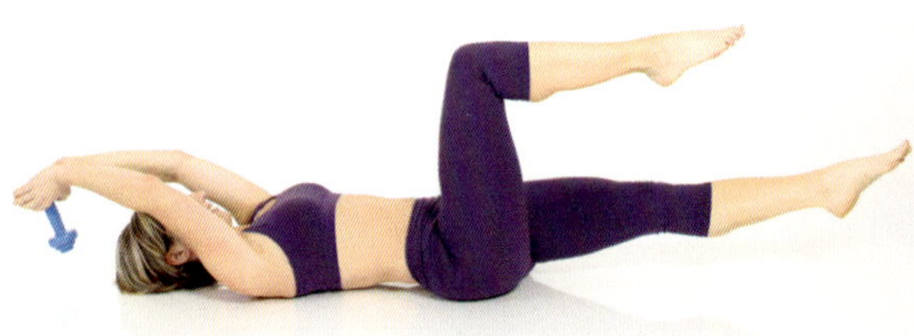

4 Alternativ können Sie auch eine Hantel in beide Hände nehmen.

Jede Seite 10-15 x strecken und beugen.

Trainiert die tiefe Bauchmuskulatur und die Schultermuskulatur.

1

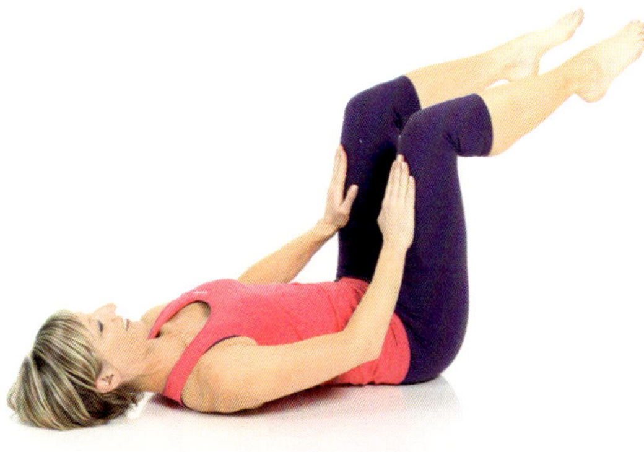

2

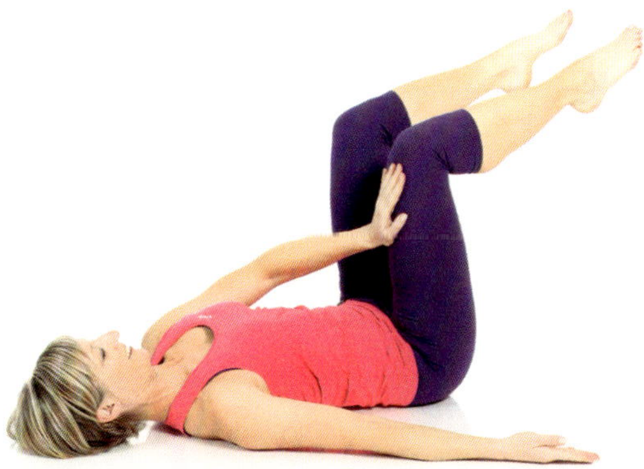

1 Legen Sie sich in die Rückenlage und heben Sie beide Beine im rechten Winkel an. Die Wirbelsäule liegt in ihrer neutralen Position! Den Bauchnabel sanft nach innen ziehen. Beide Hände von vorne an die Oberschenkel legen. Nun üben Sie mit beiden Händen Druck auf die Oberschenkel aus.

2 Für die schrägen Bauchmuskeln drücken Sie mit der rechten Hand auf den linken Oberschenkel und mit der linken Hand auf den rechten Oberschenkel.

Diesen Druck 20 Sekunden halten, Pause, dann noch einmal wiederholen.

Trainiert die tiefe Bauchmuskulatur.

I

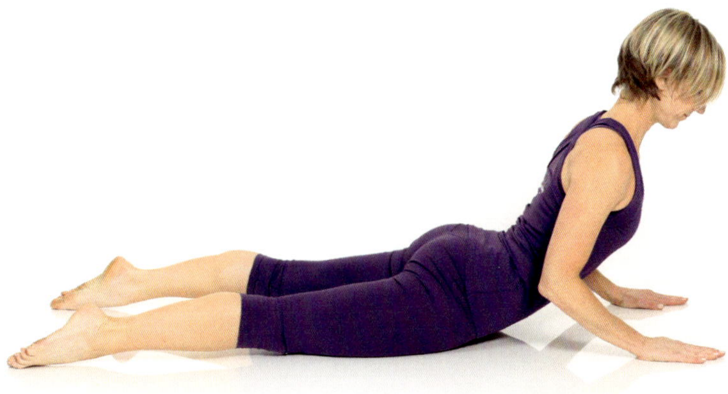

1 Legen Sie sich in die Bauchlage. Die Hände platzieren Sie neben den Schultern. Nun heben Sie langsam den Oberkörper etwas an, bis Sie eine Dehnung in der Vorderseite spüren. Der Kopf bleibt in Verlängerung des Oberkörpers. Den Atem fließen lassen.

Diese Position 20 Sekunden halten.

Dehnt die Bauchmuskulatur.

1

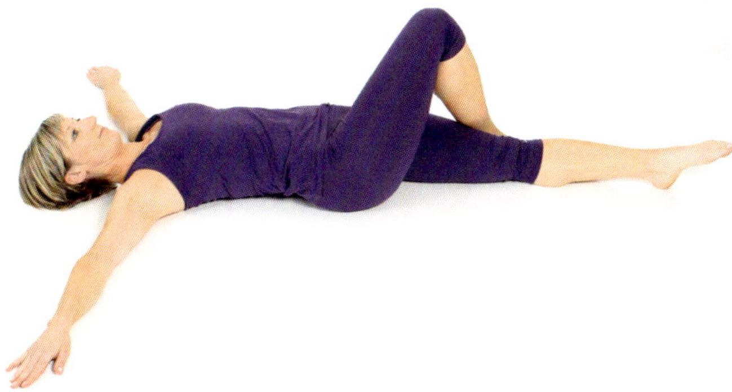

2

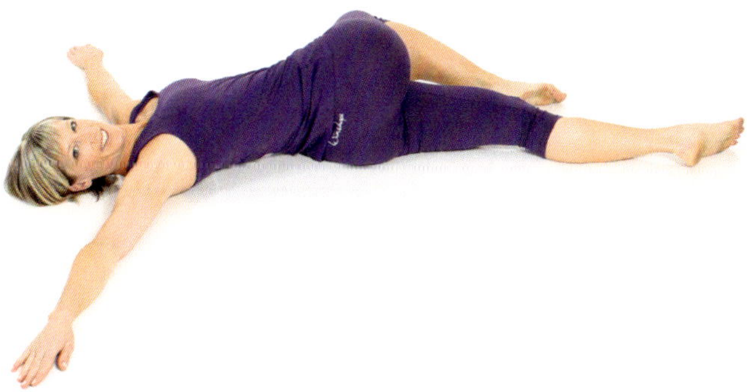

1 Legen Sie sich in die Rückenlage. Beide Arme zur Seite und die Beine nach unten ausstrecken. Nun das rechte Bein über das linke Bein stellen.

2 Mit dem Ausatmen das Knie zur Seite kippen lassen. Den Kopf zur Gegenseite drehen.

Diese Position einige Atemzüge halten, dann die Seite wechseln.

Dehnung der Bauch- und Rückenmuskulatur.

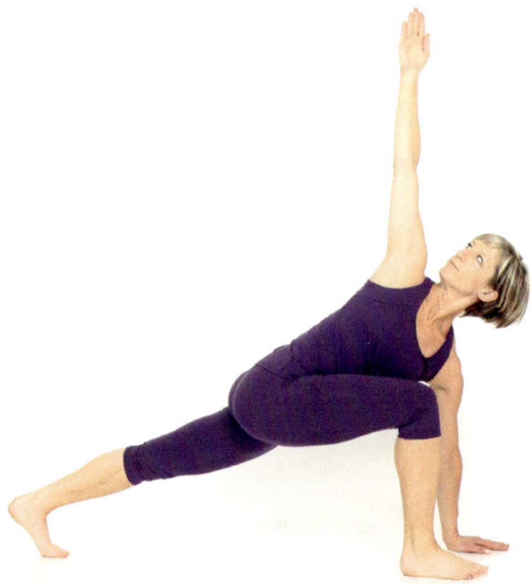

1 Gehen Sie in einen weiten Ausfallschritt. Das rechte Knie befindet sich senkrecht über der Ferse, die Ferse des linken Beins schiebt weit nach hinten weg. Die linke Hand senkrecht unter der linken Schulter platzieren. Nun den rechten Arm weit zur Decke strecken. Der Blick folgt der Hand.

Diese Position auf jeder Seite einige Atemzüge halten.

Dehnt die Bauch-, Rücken- und Oberschenkelmuskulatur.

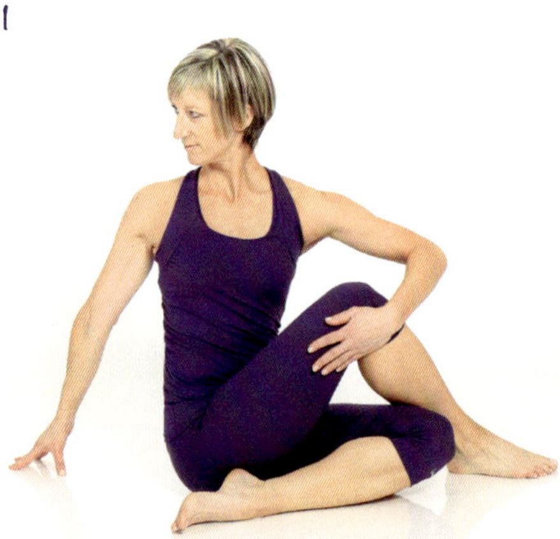

1 Setzen Sie sich mit angewinkelten Beinen aufrecht auf den Boden. Das linke Bein angewinkelt ablegen. Das rechte Bein kreuzt über das linke. Mit dem linken Unterarm von außen leicht an den rechten Oberschenkel drücken. Die rechte Hand hinter dem Körper aufsetzen. Den Blick so weit wie möglich nach hinten richten.

Diese Position einige Atemzüge auf jeder Seite halten.

Dehnt die Rücken- und Gesäßmuskulatur.

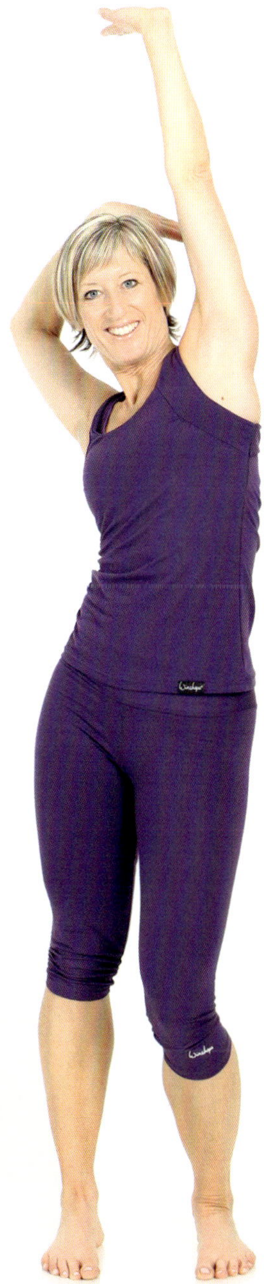

Kapitel 3

3 Funktionsbereich 2

Lendenwirbelsäule, Hüftgelenk, Kreuz-Darmbein-Gelenk, komplette untere Extremität

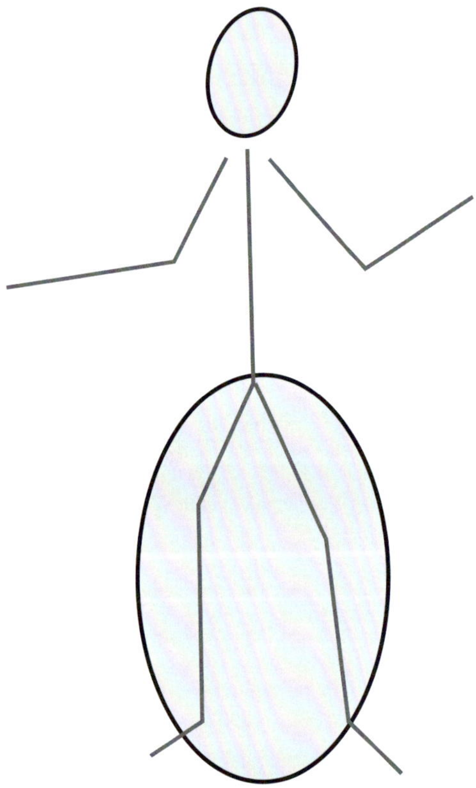

Muskulatur: Gesäßmuskulatur, Hüftbeugemuskel, Bein- und Fußmuskulatur.

1

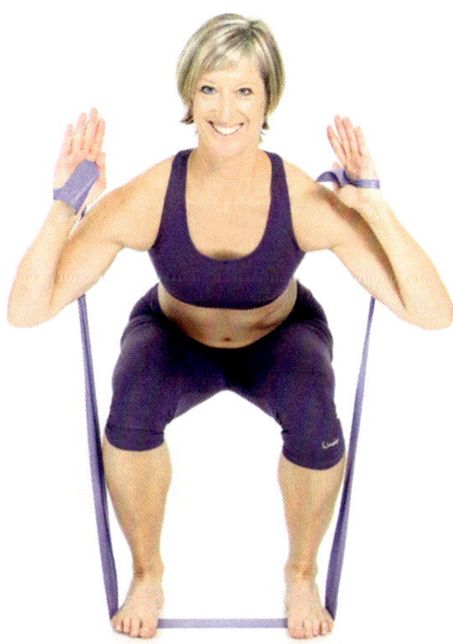

2

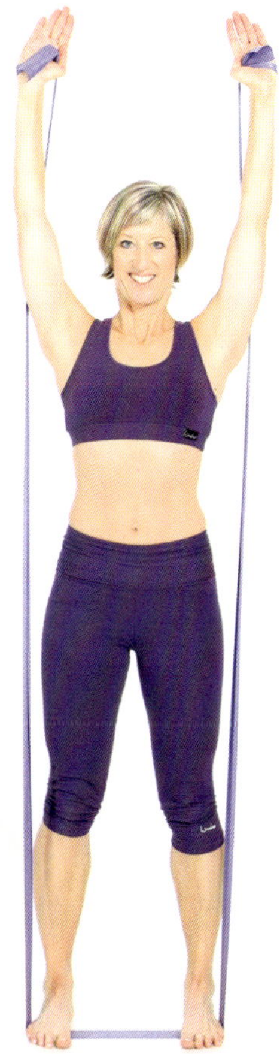

1 Gehen Sie tief in die Hocke. Wenn möglich, bis die Oberschenkel sich waagerecht über dem Boden befinden. Das Theragym Powerband® locker um die Hände wickeln und mit dem Daumen fixieren. Die Hände öffnen (damit die Handgelenke in einer Linie mit dem Unterarm bleiben).

2 Nun die Beine strecken und dabei die Arme in Richtung Decke strecken.

Diese Bewegung 20-30 x wiederholen.

Trainiert die Schulter- und obere Rückenmuskulatur, die Oberschenkel- und Gesäßmuskulatur.

1

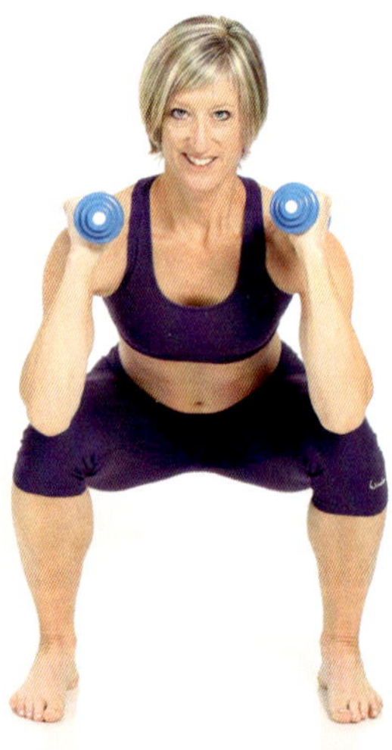

2

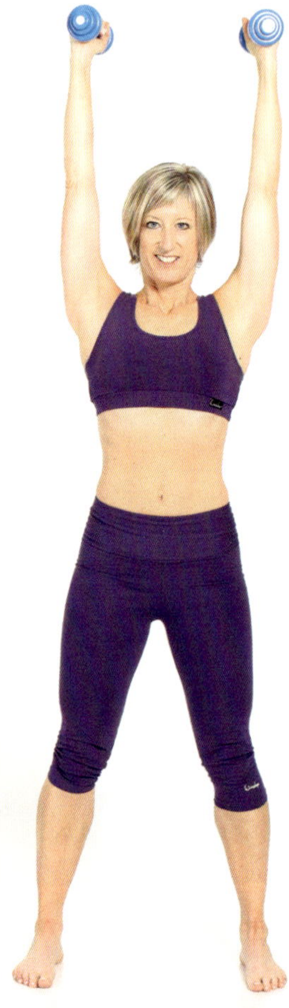

1 Gehen Sie tief in die Hocke. Wenn möglich, bis die Oberschenkel sich waagerecht über dem Boden befinden. In jeder Hand eine Hantel halten. Die Ellbogen beugen, die Hände zur Schulter bewegen.

2 Nun die Beine strecken und dabei die Arme in Richtung Decke strecken.

Diese Bewegung 20-30 x wiederholen.

Trainiert die Schulter- und obere Rückenmuskulatur, die Oberschenkel- und Gesäßmuskulatur.

1

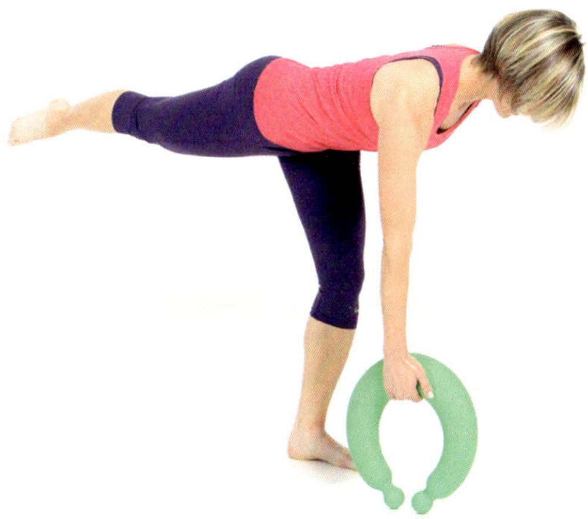

2

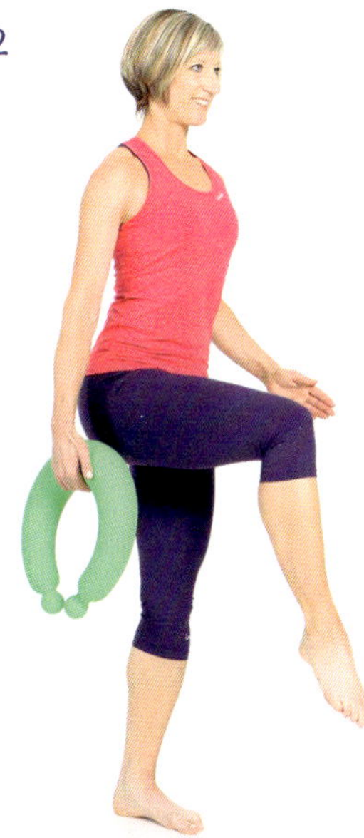

1 Stellen Sie sich auf das linke Bein. In die rechte Hand nehmen Sie den TOPANGA®. Den Oberkörper nach vorne in die Waagerechte neigen, dabei das rechte Bein nach hinten in die Waagerechte strecken. Der TOPANGA® zeigt in Richtung Boden. Den Rücken gerade halten! Die Schulterblätter an der Wirbelsäule fixieren!

2 Nun das rechte Knie nach vorne in die Waagerechte anheben. Den Oberkörper aufrichten. Der rechte Arm bleibt neben dem Körper. Das Brustbein nach vorne oben heben. Die Schultern nach hinten unten ziehen.

Diese Bewegung auf jeder Seite 20-30 x wiederholen.

Trainiert die Gesäßmuskulatur und die Rückenmuskulatur.

1

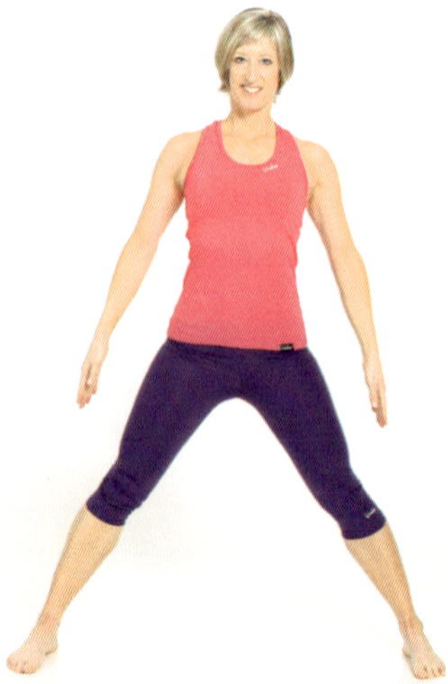

2

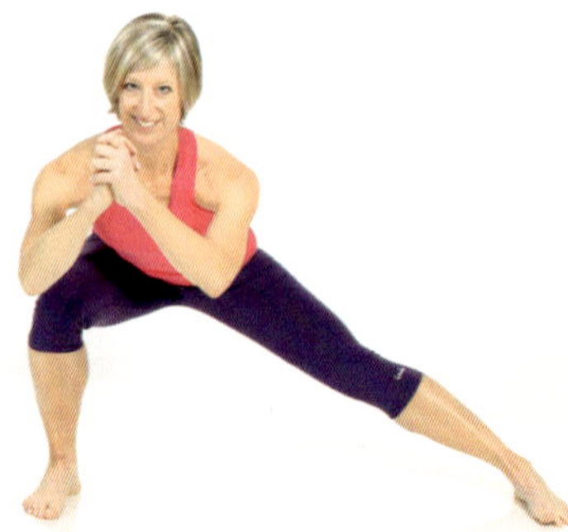

3

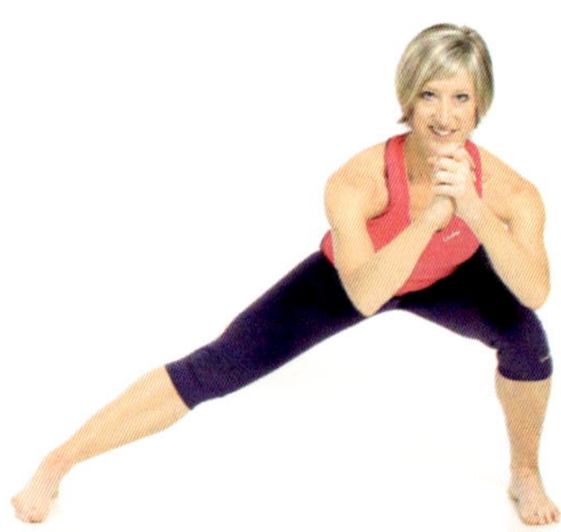

1 Stellen Sie sich in eine weite Grätsche. Die Fußspitzen zeigen nach vorne. Das Brustbein nach vorne oben anheben.

2 Nun das rechte Bein beugen, wenn möglich, bis die Oberschenkel sich waagerecht über dem Boden befinden. Das Knie befindet sich senkrecht über der Ferse!

3 Dann zurückkommen und das linke Bein beugen.

Jede Seite 10-15 x wiederholen.

Trainiert die Oberschenkel- und Gesäßmuskulatur.

1 2 3

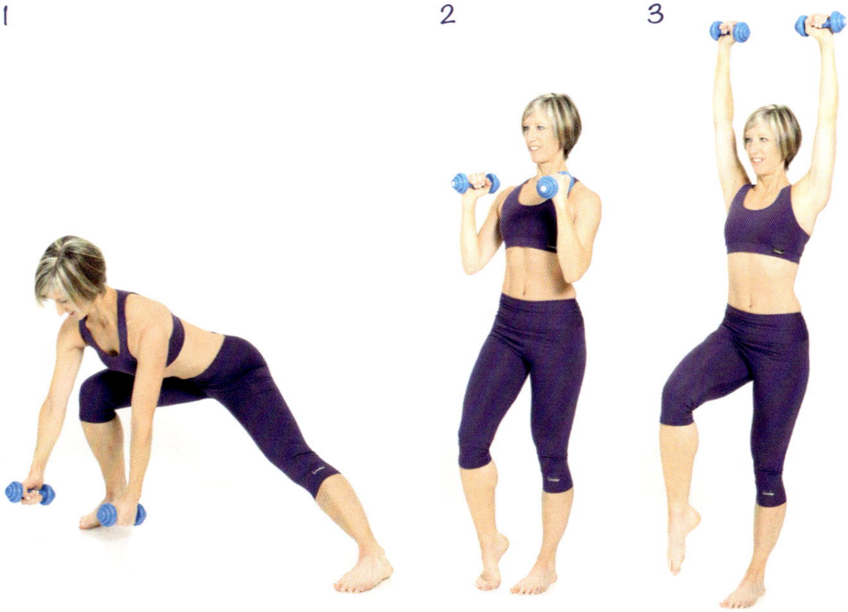

1 Stellen Sie sich in eine weite Grätsche. Die Fußspitzen zeigen nach vorne. Das Brustbein nach vorne oben anheben. In beiden Händen eine Hantel halten.

Nun das rechte Bein beugen, wenn möglich, bis die Oberschenkel sich waagerecht über dem Boden befinden. Das Knie befindet sich senkrecht über der Ferse! Die Hände in Richtung Boden strecken.

2 Nun das rechte Knie zum linken Bein heranziehen. Die Hanteln zur Schulter führen.

3 Als Nächstes beide Arme über dem Kopf ausstrecken. Das rechte Knie anheben. Die Balance halten!

Diese Bewegungsabfolge mit jeder Seite 10-15 x wiederholen.

Trainiert die Oberschenkel- und Gesäßmuskulatur, die Schultermuskulatur und den oberen Rücken.

1

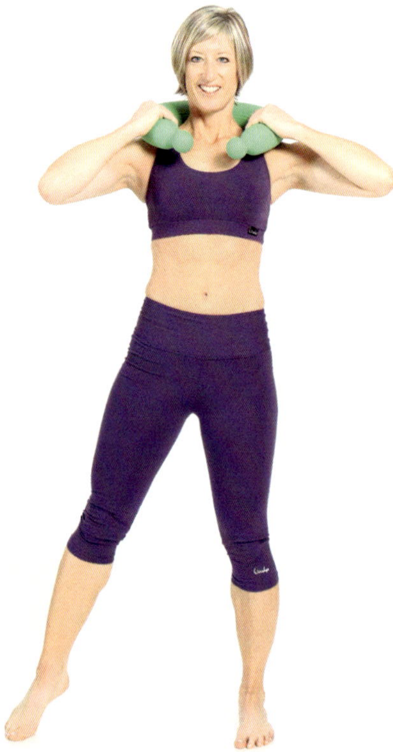

2

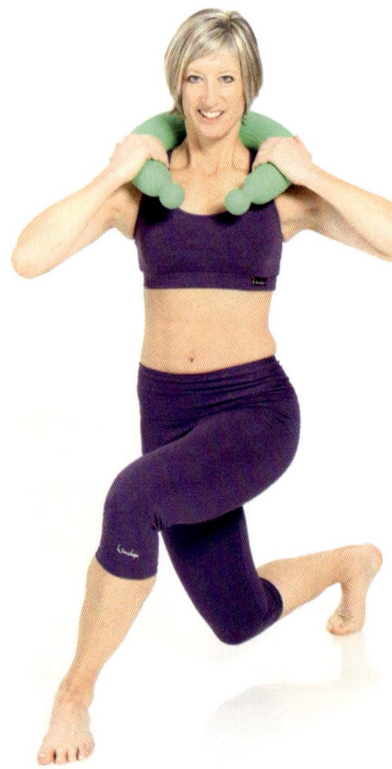

1 Stellen Sie sich auf das linke Bein. Den rechten Fuß neben dem Körper aufstellen. Den TOPANGA® um die Schultern legen. Das Brustbein anheben!

2 Nun das rechte Bein hinter das linke Bein kreuzen. Das Knie anbeugen bis kurz vor dem Boden. Das vordere Knie senkrecht über der Ferse halten! Das Brustbein anheben!

Diese Übung mit jeder Seite 20-30 x wiederholen.

Trainiert die Oberschenkel- und Gesäßmuskulatur.

1

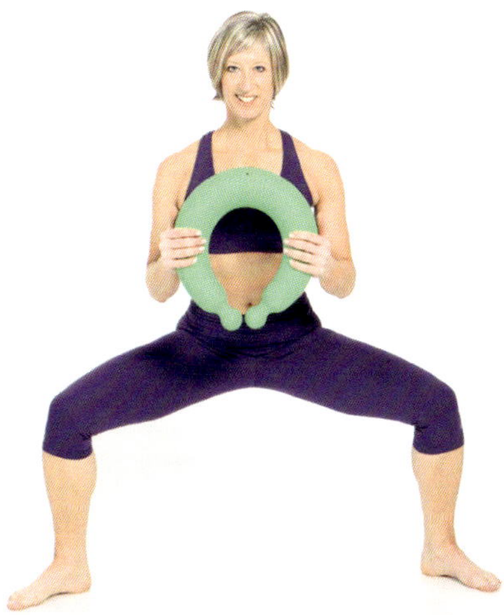

2

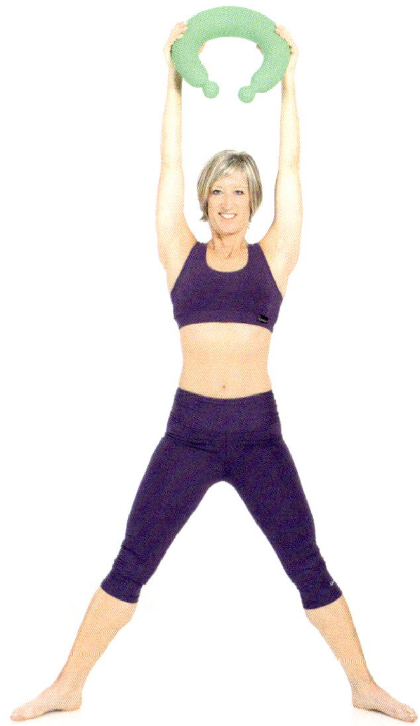

1 Stellen Sie sich in eine weite Grätsche. Die Knie befinden sich senkrecht über den Fersen. Die Fußspitzen zeigen leicht nach außen. Den TOPANGA® vor der Brust in beiden Händen halten.

2 Nun die Beine strecken und gleichzeitig den TOPANGA® in Richtung Decke bewegen.

Diese Bewegung 20-30 x wiederholen.

Trainiert die Oberschenkelmuskulatur und die Arm- und Rückenmuskulatur.

1

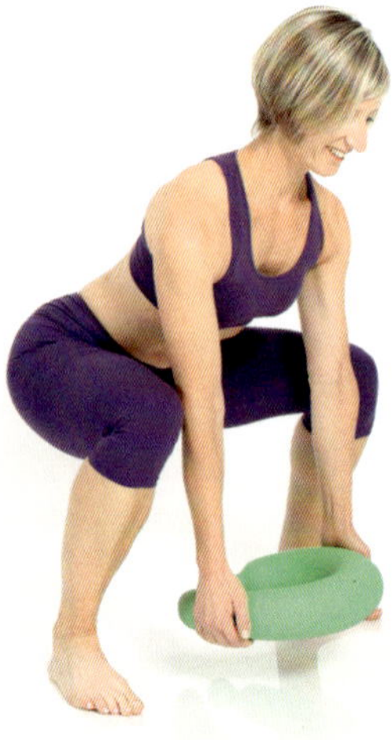

2

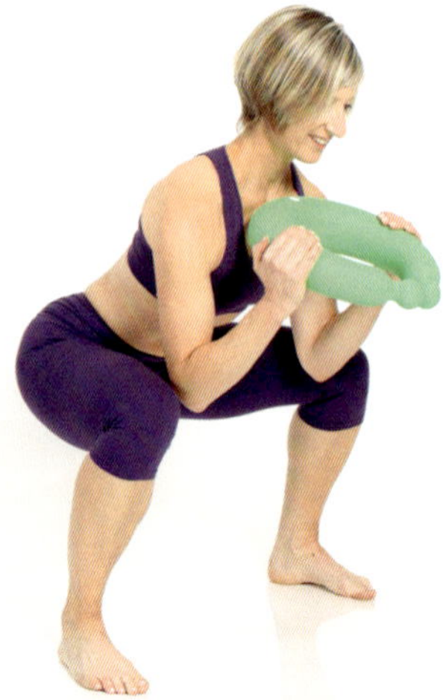

3

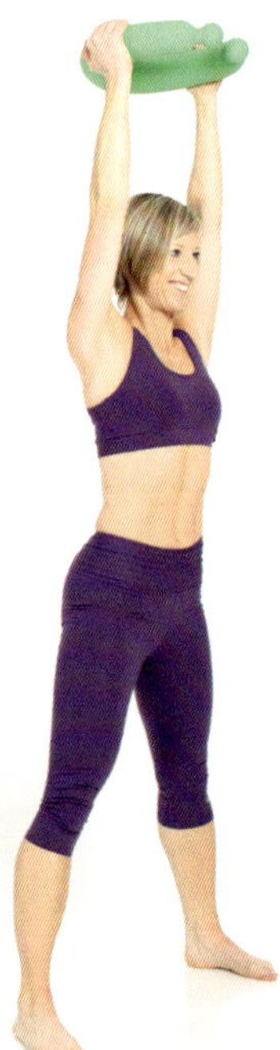

1 Stellen Sie sich etwas mehr als hüftbreit auf. Die Fußspitzen zeigen leicht nach außen, die Knie zeigen in Richtung Fußspitzen. Den TOPANGA® in beiden Händen halten und in Richtung Boden strecken. Beide Knie tief beugen, bis die Oberschenkel sich waagerecht über dem Boden befinden. Das Körpergewicht weit nach hinten in Richtung Fersen bewegen.

2 Nun beide Arme beugen und den TOPANGA® zum Brustbein bewegen.

3 Von hier aus die Beine strecken, den Oberkörper aufrichten und den TOPANGA® in Richtung Decke bewegen.

Diese Abfolge 20-30 x wiederholen.

Trainiert die Oberschenkel- und Gesäßmuskulatur und die Arm- und Rückenmuskulatur.

1

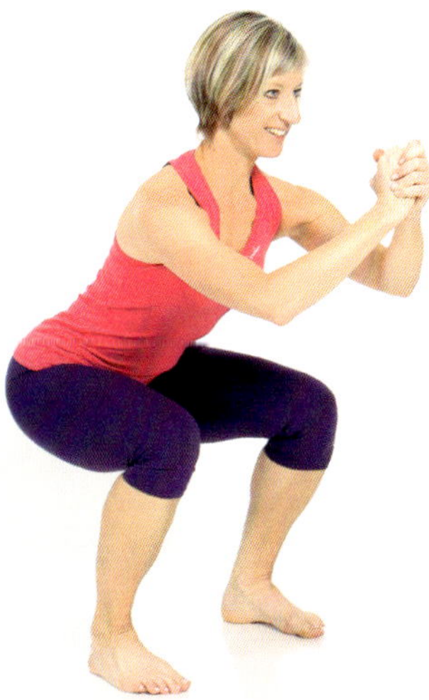

2

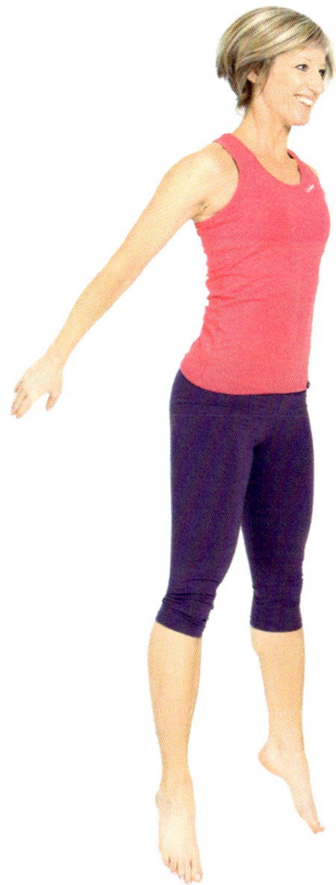

1 Gehen Sie tief in die Hocke. Die Oberschenkel befinden sich waagerecht über dem Boden.

2 Nun springen Sie explosiv nach oben und landen dann wieder leise und tief in der Hocke.

Diese Bewegung 10-15 x wiederholen.

Trainiert die Oberschenkel- und Gesäßmuskulatur, Herz-Kreislauf-Training.

1

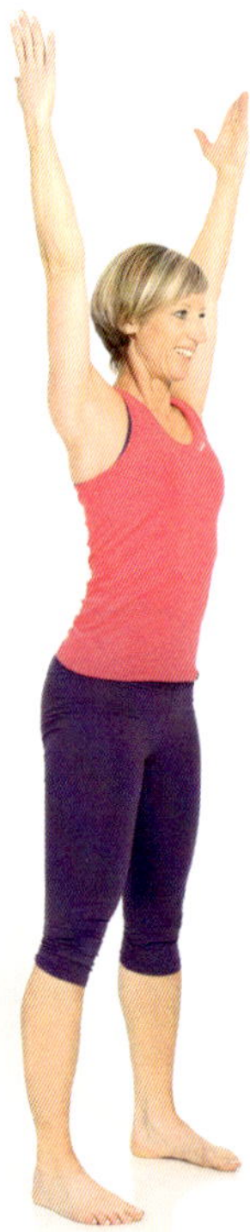

2

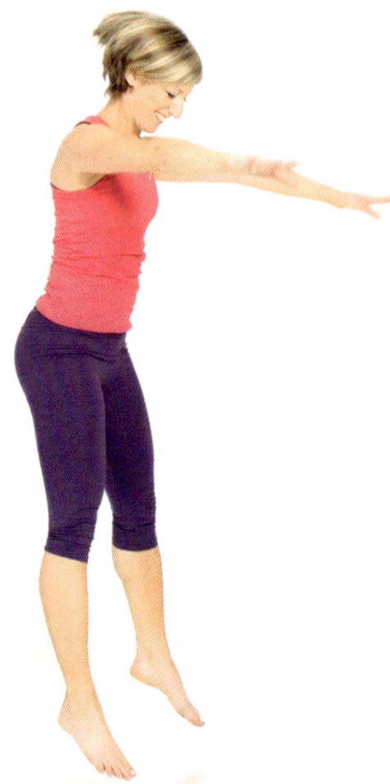

3

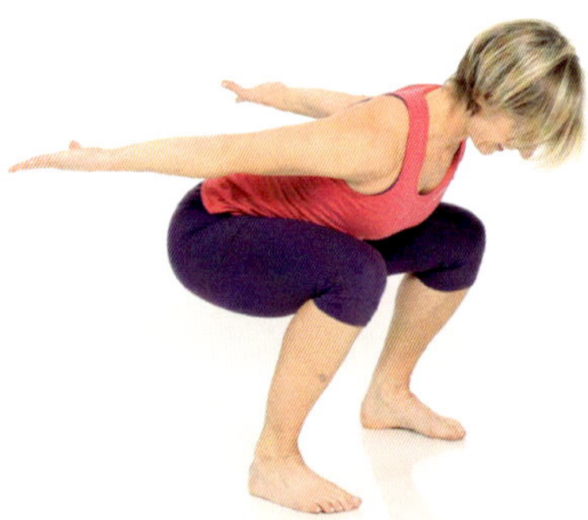

1 Sie stehen aufrecht, beide Arme in Richtung Decke ausstrecken.

2 Nun das Gesäß in Richtung Boden bewegen und dabei abspringen („landen").

3 Tief in der Hocke landen. Wenn möglich, befinden sich die Oberschenkel waagerecht über dem Boden. Die Arme neben den Oberkörper bewegen, um dann wieder den Körper aufzurichten und die Bewegungsfolge 10-15 x zu wiederholen.

Trainiert die Oberschenkel- und Gesäßmuskulatur, Herz-Kreislauf-Training.

1

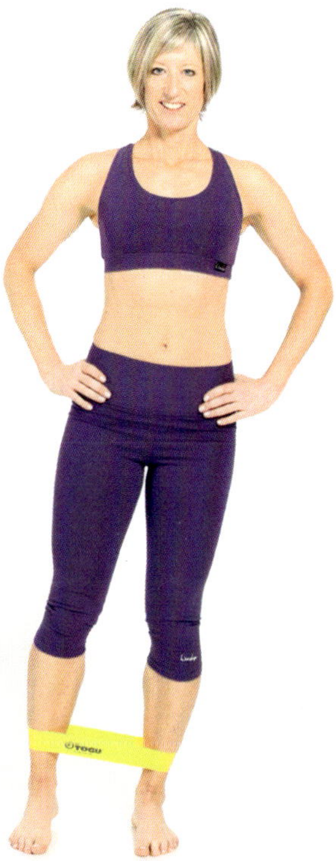

2

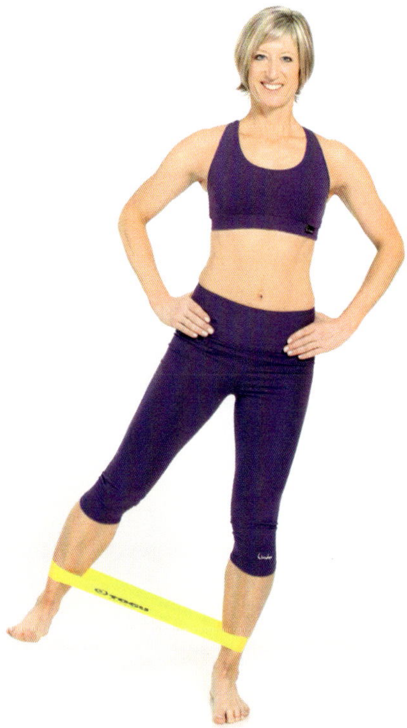

1 Stellen Sie sich auf ein Bein. Das Standknie ist leicht gebeugt. Das Brustbein heben. Das Loop um die Unterschenkel legen. Achten Sie auf ein fixiertes Becken!

2 Nun das Bein vom Körper weg- und wieder zum Körper heranbewegen. Achten Sie darauf, immer Spannung auf dem Loop zu halten!

Mit jeder Seite 20-30 Wiederholungen ausführen.

Trainiert die Oberschenkel- und Gesäßmuskulatur.

1

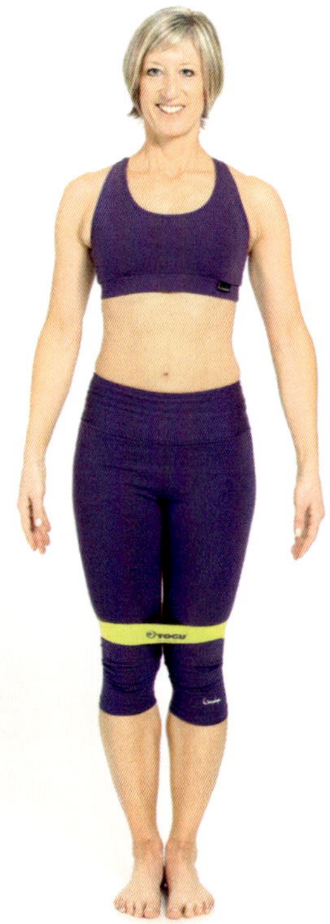

2

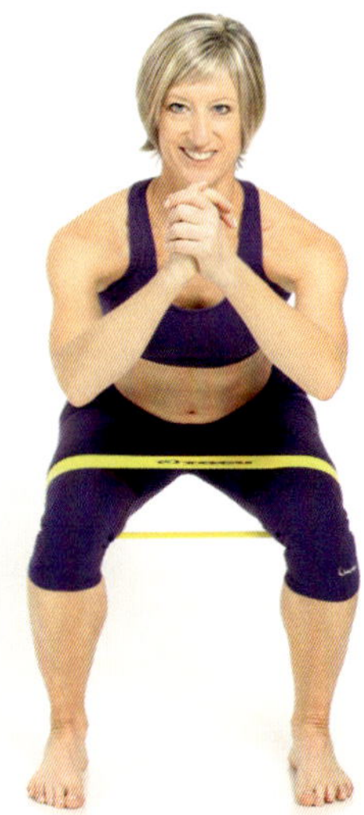

1 Sie stehen mit geschlossenen Füßen. Das Brustbein heben. Das Loop um die Oberschenkel legen.

2 Nun einen Schritt mit einem Bein zur Seite ausführen. Die Füße sollten etwa hüftbreit geöffnet oder etwas weiter geöffnet sein. Das Gesäß tief in der Hocke halten. Die Knie zeigen in Richtung Fußspitzen. Dann die Beine wieder schließen und die Bewegung mit dem anderen Bein ausführen.

Rechts und links im fließenden Wechsel je Seite 10-15 x wiederholen.

Trainiert die Oberschenkel- und Gesäßmuskulatur.

1

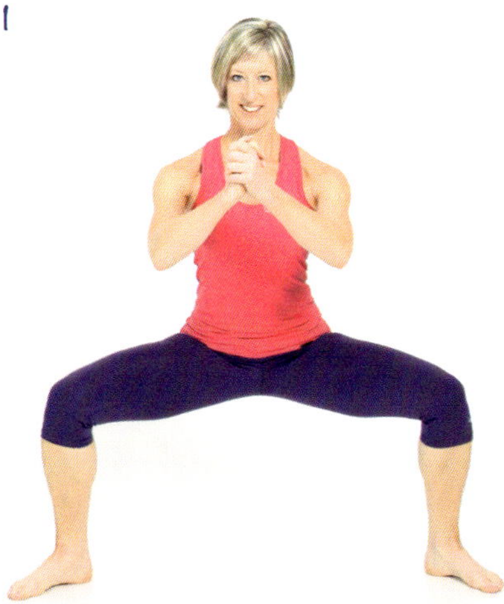

2

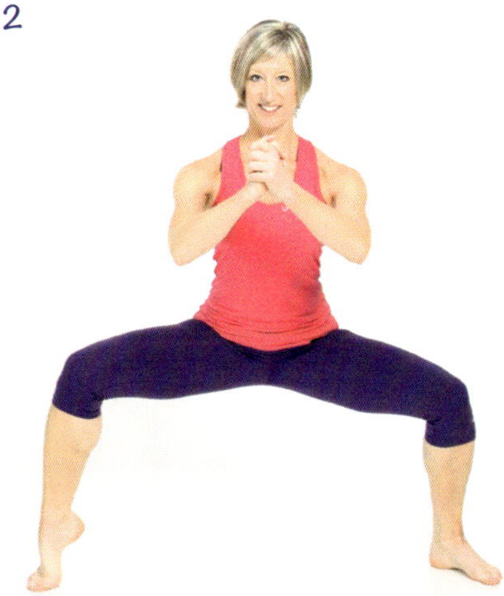

3

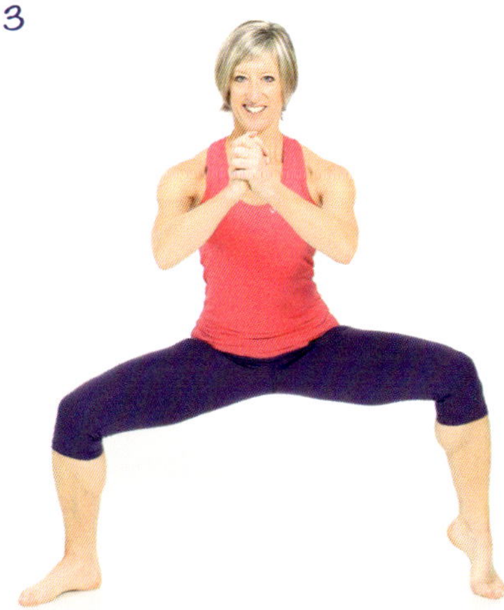

1 Stellen Sie sich in eine weite Grätsche. Die Knie befinden sich senkrecht über den Fersen. Die Fußspitzen zeigen leicht nach außen. Das Gesäß so weit in Richtung Boden halten, bis die Oberschenkel sich waagerecht über dem Boden befinden.

2 Nun im Wechsel die rechte und die

3 linke Ferse vom Boden abheben. Das Gesäß bleibt tief unten. Der Oberkörper ist aufgerichtet!

Jede Ferse 10-15 x heben und senken.

Trainiert die Oberschenkel- und Wadenmuskulatur.

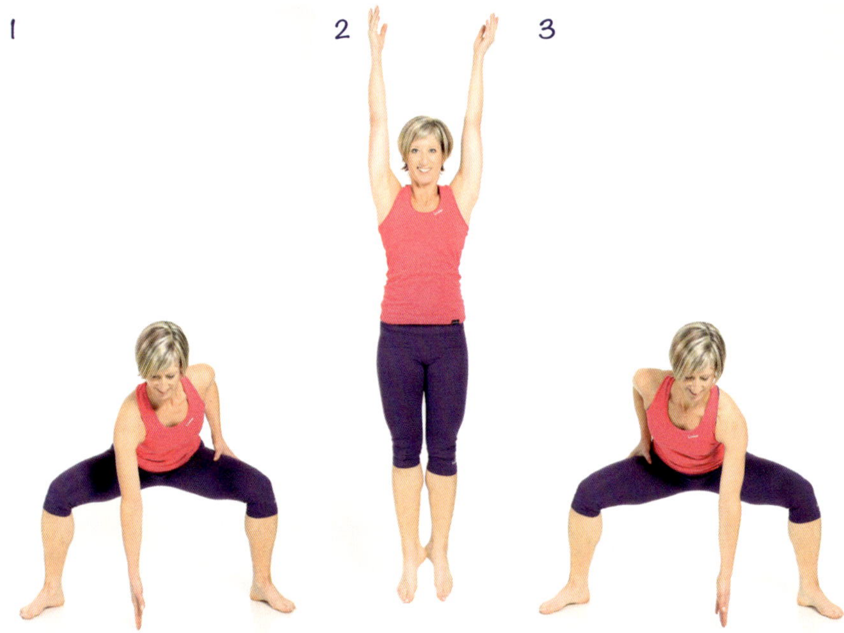

1 Gehen Sie weit in eine Grätsche. Mit einer Hand in Richtung Boden greifen. Dabei den Rücken gerade halten.

2 Nun explosiv abspringen, die Beine schließen und die Arme in Richtung Decke bewegen.

3 Danach wieder leise in der Grätsche landen. Die Füße über die Fußspitzen und Fersen abrollen. Die andere Hand greift nun zum Boden.

Diese Bewegungsabfolge 10-15 x mit jeder Seite wiederholen.

Trainiert die Oberschenkelmuskulatur, Herz-Kreislauf-Training.

1

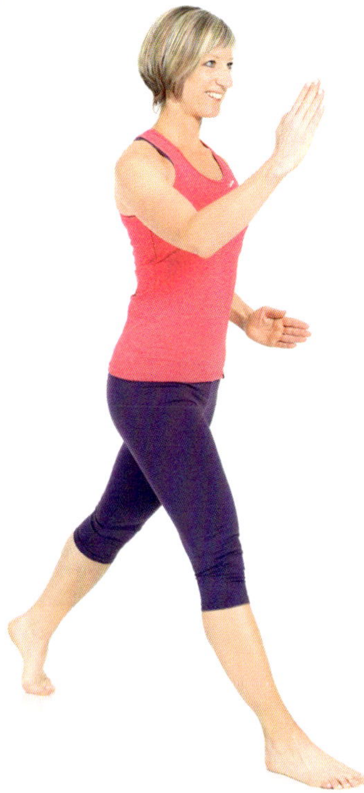

2

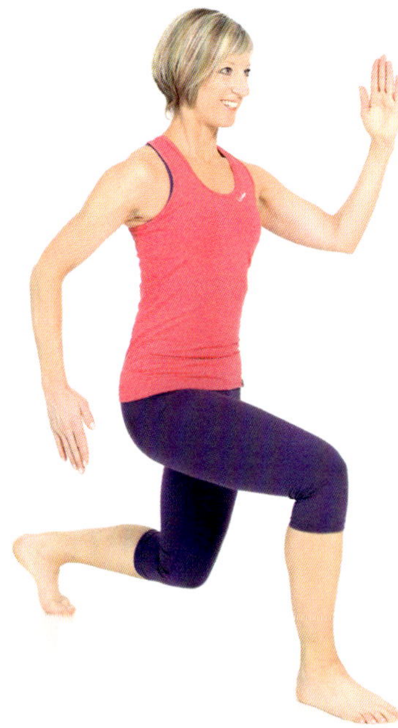

1 Stellen Sie sich in einen weiten Ausfallschritt. Die Ferse des hinteren Beins ist vom Boden abgehoben.

2 Nun das hintere Knie in Richtung Boden absenken, dabei die Arme gegengleich mitbewegen. Das vordere Knie senkrecht über der Ferse halten. Der Oberkörper bleibt aufrecht.

Diese Übung mit jeder Seite 20-30 x ausführen.

Trainiert die Oberschenkel- und Gesäßmuskulatur.

1

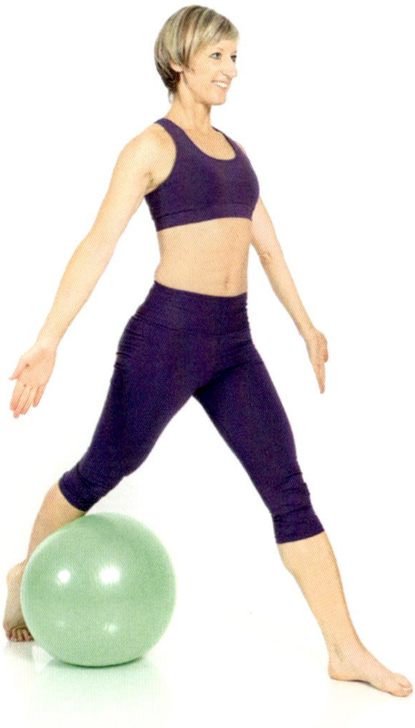

2

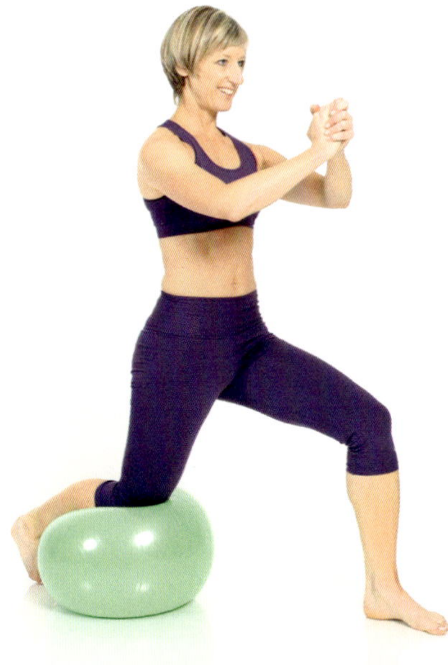

1 Stellen Sie sich in einen weiten Ausfallschritt. Die Ferse des hinteren Beins ist vom Boden abgehoben. Den Redondo® Ball Plus unter dem Schienbein platzieren. Den Oberkörper aufrichten.

2 Nun das hintere Knie mittig auf dem Redondo® Ball Plus absetzen. Dann den Oberkörper wieder aufrichten.

Jede Seite 20-30 x wiederholen.

Trainiert die Oberschenkel- und Gesäßmuskulatur und die Gleichgewichtsfähigkeit.

1

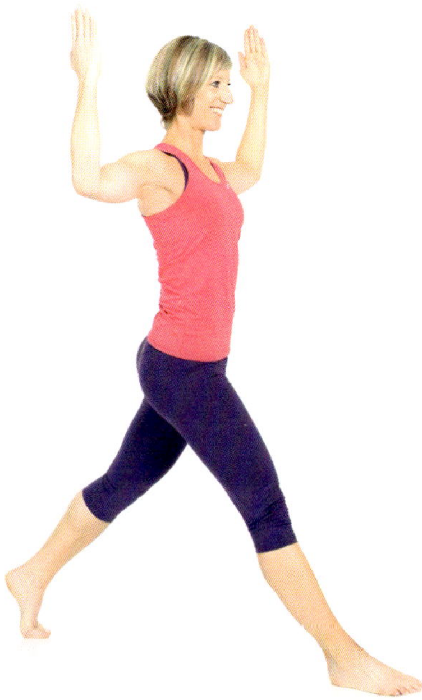

2

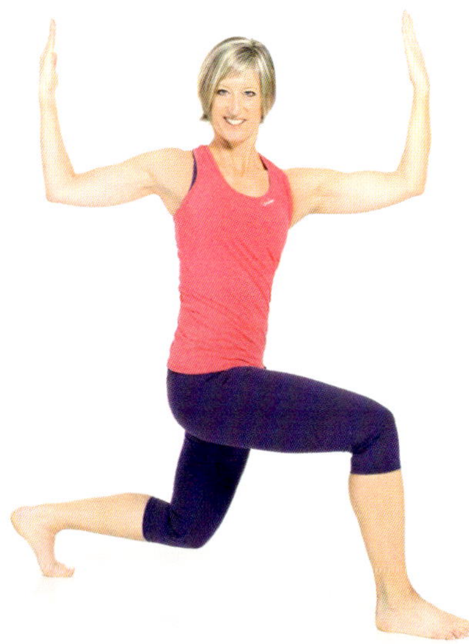

1 Stellen Sie sich in einen weiten Ausfallschritt. Die Ferse des hinteren Beins ist vom Boden abgehoben. Die Arme im rechten Winkel zur Seite anheben. Das Brustbein heben.

2 Nun das hintere Knie in Richtung Boden absenken. Dabei den Rumpf auf die Seite des vorderen Beins drehen. Denken Sie daran, das vordere Knie senkrecht über der Ferse zu halten.

Jede Seite 20-30 x wiederholen.

Trainiert die Oberschenkel- und Gesäßmuskulatur, die Bauch- und Rückenmuskulatur.

1

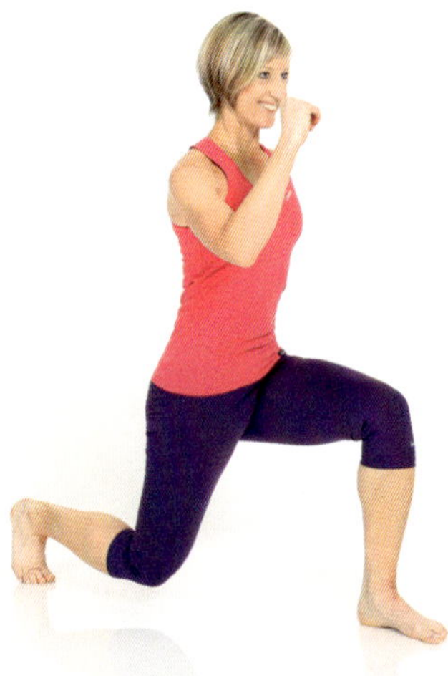

2

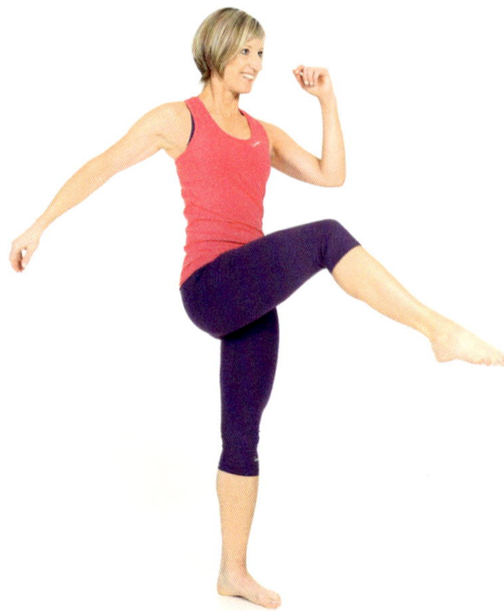

1 Stellen Sie sich in einen weiten Ausfallschritt. Die Ferse des hinteren Beins ist vom Boden abgehoben. Das hintere Knie weit in Richtung Boden absenken. Denken Sie daran, das vordere Knie senkrecht über der Ferse zu halten.

2 Nun das hintere Bein vom Boden abheben und einen Kick nach vorne ausführen. Denken Sie daran, den Rücken dabei gerade zu halten, das heißt, das Knie nur so weit anzuheben, wie Sie aufrecht stehen bleiben können.

Diese Bewegung mit jeder Seite 20-30 x wiederholen.

Trainiert die Oberschenkel- und Gesäßmuskulatur, sowie die Gleichgewichtsfähigkeit.

1

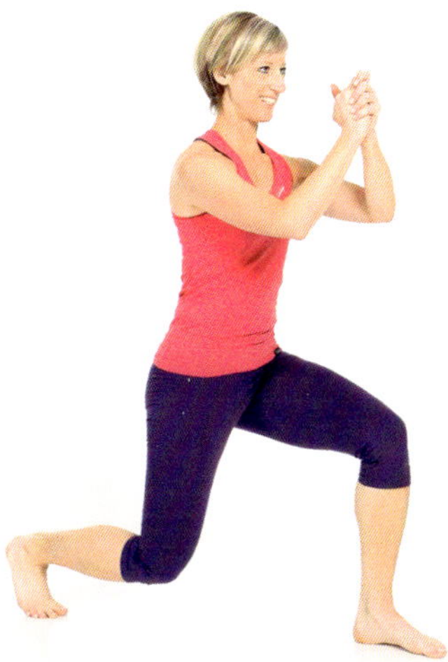

2

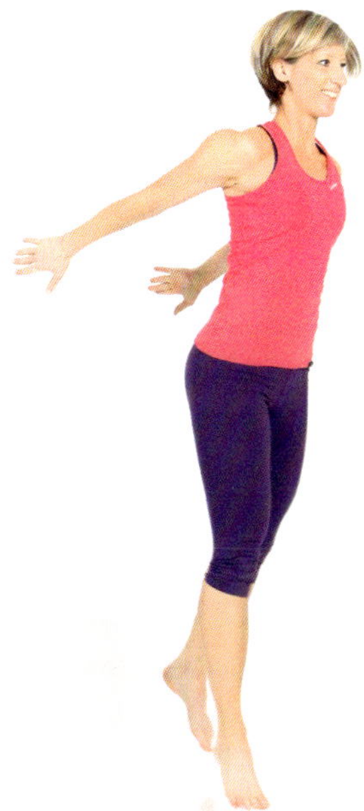

1 Sie stehen in einem großen Ausfallschritt.

2 Springen Sie nun hoch und wechseln die Beine in der Luft. Jetzt landen Sie mit dem anderen Bein vorne.

Denken Sie daran, leise zu landen! Das vordere Knie ist immer senkrecht über der Ferse!

Diese Bewegung mit jeder Seite 20-30 x wiederholen.

Trainiert die Oberschenkel- und Gesäßmuskulatur, Herz-Kreislauf-Training.

1

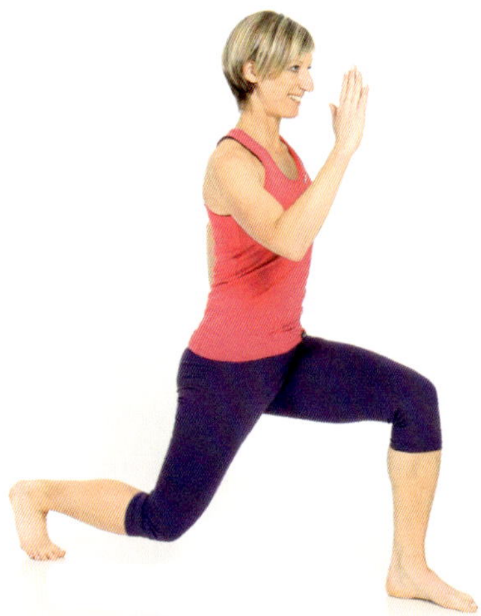

2

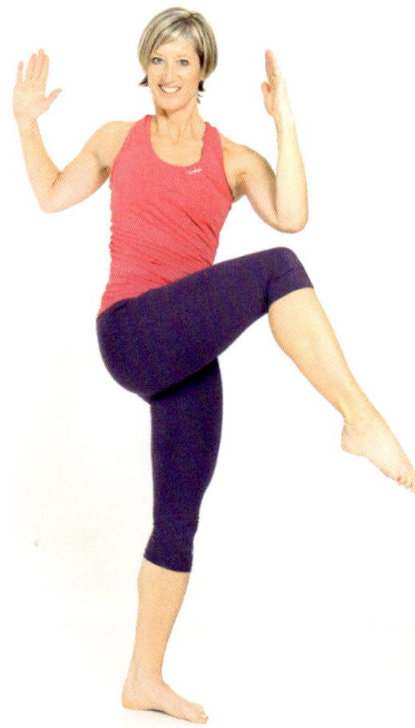

1 Stellen Sie sich in einen weiten Ausfallschritt mit dem rechten Bein. Die Ferse des rechten Beins ist vom Boden abgehoben. Das Knie weit in Richtung Boden absenken. Denken Sie daran, das linke Knie senkrecht über der Ferse zu halten.

2 Nun heben Sie das rechte Bein und ziehen das Knie nach vorne oben. Den Rücken dabei gerade halten! Den linken Ellbogen in Richtung rechtes Knie bewegen. Der Oberkörper rotiert zur geschlossenen Seite. Das Standknie bleibt leicht gebeugt. Das Brustbein heben!

Diese Bewegung mit jeder Seite 20-30 x wiederholen.

Trainiert die Oberschenkel- und Gesäßmuskulatur, die Bauch- und Rückenmuskulatur.

1

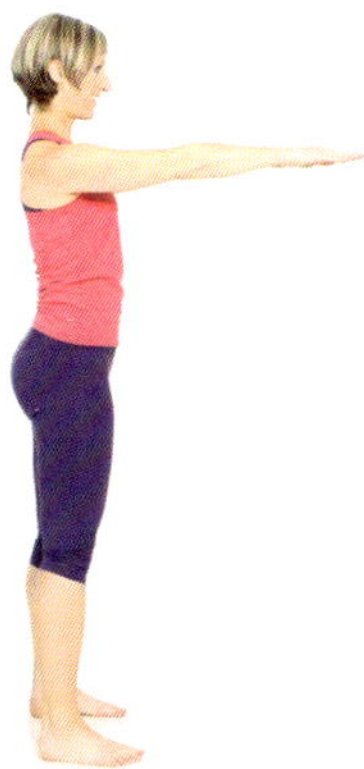

2

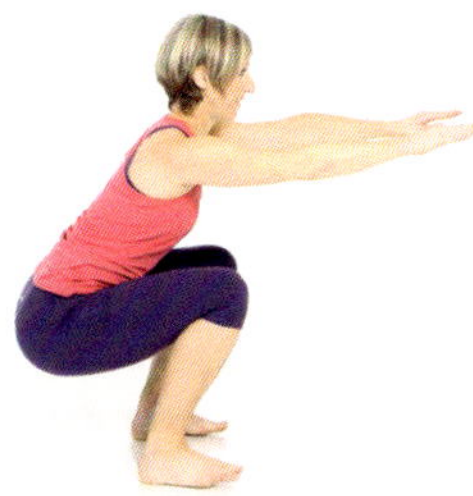

3

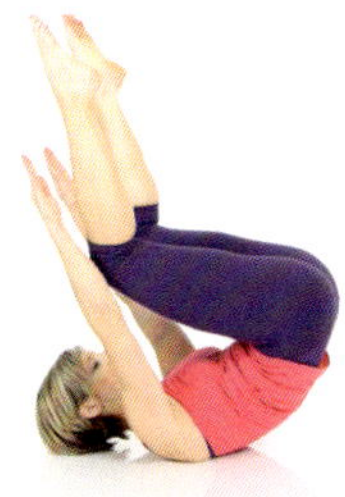

4

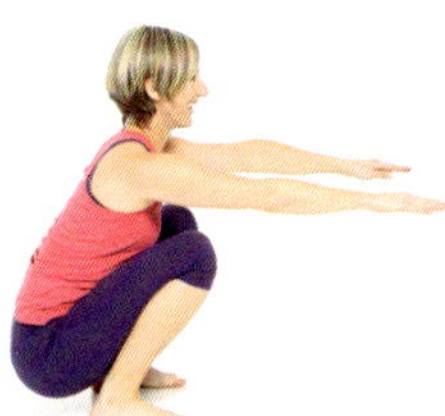

5

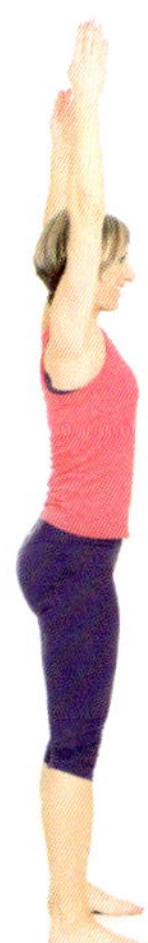

1 Sie stehen aufrecht, die Arme in der Vorhalte.

2 Gehen Sie nun in die Knie,

3 rollen Sie sich nach hinten ab, indem Sie den Rücken rund machen, den Bauchnabel nach innen ziehen. Halten Sie den Kopf immer in der Luft!

4 Nun wieder nach vorne rollen, dabei in die tiefe Hocke gehen

5 und mit Schwung in den Stand kommen, die Arme in Richtung Decke strecken.

Diese Bewegungsfolge 10-15 x wiederholen.

Trainiert die Oberschenkel- und Gesäßmuskulatur, die Bauchmuskulatur.

1

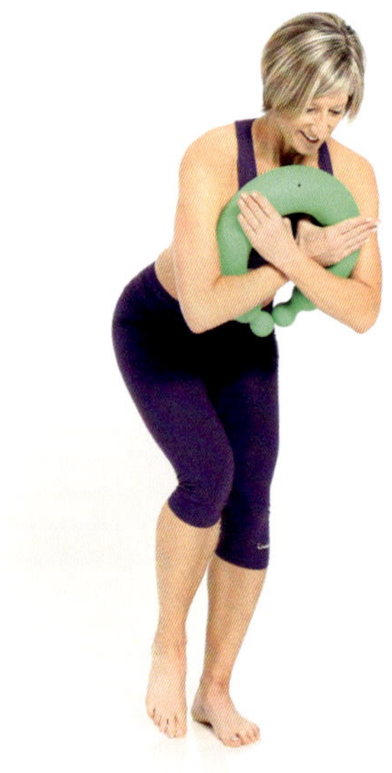

2

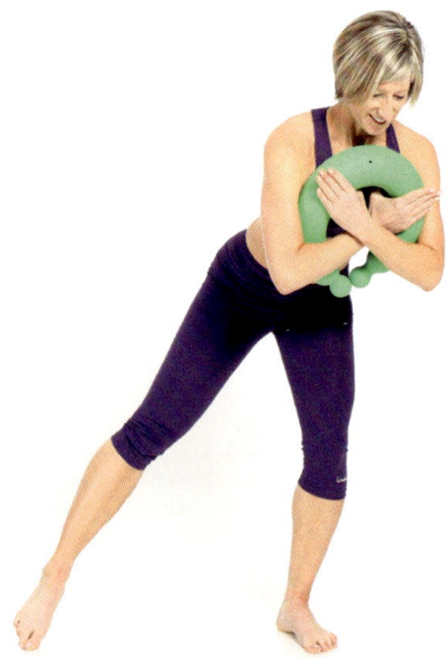

1 Sie stehen auf einem Bein. Den TOPANGA® mit beiden Händen eng am Oberkörper halten. Den Rumpf leicht nach vorne beugen. Der Rücken bleibt gerade! Der Kopf ist in Verlängerung des Rumpfs!

2 Nun mit dem abgehobenen Bein nach außen tippen, dann das Bein wieder zum anderen Bein heranziehen. Das Standknie ruhig halten! Das Becken bleibt stabil!

Diese Übung mit jeder Seite 20-30 x ausführen.

Trainiert die Oberschenkel- und Gesäßmuskulatur sowie die Rückenmuskulatur.

1

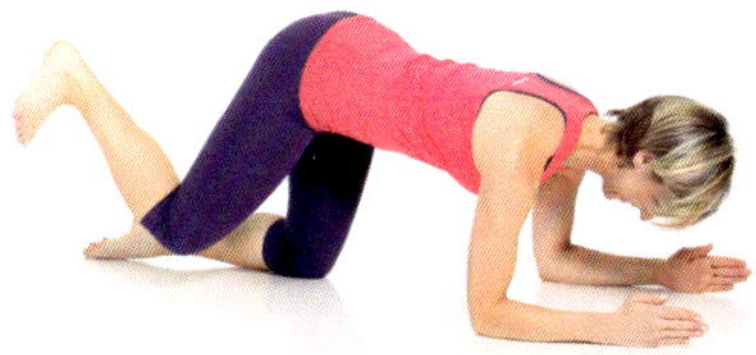

2

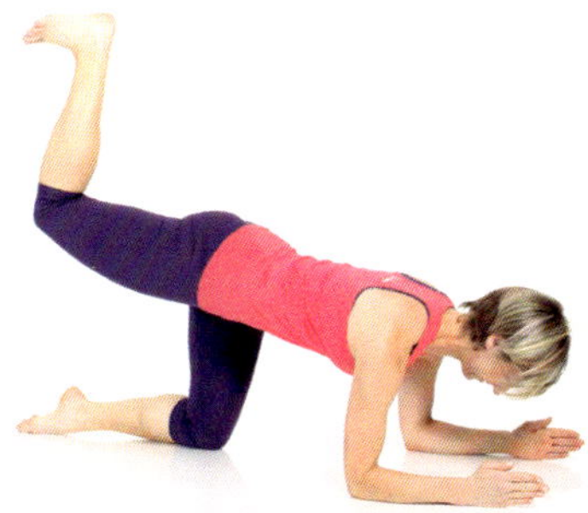

3

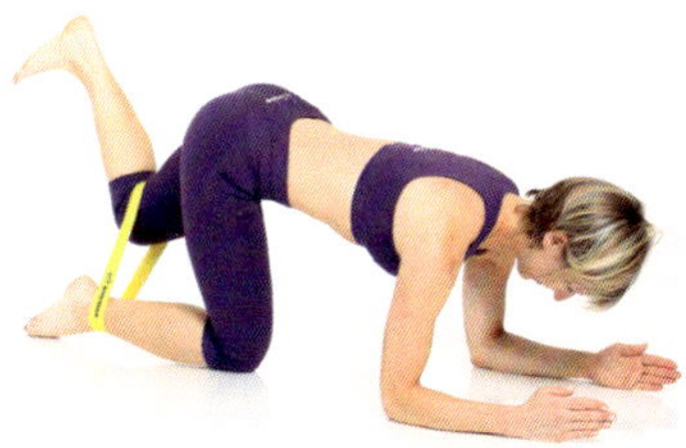

4

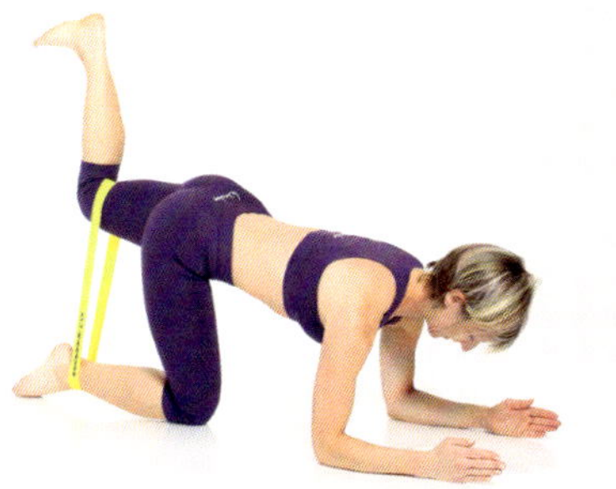

1 Gehen Sie in den Ellbogenstand auf die Knie. Die Ellbogen befinden sich senkrecht unter den Schultern, die Knie senkrecht unter den Hüftgelenken.

2 Nun heben Sie ein Bein im rechten Winkel in Richtung Decke und senken es wieder. Den Rücken dabei ruhig und gerade halten! Der Kopf bleibt in Verlängerung der Wirbelsäule.

3 Als Erschwerung legen Sie ein Loop um den Unterschenkel des aufgestellten Beins und den Oberschenkel des sich bewegenden Beins.

4 Heben und senken Sie das Bein. Immer Spannung auf dem Loop halten! Den Rücken dabei ruhig und gerade halten! Der Kopf bleibt in Verlängerung der Wirbelsäule.

Diese Übung mit jeder Seite 20-30 x ausführen.

Trainiert die Gesäßmuskulatur.

1

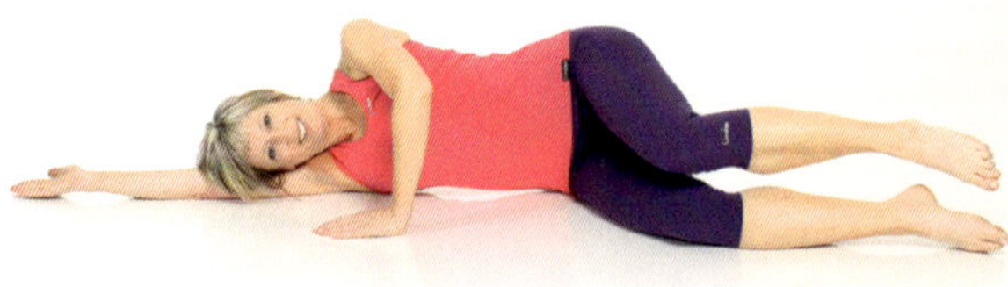

2

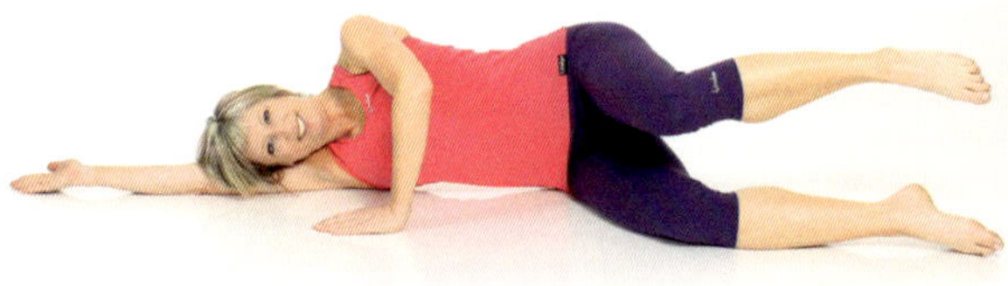

3

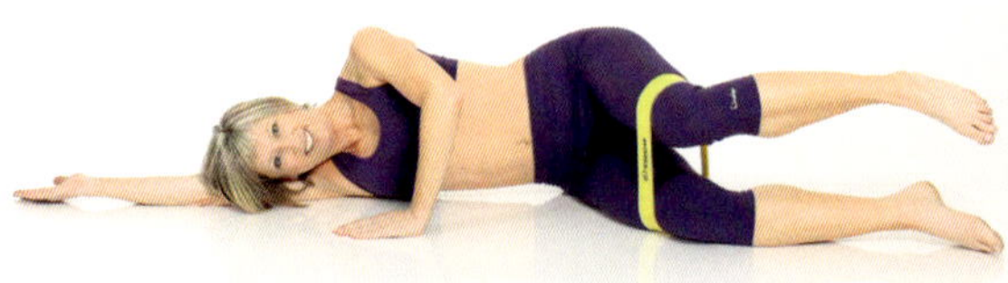

4

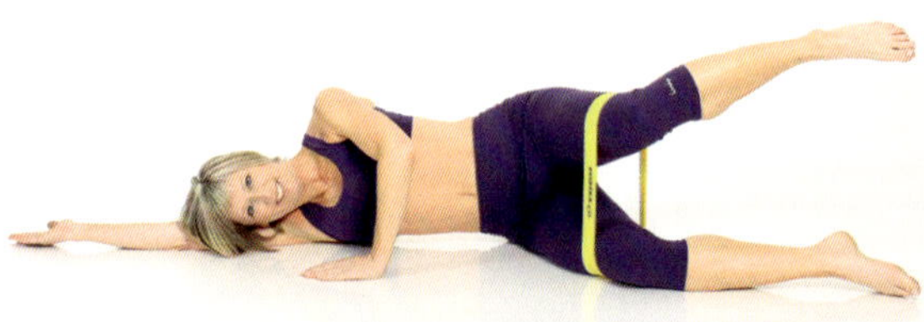

1 Gehen Sie in die Seitenlage. Beide Knie nach vorne anwinkeln. Den Kopf auf dem Oberarm ablegen. Achten Sie darauf, unter der Taille etwas Luft zu halten. Den Bauchnabel sanft nach innen ziehen.

2 Nun heben und senken Sie das abgehobene Bein. Das Becken bleibt fixiert!

3 Als Erschwerung legen Sie ein Loop um die Oberschenkel. Ziehen Sie etwas, bis das Loop unter Spannung ist.

4 Nun heben und senken Sie das abgehobene Bein. Achten Sie darauf, unter der Taille etwas Luft zu halten. Den Bauchnabel sanft nach innen ziehen. Immer Spannung auf dem Loop halten!

Diese Übung mit jeder Seite 20-30 x ausführen.

Trainiert die Gesäßmuskulatur.

1

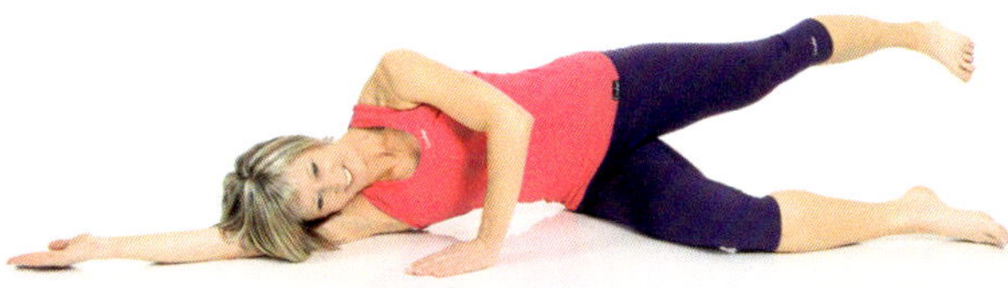

2

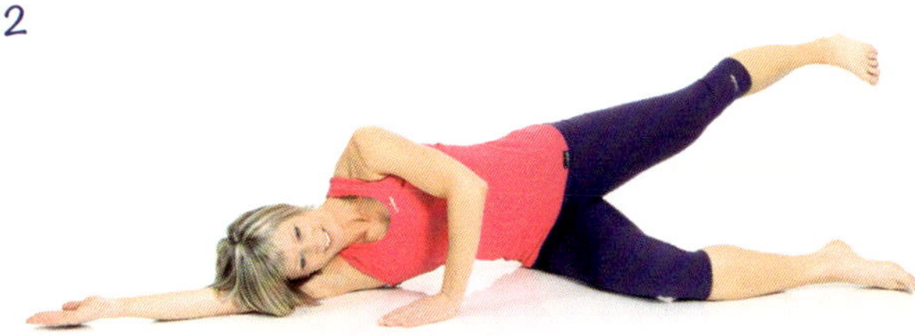

3

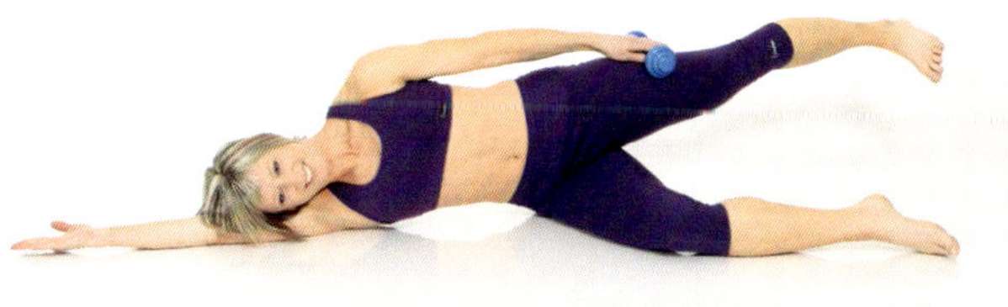

4

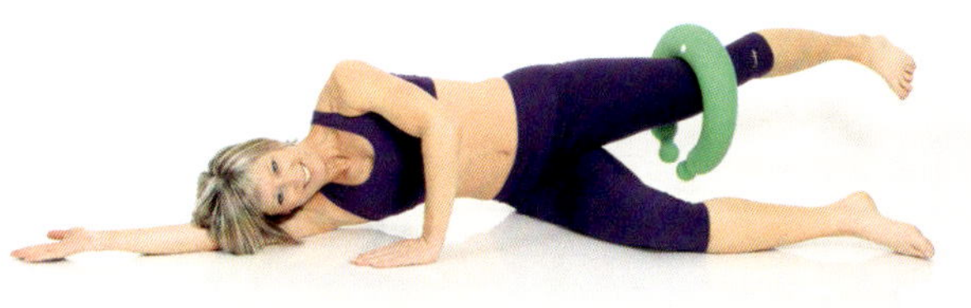

1 Gehen Sie in die Seitenlage. Beide Knie zuerst nach vorne anwinkeln. Den Kopf auf dem Oberarm ablegen. Achten Sie darauf, unter der Taille etwas Luft zu halten. Den Bauchnabel sanft nach innen ziehen. Nun das obere Bein in Verlängerung des Oberkörpers ausstrecken.

2 Nun heben und senken Sie das leicht gebeugte Bein. Achten Sie darauf, das Becken ruhig zu halten.

3 Als Erschwerung mit der oberen Hand eine Hantel auf dem Oberschenkel fixieren.

4 Als Erschwerung den TOPANGA® um den Oberschenkel legen.

Diese Übung mit jeder Seite 20-30 x ausführen.

Trainiert die äußere Oberschenkelmuskulatur.

1

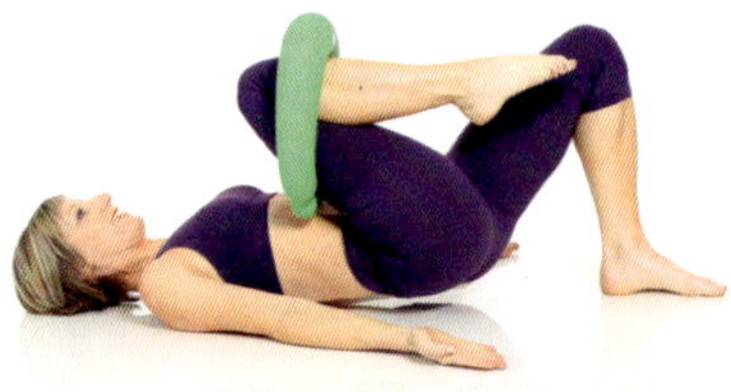

2

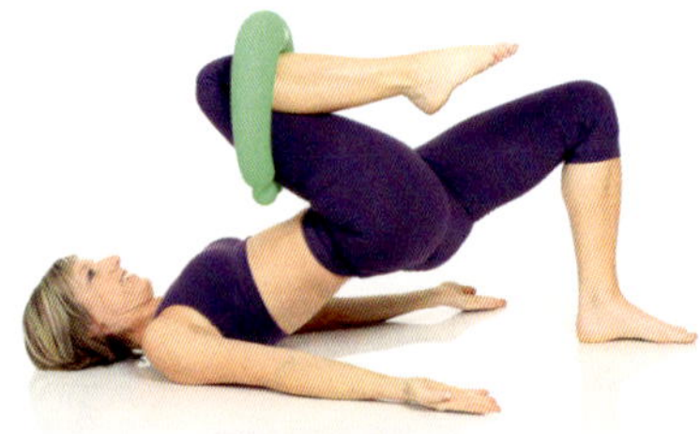

1 Legen Sie sich in die Rückenlage mit aufgestellten Beinen. Ein Bein abheben und den TOPANGA® um den Unterschenkel legen. Die Enden des TOPANGAS® liegen vorne am Oberschenkel. Das Knie so weit wie möglich zum Brustbein heranziehen und das Becken etwas vom Boden abheben. Die Ferse des aufgestellten Fußes befindet sich senkrecht unter dem Knie. Den Schultergürtel entspannen.

2 Nun das Becken anheben und senken.

Diese Übung mit jeder Seite 20-30 x ausführen.

Trainiert die Oberschenkel- und Gesäßmuskulatur sowie die Muskulatur des unteren Rückens.

1

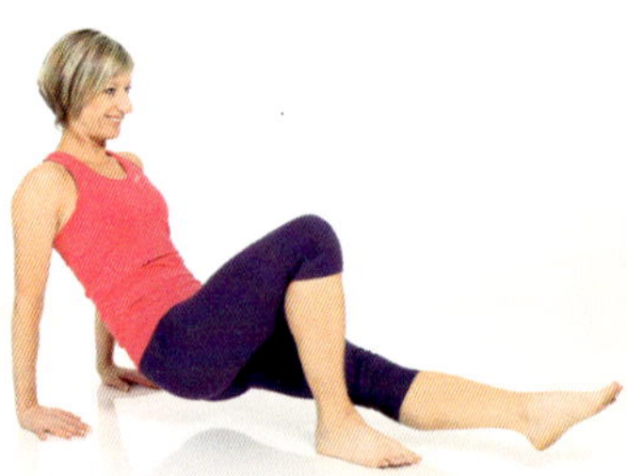

2

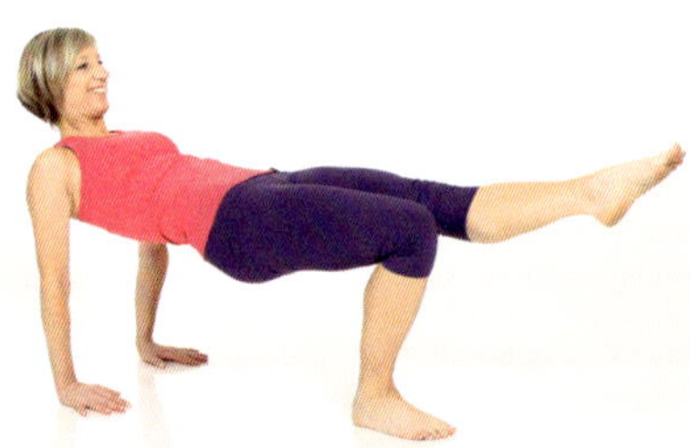

1 Setzen Sie sich mit aufgestellten Beinen auf den Boden. Die Hände schulterbreit neben dem Gesäß aufstellen. Ein Bein nach vorne ausstrecken und das Becken etwas vom Boden abheben.

2 Nun das Becken weiter anheben, wenn möglich, bis Oberschenkel und Oberkörper eine Linie bilden. Die Hände befinden sich nun senkrecht unter den Schultergelenken, die Ferse ist senkrecht unter dem Kniegelenk.

Den Bauchnabel sanft nach innen ziehen! Das Brustbein in Richtung Decke anheben!

Diese Übung mit jeder Seite 20-30 x ausführen.

Trainiert die Gesäßmuskulatur, rückseitige Oberschenkelmuskulatur, Schultermuskulatur.

1

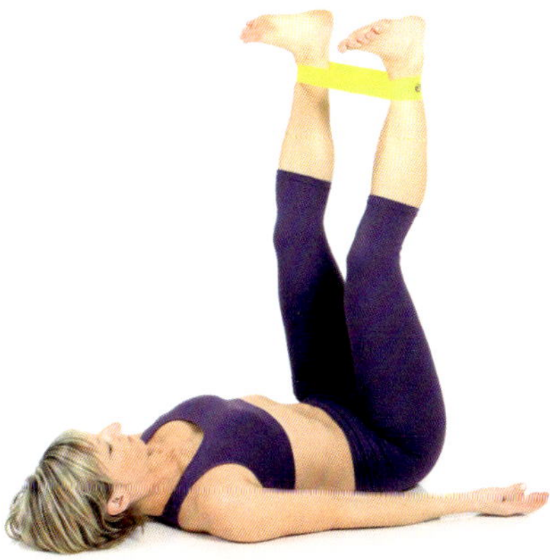

2

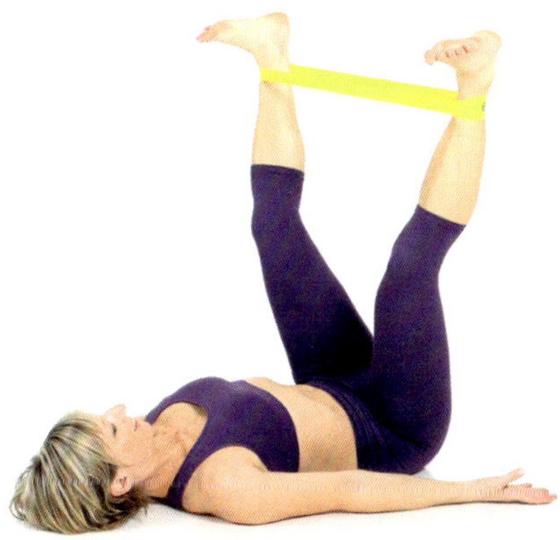

1 Legen Sie sich in die Rückenlage. Beide Beine zur Decke strecken. Das Loop um die Unterschenkel legen. Die Füße befinden sich senkrecht über dem Becken. Die Knie sind leicht gebeugt.

2 Nun die Beine öffnen und schließen. Dabei das Loop ständig unter Spannung halten! Den Bauchnabel sanft nach innen ziehen! Der Rücken bleibt auf dem Boden!

Diese Bewegung 20-30 x ausführen.

Trainiert die äußere Oberschenkelmuskulatur.

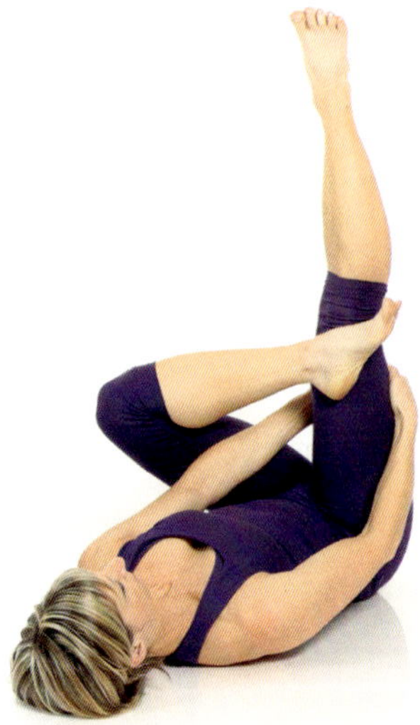

1 Gehen Sie in die Rückenlage. Beide Beine anheben. Das linke Bein kreuzt mit dem Fußgelenk über den Oberschenkel des rechten Beins. Mit den Händen den rechten Oberschenkel fassen und sanft in Richtung Oberkörper ziehen. Halten Sie die Schultern und den Schultergürtel dabei entspannt! Das Gesäß bleibt am Boden. Den Atem fließen lassen. Versuchen Sie, mit jedem Ausatmen die Dehnung etwas zu verstärken.

Diese Position 20 Sekunden halten, dann die Seite wechseln.

Dehnt die Gesäßmuskulatur.

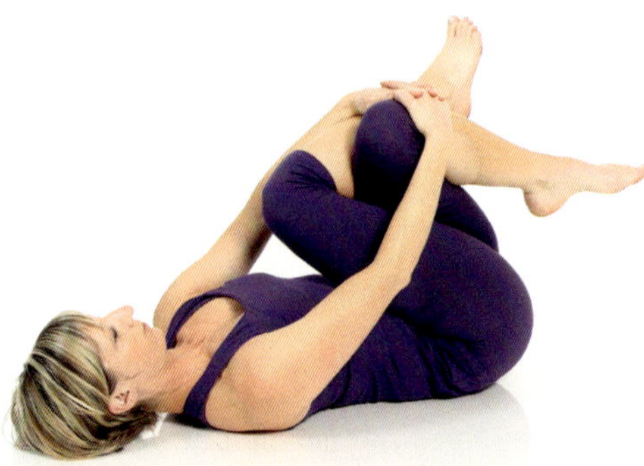

1 Gehen Sie in die Rückenlage. Beide Beine anheben. Das rechte Bein kreuzt über den Oberschenkel des linken Beins. Mit den Händen über beide Beine fassen und sanft in Richtung Oberkörper ziehen. Halten Sie die Schultern und den Schultergürtel dabei entspannt! Das Gesäß bleibt am Boden! Den Atem fließen lassen. Versuchen Sie, mit jedem Ausatmen die Dehnung etwas zu verstärken.

Diese Position 20 Sekunden halten, dann die Seite wechseln.

Dehnt die Gesäßmuskulatur.

1

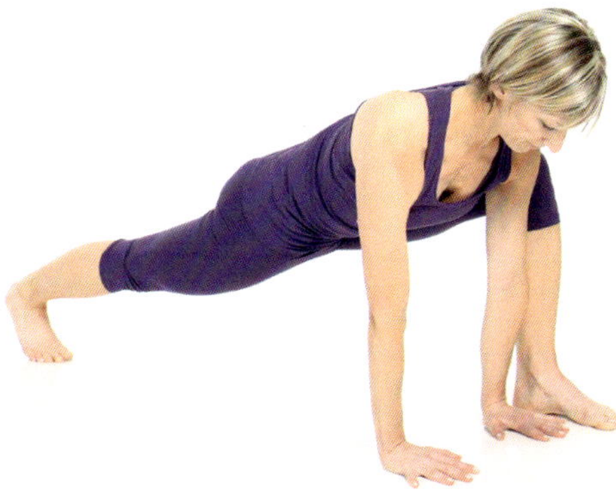

1 Gehen Sie in einen weiten Ausfallschritt. Beide Hände neben dem vorderen Bein aufstützen. Das Knie des vorderen Beins befindet sich senkrecht über der Ferse. Das hintere Bein strecken. Der Rücken ist möglichst gerade! Den Atem fließen lassen. Versuchen Sie, mit jedem Ausatmen die Dehnung etwas zu verstärken.

Diese Position 20 Sekunden halten, dann die Seite wechseln.

Dehnt die vordere Oberschenkelmuskulatur.

1

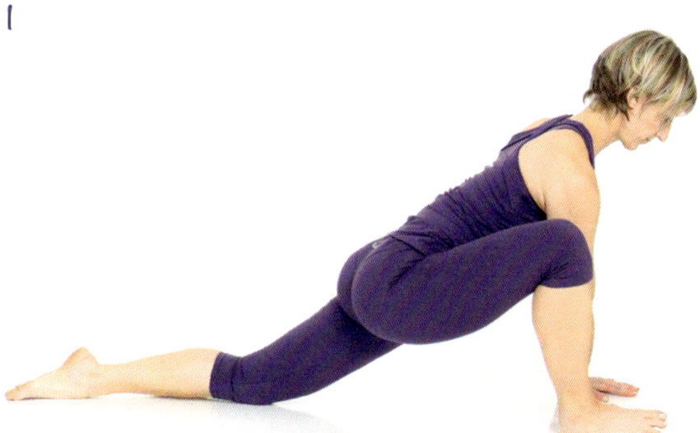

1 Gehen Sie in einen weiten Ausfallschritt. Beide Hände neben dem vorderen Bein aufstützen. Das Knie des vorderen Beins befindet sich senkrecht über der Ferse. Das hintere Bein strecken. Der Rücken ist möglichst gerade!

2

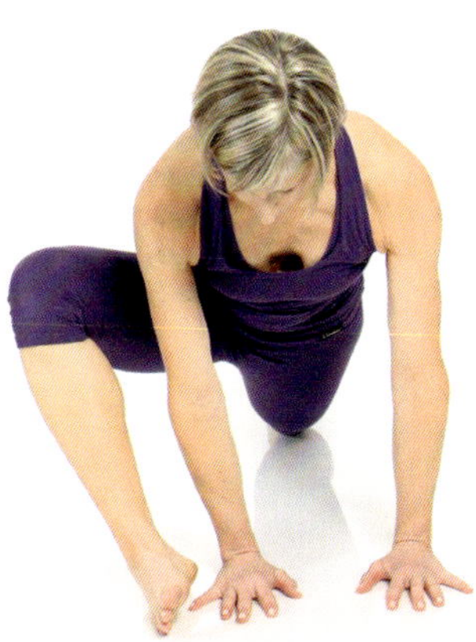

2 Nun setzen Sie den vorderen Fuß auf die Außenkante. Den Atem fließen lassen. Versuchen Sie, mit jedem Ausatmen die Dehnung etwas zu verstärken.

Diese Position 20 Sekunden halten, dann die Seite wechseln.

Dehnt die vordere Oberschenkelmuskulatur und öffnet das Hüftgelenk.

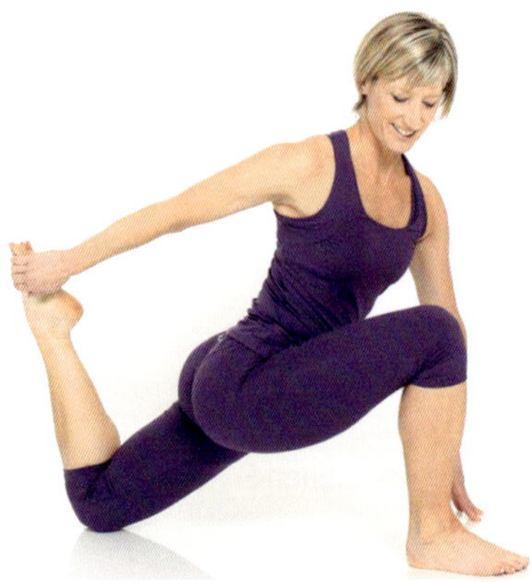

1 Gehen Sie in einen weiten Ausfallschritt. Das linke Knie am Boden absetzen, das rechte Knie befindet sich senkrecht über der Ferse. Nun mit der rechten Hand den linken Fuß fassen und sanft nach oben ziehen. Der Oberkörper rotiert nach rechts. Das Gewicht des linken Beins vor die Kniescheibe verlagern! Den Atem fließen lassen. Versuchen Sie, mit jedem Ausatmen die Dehnung etwas zu verstärken.

Diese Position 20 Sekunden halten, dann die Seite wechseln.

Dehnt die vordere Oberschenkelmuskulatur.

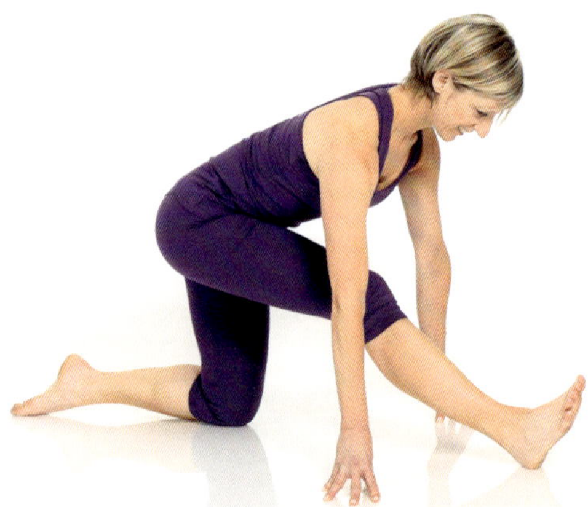

1 Gehen Sie in einen weiten Ausfallschritt. Das linke Knie am Boden absetzen. Nun das rechte Bein mit leicht gebeugtem Knie nach vorne aufstellen und den Oberkörper in Richtung Oberschenkel ziehen. Die Fußspitze des rechten Beins weit in Richtung Decke ziehen. Den Atem fließen lassen. Versuchen Sie, mit jedem Ausatmen die Dehnung etwas zu verstärken.

Diese Position 20 Sekunden halten, dann die Seite wechseln.

Dehnt die rückseitige Oberschenkel- und die Wadenmuskulatur.

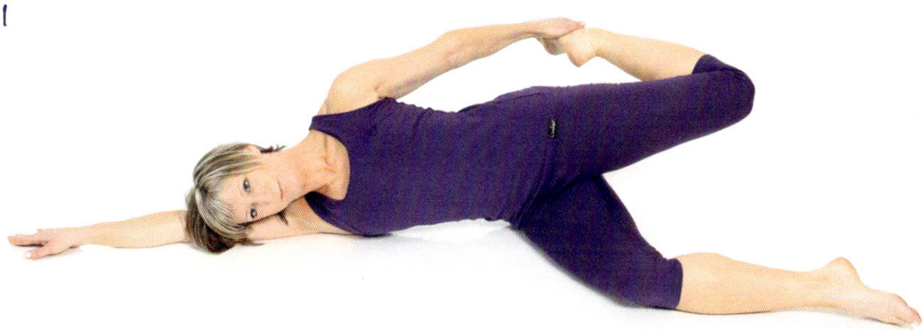

1 Gehen Sie in die Seitenlage. Beide Beine nach vorne anwinkeln. Schaffen Sie unter der Taille etwas Luft. Fassen Sie den Fuß des oberen Beins und ziehen Sie den Oberschenkel zurück. Drücken Sie zusätzlich den Fuß etwas gegen die Hand und aktivieren Sie Ihre Gesäßmuskulatur, das verstärkt die Dehnung noch mehr.

Den Atem fließen lassen. Versuchen Sie, mit jedem Ausatmen die Dehnung etwas zu verstärken.

Diese Position 20 Sekunden halten, dann die Seite wechseln.

Dehnt die vordere Oberschenkelmuskulatur.

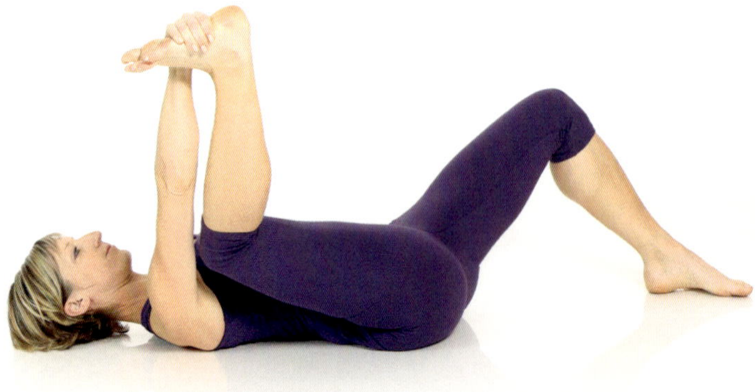

1 Gehen Sie in die Rückenlage. Zuerst beide Beine aufstellen. Fassen Sie nun ein Bein, indem Sie das Knie zu sich heranziehen, mit der Hand die Fußsohle greifen und neben dem Körper in Richtung Boden schieben. Das Becken bleibt am Boden! Den Atem fließen lassen. Versuchen Sie, mit jedem Ausatmen die Dehnung etwas zu verstärken.

Diese Position 20 Sekunden halten, dann die Seite wechseln.

Dehnt die Hüftbeugemuskeln.

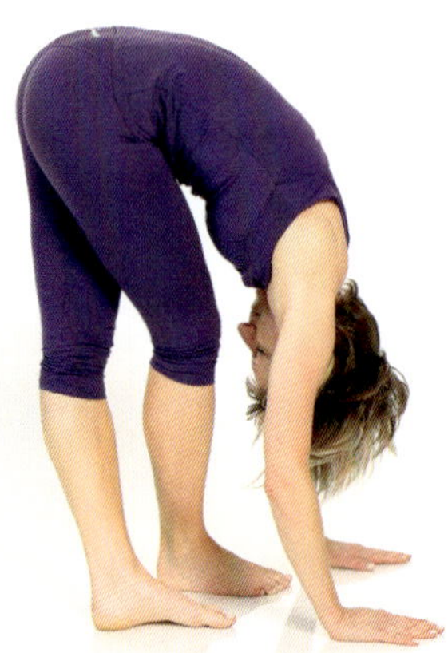

1 Stehen Sie aufrecht und kreuzen Sie ein Bein hinter dem anderen. Nun rollen Sie langsam den Oberkörper nach unten, stützen die Hände auf den Boden und lassen Ihren Kopf völlig entspannt hängen. Das hintere Bein ist gestreckt, das vordere Bein leicht gebeugt. Den Atem fließen lassen. Versuchen Sie, mit jedem Ausatmen die Dehnung etwas zu verstärken.

Diese Position 20 Sekunden halten, dann die Seite wechseln.

Dehnt die rückseitige Oberschenkelmuskulatur.

Kapitel 4

4 Funktionsbereich 3

Schultergelenk, Schulterblatt, Schlüsselbein, komplette obere Extremität

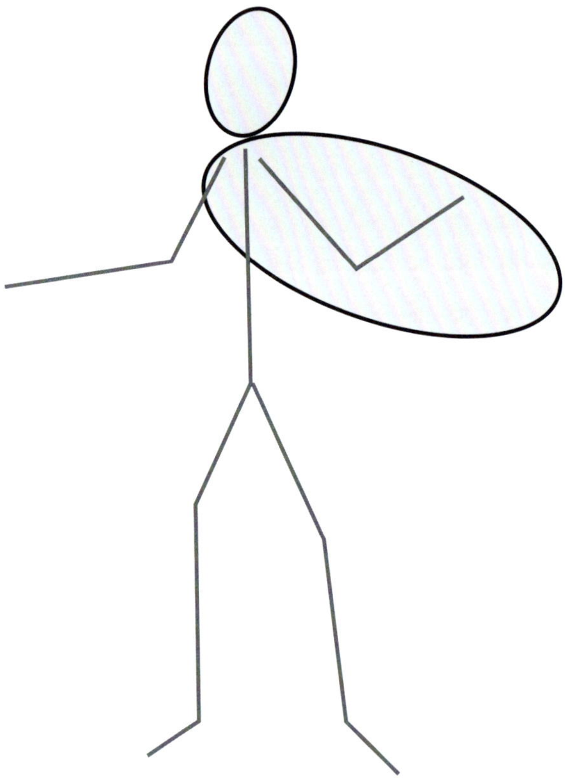

Muskulatur: Brust-, obere Rückenmuskulatur, Schultermuskulatur, Armmuskulatur.

1

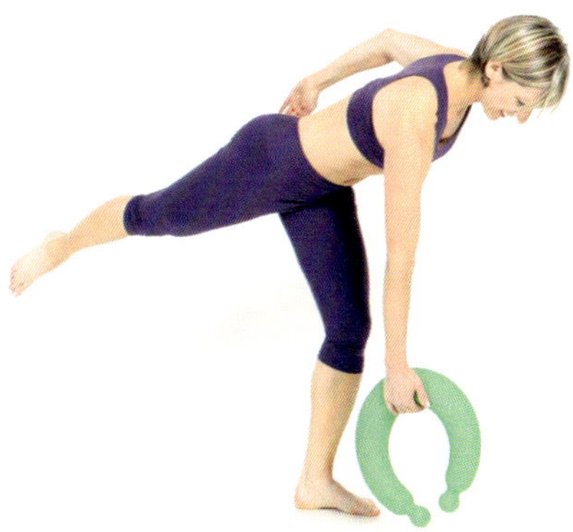

2

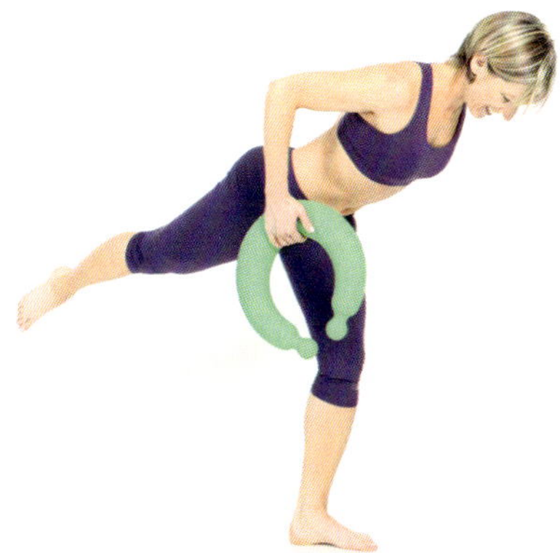

1 Stellen Sie sich auf das linke Bein. Das Knie leicht gebeugt halten. Das rechte Bein weit nach hinten ausstrecken. In der rechten Hand den TOPANGA® halten. Den Arm in Richtung Boden ausstrecken. Den Rücken gerade halten. Der Kopf ist in Verlängerung des Oberkörpers.

2 Nun ziehen Sie den Ellbogen des rechten Arms in Richtung Decke. Dabei das Becken stabil parallel über dem Boden halten. Den Bauchnabel sanft nach innen oben ziehen!

Diese Übung mit jeder Seite 20-30 x ausführen.

Trainiert den Trizeps und die obere Rückenmuskulatur.

1

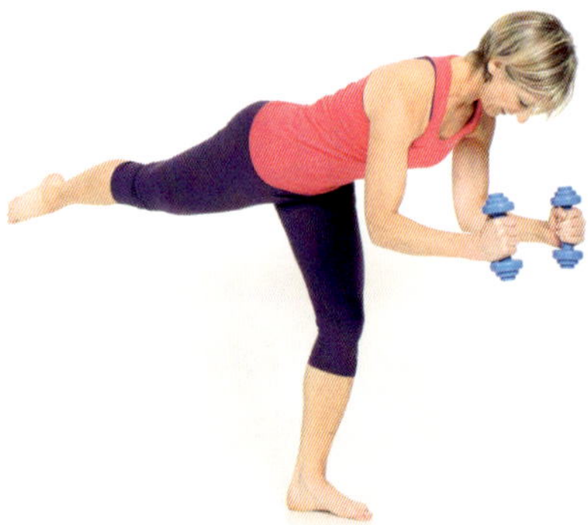

2

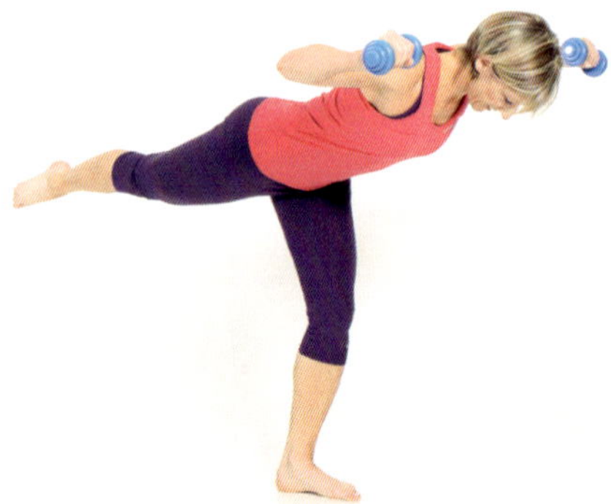

1 Stellen Sie sich auf das linke Bein. Das Knie leicht gebeugt halten. Das rechte Bein weit nach hinten ausstrecken. In jeder Hand eine Hantel halten und die Arme im rechten Winkel vor dem Brustbein halten. Den Rücken gerade halten. Der Kopf ist in Verlängerung des Oberkörpers. Das Becken parallel zum Boden halten. Den Bauchnabel sanft nach innen oben ziehen!

2 Nun beide Arme in Richtung Decke anheben und wieder senken. Ziehen Sie bewusst die Schulterblätter zueinander!

Diese Übung mit jeder Seite 20-30 x ausführen.

Trainiert die obere Rückenmuskulatur.

1

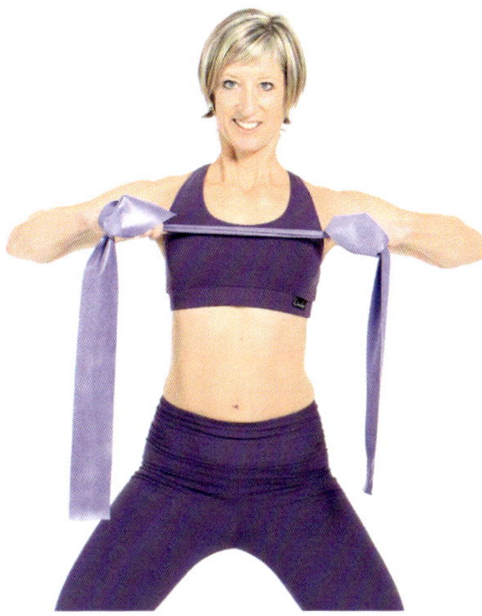

2

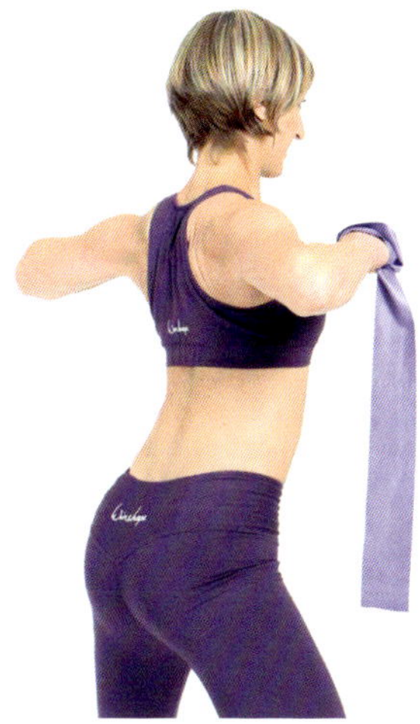

1 Sie stehen aufrecht in einer leichten Grätsche. Die Knie sind leicht gebeugt. Wickeln Sie das Theragym Powerband® um Ihre Hände, heben Sie die Ellbogen in die Waagerechte. Den Schultergürtel entspannt halten. Den Bauchnabel sanft nach innen ziehen, das Brustbein heben!

2 Nun ziehen Sie das Band auseinander und lösen die Spannung wieder etwas, jedoch nie ganz locker lassen. Die Schulterblätter bewusst zueinander bewegen.

Diese Bewegung 20-30 x ausführen.

Trainiert die obere Rückenmuskulatur.

1

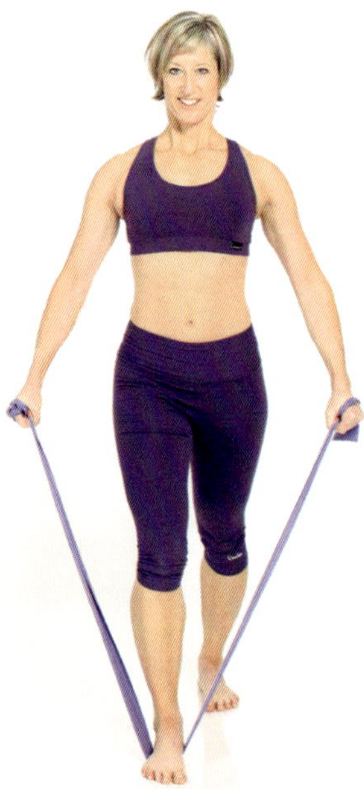

2

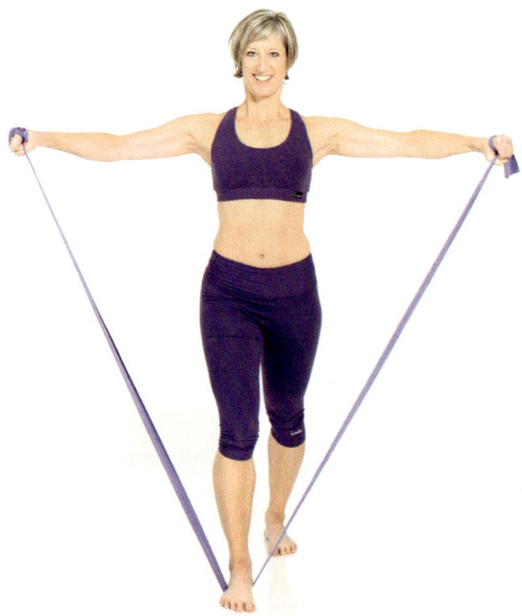

1 Gehen Sie in eine leichte Schrittstellung. Das Theragym Powerband® unter dem vorderen Fuß fixieren. Mit beiden Händen fassen. Das Brustbein heben, den Bauchnabel sanft nach innen ziehen.

2 Nun die Arme leicht gebeugt bis zur Waagerechten anheben und wieder sinken lassen. Immer Spannung auf dem Band halten! Die Schultern bleiben auch beim Anheben der Arme unten!

Diese Übung 20-30 x ausführen, dann noch einmal mit dem anderen Fuß vorne.

Trainiert die Schultermuskulatur.

1

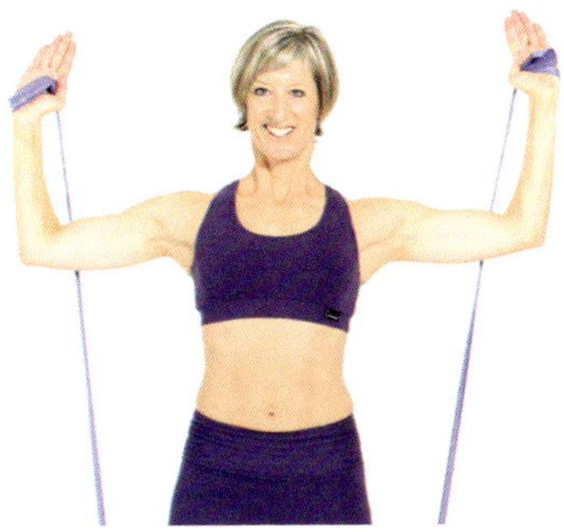

2

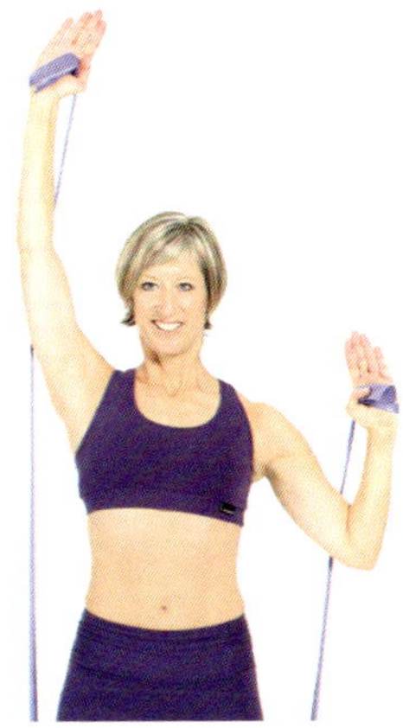

3

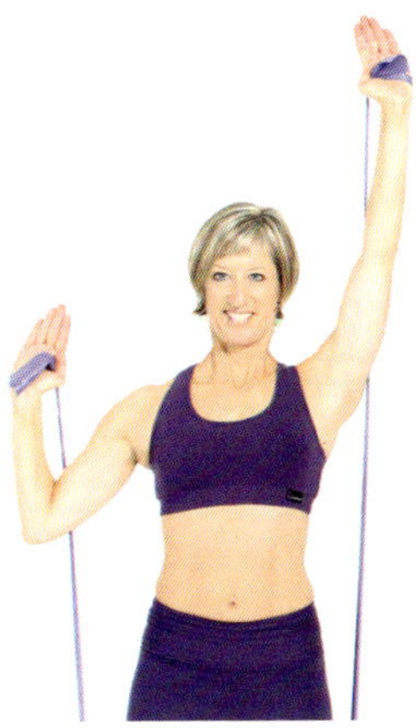

4

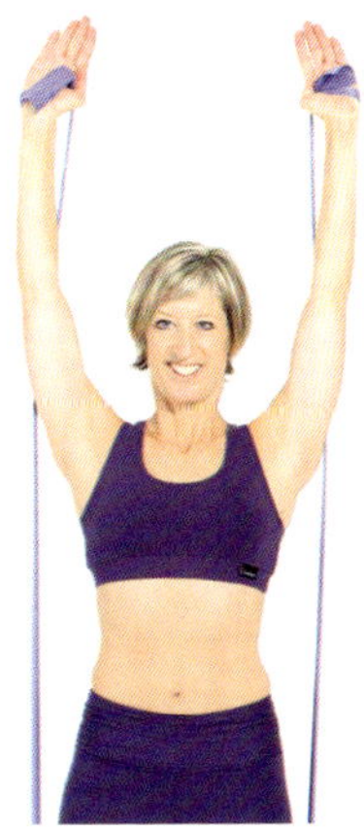

1 Sie stehen aufrecht in einer leichten Grätsche. Die Knie sind leicht gebeugt. Mit beiden Füßen mittig auf dem Theragym Powerband® stehen. Wickeln Sie das Band nun um Ihre Hände, heben Sie die Ellbogen in die Waagerechte. Den Schultergürtel entspannt halten. Den Bauchnabel sanft nach innen ziehen, das Brustbein heben!

2, **3** Nun strecken Sie im Wechsel den rechten und linken Arm in Richtung Decke. Dabei bleiben die Ellbogen immer leicht gebeugt. Denken Sie daran, den Schultergürtel entspannt zu halten!

Diese Übung mit jeder Seite 20-30 x ausführen.

4 Als Variation beide Arme gleichzeitig in Richtung Decke strecken.

Trainiert die Schultermuskulatur und die Muskulatur des oberen Rückens.

1

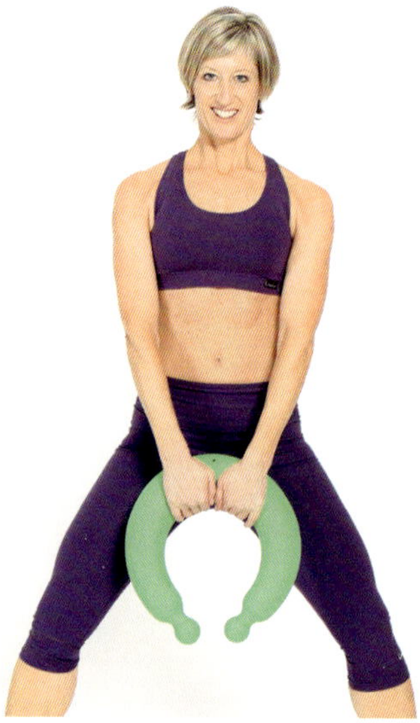

2

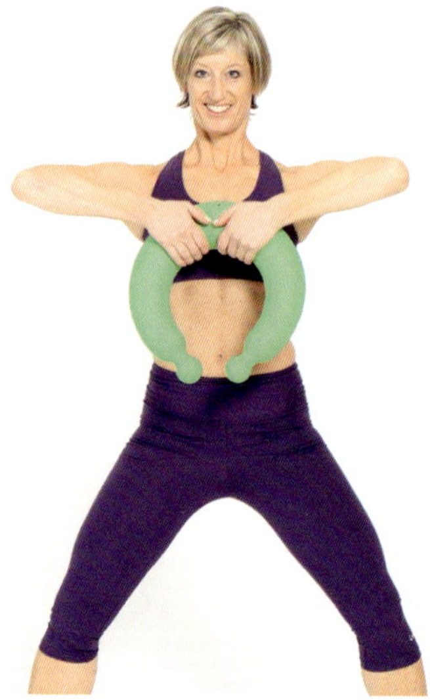

1 Sie stehen aufrecht in einer leichten Grätsche. Die Knie sind leicht gebeugt. Halten Sie den TOPANGA® in beiden Händen. Den Schultergürtel entspannt halten. Den Bauchnabel sanft nach innen ziehen, das Brustbein heben!

2 Heben Sie nun die Ellbogen in die Waagerechte bzw. etwas höher, und strecken Sie die Arme wieder in Richtung Boden. Während der Bewegung aufgerichtet bleiben und die Schultern nach hinten unten ziehen!

Diese Bewegung 20-30 x ausführen.

Trainiert die Schultermuskulatur.

1

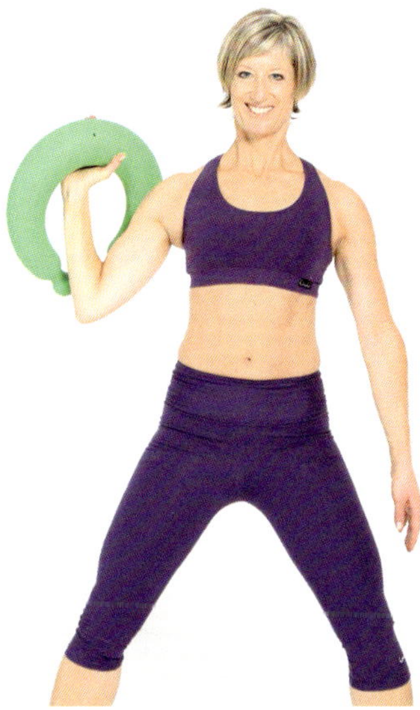

2

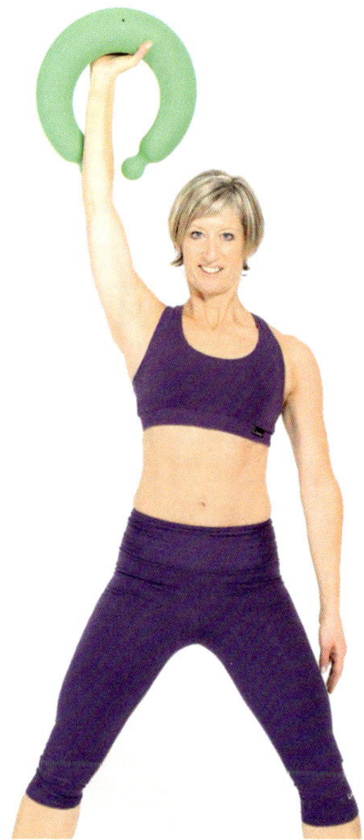

1 Sie stehen aufrecht in einer leichten Grätsche. Die Knie sind leicht gebeugt. Halten Sie den TOPANGA® in einer Hand neben Ihrer Schulter. Den Schultergürtel entspannt halten. Den Bauchnabel sanft nach innen ziehen, das Brustbein heben!

2 Nun strecken Sie den Arm in Richtung Decke. Während der gesamten Bewegung die Schulter nach hinten unten ziehen!

Diese Übung mit jeder Seite 20-30 x ausführen.

Trainiert die Schultermuskulatur und die Muskulatur des oberen Rückens.

1

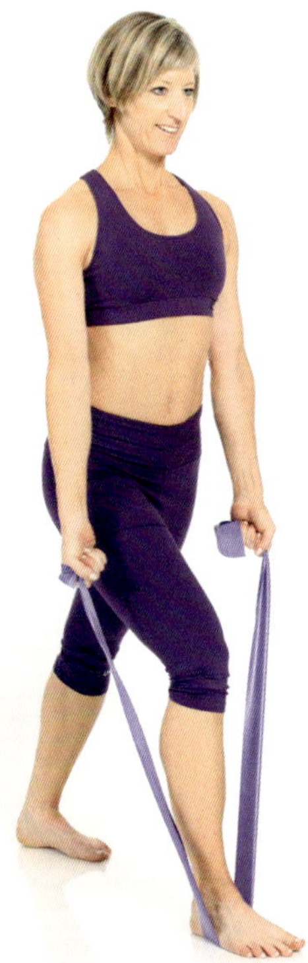

2

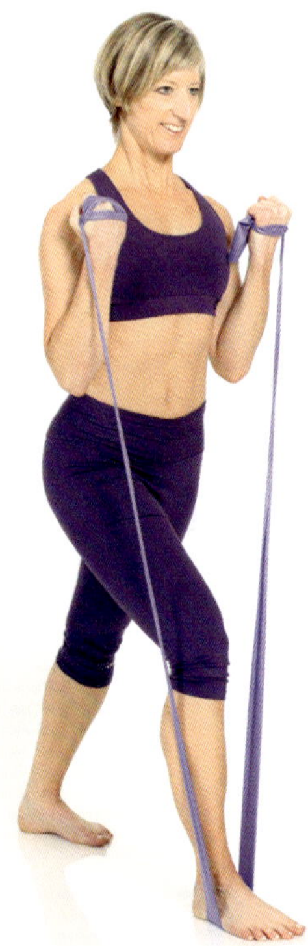

1 Gehen Sie in eine leichte Schrittstellung. Das Theragym Powerband® unter dem vorderen Fuß fixieren. Mit beiden Händen fassen. Das Brustbein heben, den Bauchnabel sanft nach innen ziehen.

2 Nun die Arme beugen und wieder strecken. Immer Spannung auf dem Band halten!

Diese Übung 20-30 x ausführen, dann noch einmal mit dem anderen Fuß vorne.

Trainiert den Bizeps.

1

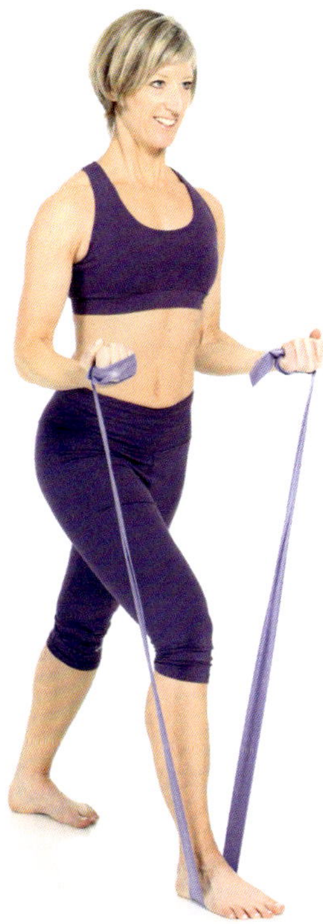

2

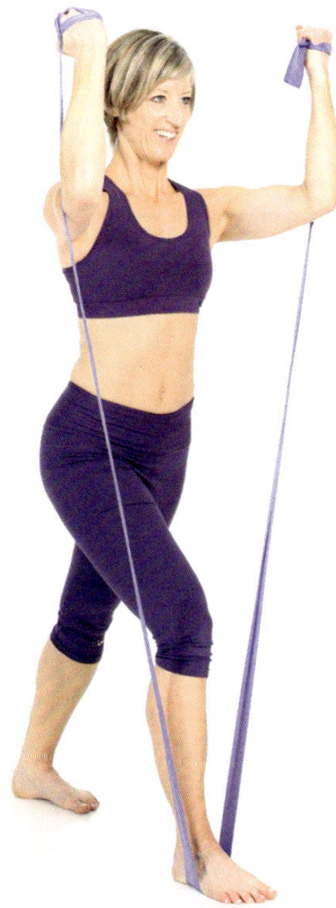

1 Gehen Sie in eine leichte Schrittstellung. Das Theragym Powerband® unter dem vorderen Fuß fixieren. Mit beiden Händen fassen, die Arme im rechten Winkel halten. Das Brustbein heben, den Bauchnabel sanft nach innen ziehen.

2 Nun die Arme nach vorne anheben, bis die Oberarme sich parallel über dem Boden befinden. Den Schultergürtel während der Bewegung entspannt halten! Immer Spannung auf dem Band halten!

Diese Übung 20-30 x ausführen, dann noch einmal mit dem anderen Fuß vorne.

Trainiert den Bizeps und die Schultermuskulatur.

1

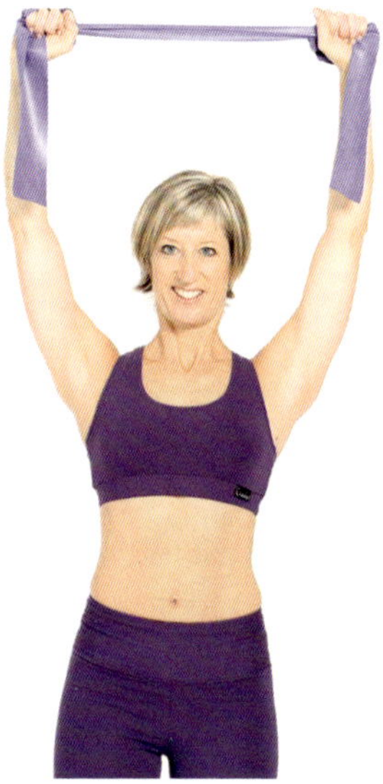

2

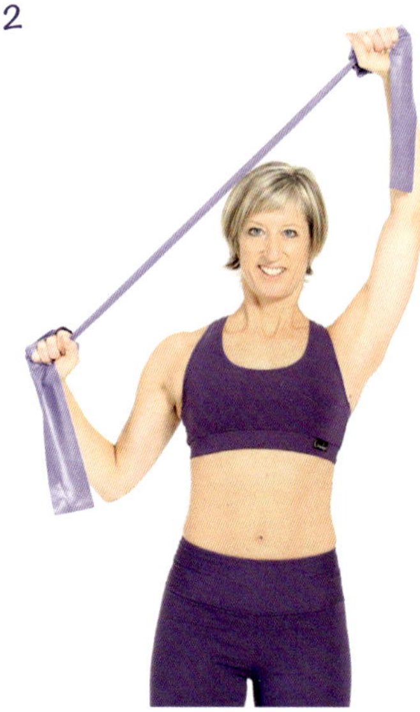

1 Sie stehen hüftbreit mit leicht gebeugten Knien. Halten Sie das Theragym Powerband® in beiden Händen. Den Schultergürtel entspannt halten. Den Bauchnabel sanft nach innen ziehen, das Brustbein heben! Die Arme über den Kopf strecken. Die Ellbogen bleiben leicht gebeugt.

2 Nun ziehen Sie im Wechsel die rechte und linke Hand in Richtung Boden. Der Ellbogen führt die Bewegung an. Den Schultergürtel während der gesamten Bewegung entspannt halten! Das Band während der Übung immer leicht unter Spannung halten!

Diese Übung mit jeder Seite 20-30 x ausführen.

Trainiert den Trizeps und die obere Rückenmuskulatur.

1

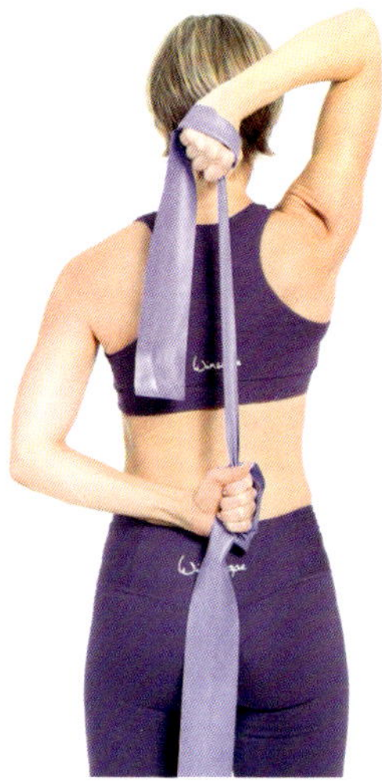

2

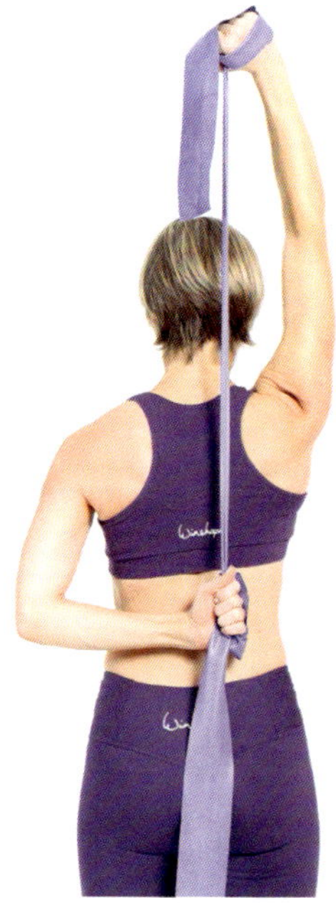

1 Sie stehen hüftbreit mit leicht gebeugten Knien. Halten Sie das Theragym Powerband® in beiden Händen. Eine Hand greift von oben, die andere Hand fixiert das Band von unten. Den Schultergürtel entspannt halten. Den Bauchnabel sanft nach innen ziehen, das Brustbein heben!

2 Nun den oberen Arm zur Decke strecken und wieder beugen.

Diese Übung mit jeder Seite 20-30 x ausführen.

Trainiert den Trizeps.

1

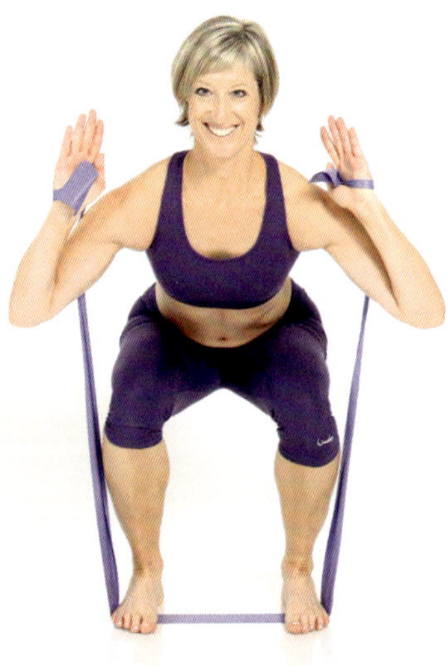

2

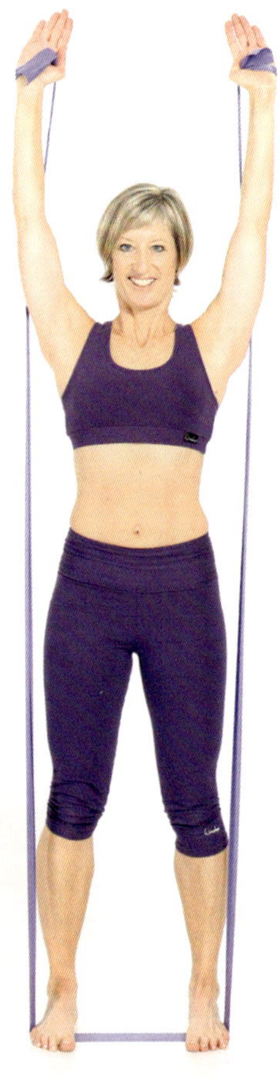

1 Gehen Sie tief in die Hocke. Wenn möglich, bis die Oberschenkel sich waagerecht über dem Boden befinden. Das Theragym Powerband® locker um die Hände wickeln und mit dem Daumen fixieren. Die Hände öffnen (damit die Handgelenke in einer Linie mit dem Unterarm bleiben).

2 Nun die Beine strecken und dabei die Arme in Richtung Decke strecken.

Diese Bewegung 20-30 x wiederholen.

Trainiert die Schulter- und obere Rückenmuskulatur, die Oberschenkel- und Gesäßmuskulatur.

1

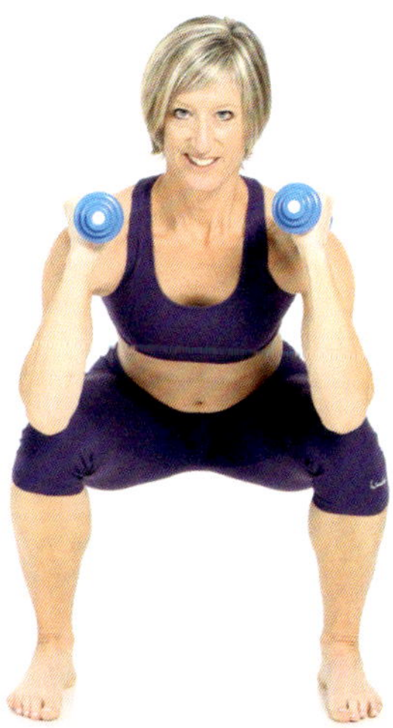

2

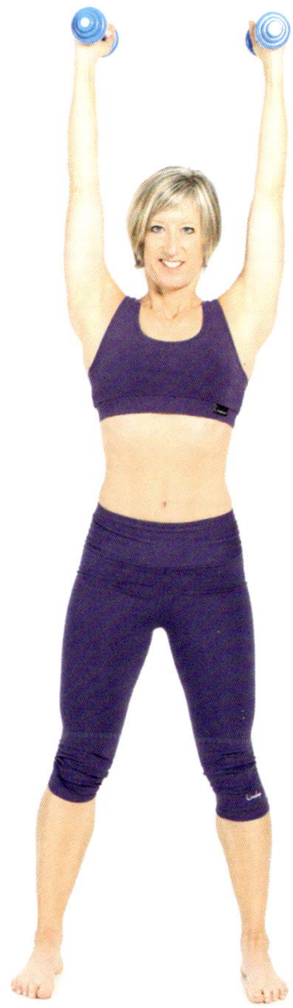

1 Gehen Sie tief in die Hocke. Wenn möglich, bis die Oberschenkel sich waagerecht über dem Boden befinden. In jede Hand eine Hantel. Die Ellbogen beugen, die Hände zu den Schultern bewegen.

2 Nun die Beine strecken und dabei die Arme in Richtung Decke strecken.

Diese Bewegung 20-30 x wiederholen.

Trainiert die Schulter- und obere Rückenmuskulatur, die Oberschenkel- und Gesäßmuskulatur.

1

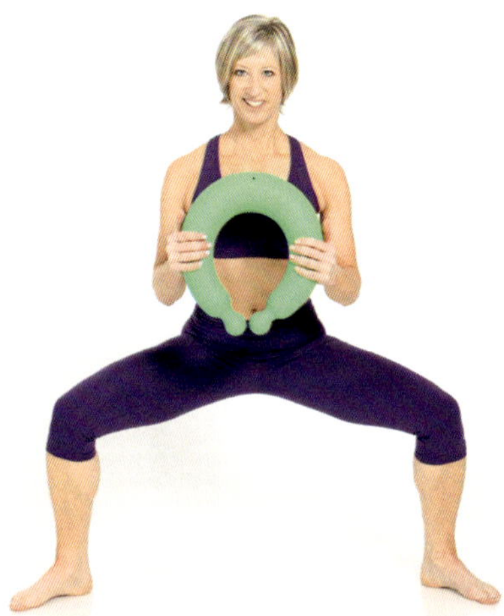

2

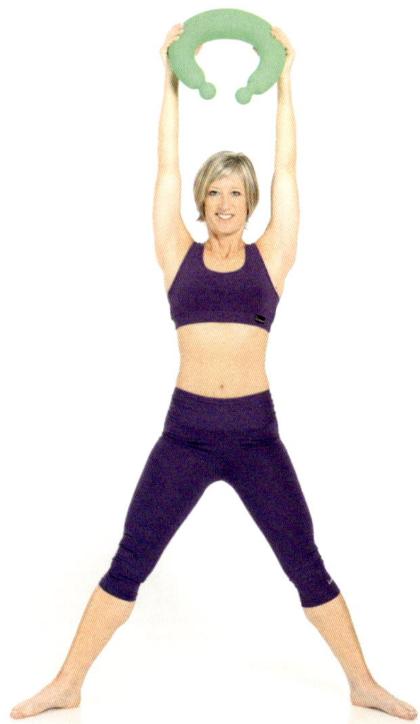

1 Stellen Sie sich in eine weite Grätsche. Die Knie befinden sich senkrecht über den Fersen. Die Fußspitzen zeigen leicht nach außen. Den TOPANGA® vor der Brust in beiden Händen halten.

2 Nun die Beine strecken und gleichzeitig den TOPANGA® in Richtung Decke bewegen.

Diese Bewegung 20-30 x wiederholen.

Trainiert die Oberschenkelmuskulatur und die Arm- und Rückenmuskulatur.

1

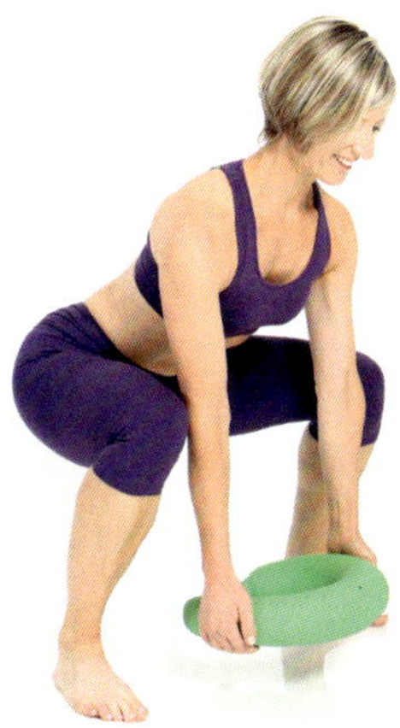

2

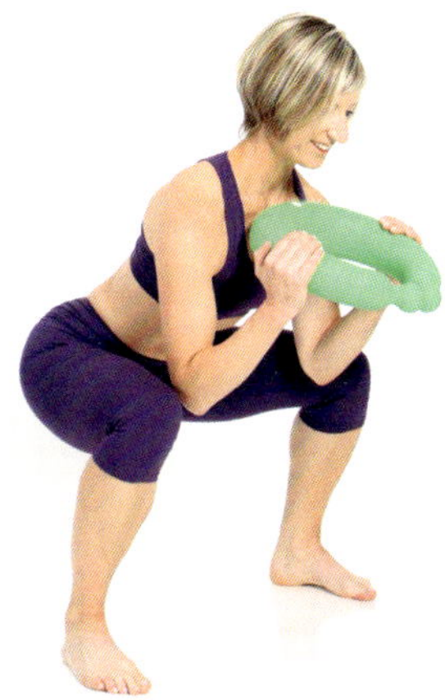

3

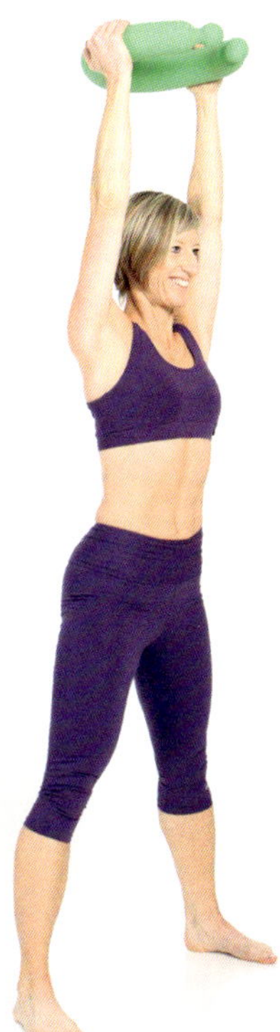

1 Stellen Sie sich etwas mehr als hüftbreit auf. Die Fußspitzen zeigen leicht nach außen, die Knie zeigen in Richtung Fußspitzen. Den TOPANGA® in beiden Händen halten und in Richtung Boden strecken. Beide Knie tief beugen, bis die Oberschenkel sich waagerecht über dem Boden befinden. Das Körpergewicht weit nach hinten in Richtung Fersen bewegen.

2 Nun beide Arme beugen und den TOPANGA® zum Brustbein bewegen.

3 Von hier aus die Beine strecken, den Oberkörper aufrichten und den TOPANGA® in Richtung Decke bewegen.

Diese Abfolge 20-30 x wiederholen.

Trainiert die Oberschenkel- und Gesäßmuskulatur und die Arm- und Rückenmuskulatur.

1

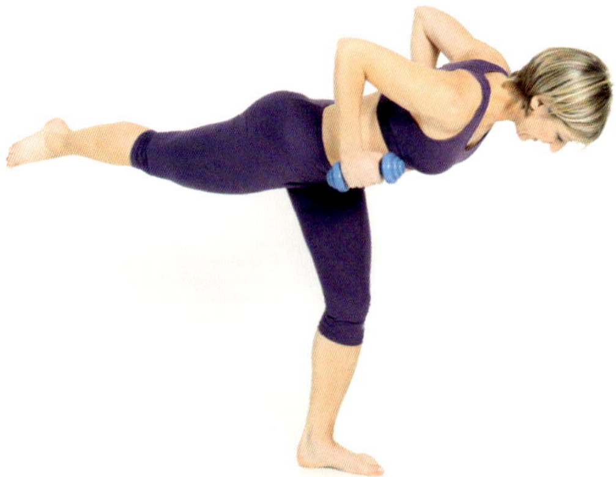

2

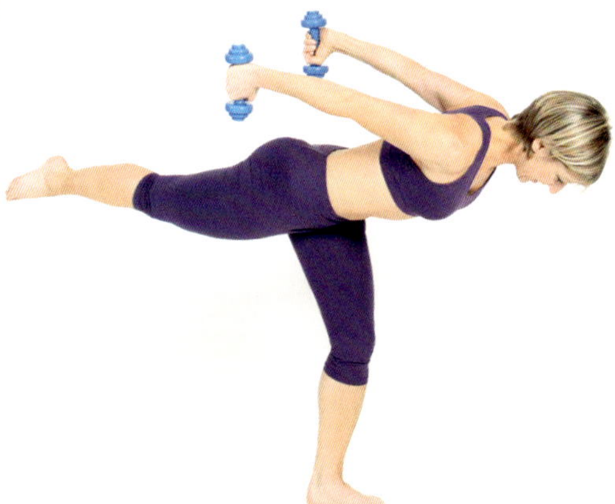

1 Stellen Sie sich auf das linke Bein. Das Knie leicht gebeugt halten. Das rechte Bein weit nach hinten ausstrecken. In jeder Hand halten Sie eine Hantel. Den Rücken gerade halten, das Becken parallel zum Boden. Der Kopf ist in Verlängerung des Oberkörpers. Die Ellbogen weit in Richtung Decke anheben.

2 Strecken Sie nun die Unterarme nach hinten oben und beugen Sie die Arme wieder. Die Ellbogen bleiben während der gesamten Bewegung angehoben. Nur die Unterarme bewegen sich.

Diese Übung mit jeder Seite 20-30 x ausführen.

Trainiert den Trizeps und die obere Rückenmuskulatur, die Gleichgewichtsfähigkeit.

1

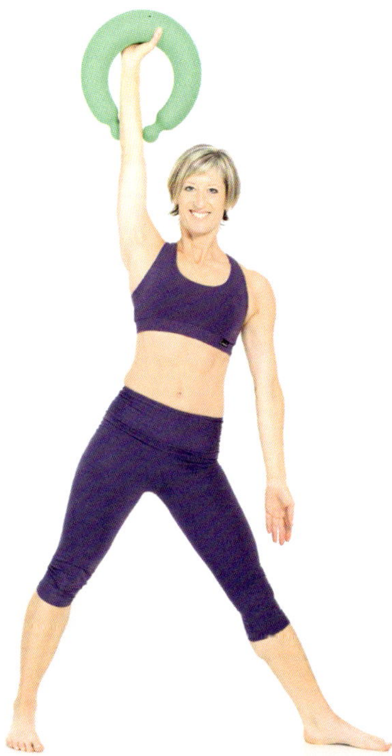

2

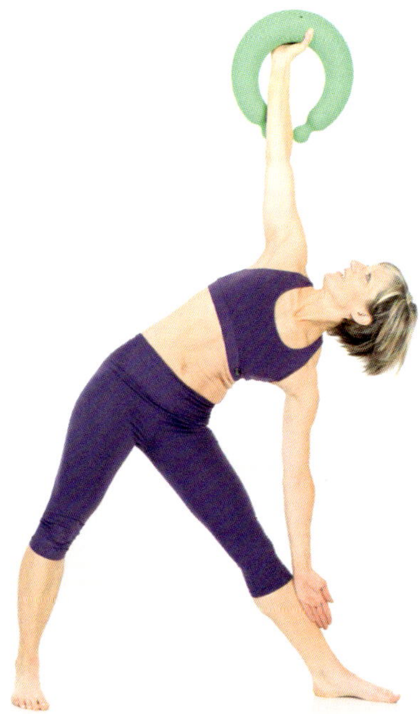

1 Stellen Sie sich mit leicht gebeugten Beinen in eine stabile Grätsche. Das linke Bein zur Seite drehen. Das rechte Bein leicht nach innen drehen. Das Becken schiebt nach rechts. In der rechten Hand den TOPANGA® über dem Kopf halten.

2 Nun mit der linken Hand in Richtung linken Fuß wandern. Das Becken bleibt gerade! Der Blick folgt dem TOPANGA®.

Jede Seite 10-15 x wiederholen.

Trainiert die seitliche Rumpfmuskulatur und die Schultermuskulatur.

1

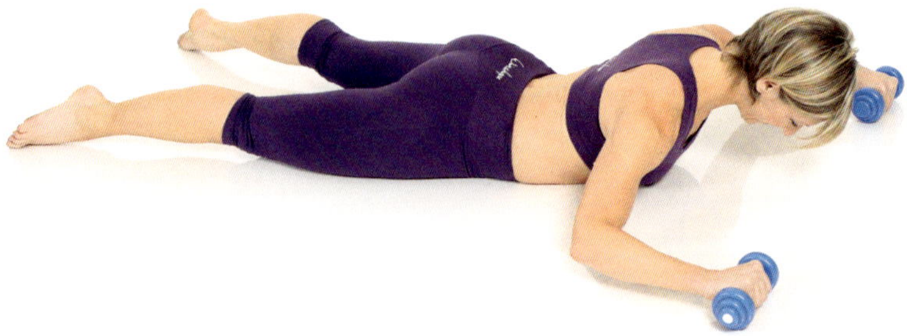

2

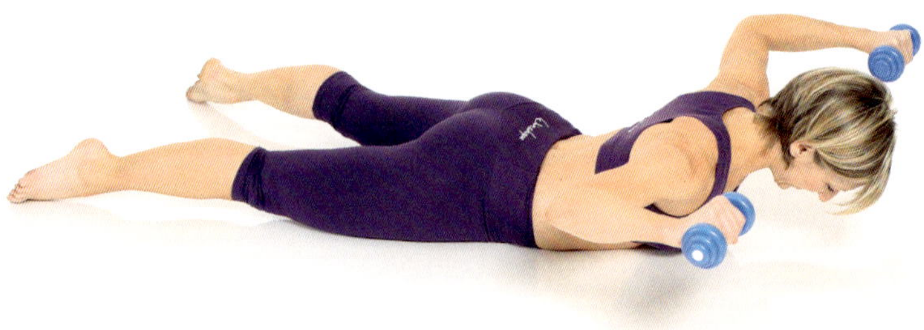

1 Legen Sie sich in die Bauchlage. Den Bauchnabel nach innen oben ziehen. Die Arme im rechten Winkel am Boden ablegen. In jeder Hand halten Sie eine Hantel. Die Handrücken zeigen in Richtung Decke.

2 Nun heben und senken Sie die Arme. Dabei ziehen Sie bewusst die Schulterblätter zueinander. Versuchen Sie, die Körperspannung während der Bewegungsausführung immer zu halten.

Die Arme 20-30 x heben und senken.

Trainiert die obere Rückenmuskulatur.

1

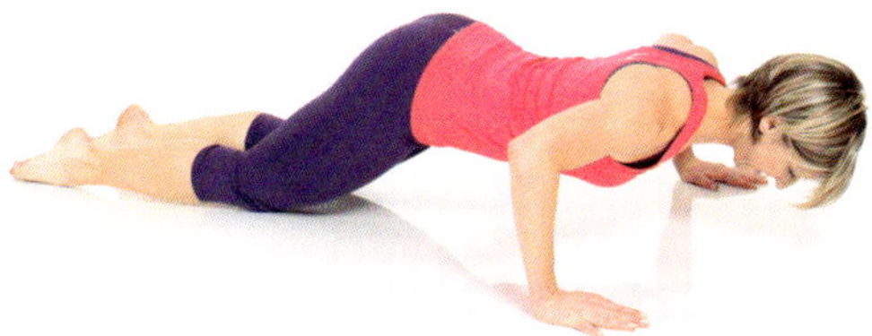

2

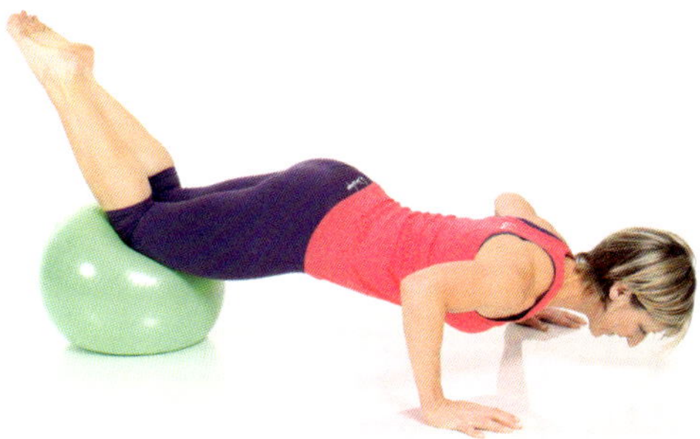

3

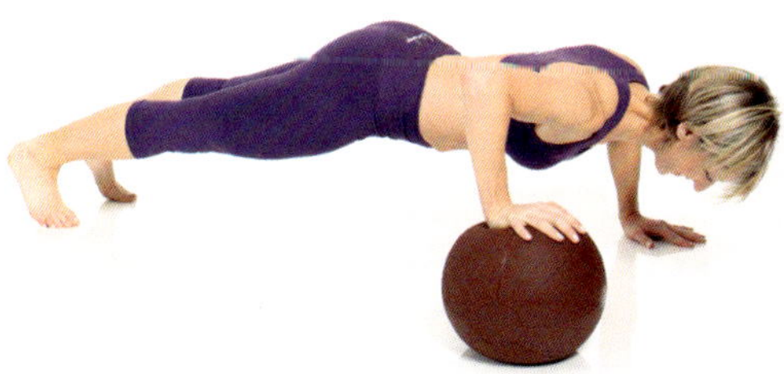

1 Gehen Sie in die Liegestützposition. Wenn Sie möchten, setzen Sie die Knie am Boden ab. Die Hände etwas mehr als schulterbreit am Boden absetzen. Nun das Brustbein in Richtung Boden absenken und wieder heben. Den Bauchnabel sanft nach innen ziehen!

2 Als Erschwerung die Knie auf dem Redondo® Ball Plus absetzen.

Diese Übung 20-30 x wiederholen.

3 Als Variation und Erschwerung einen Medizinball unter die rechte Hand legen, das Brustbein absenken, dann das Brustbein wieder heben und den Medizinball zur linken Hand schubsen und wieder tief gehen.

Diese Bewegung im Wechsel 10 x rechts und 10 x links ausführen.

Trainiert die Brustmuskulatur.

1

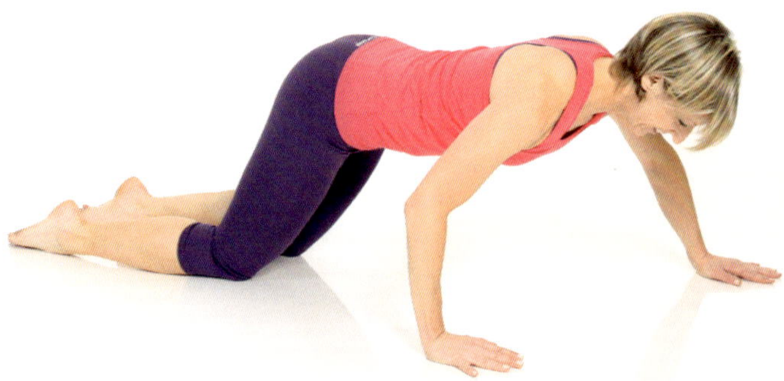

2

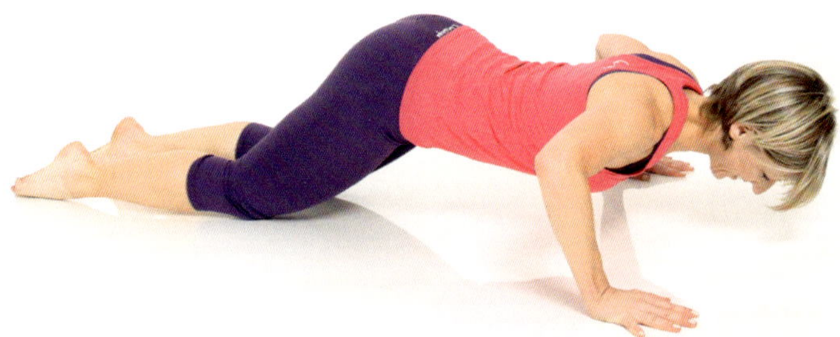

1 Gehen Sie in die Liegestützposition. Wenn Sie möchten, setzen Sie die Knie auf den Boden. Die Hände etwas mehr als schulterbreit öffnen und etwas versetzt auf dem Boden abstellen. Das heißt, die linke Hand ungefähr eine Handlänge weiter vorne. Das Brustbein in Richtung Boden absenken und wieder heben. Den Bauchnabel nach innen oben ziehen!

Diese Übung 10-15 x wiederholen.

2 Nun noch einmal 10-15 Wiederholungen, jedoch die rechte Hand eine Handlänge weiter nach vorne setzen.

Trainiert die Brust- und Trizepsmuskulatur.

1

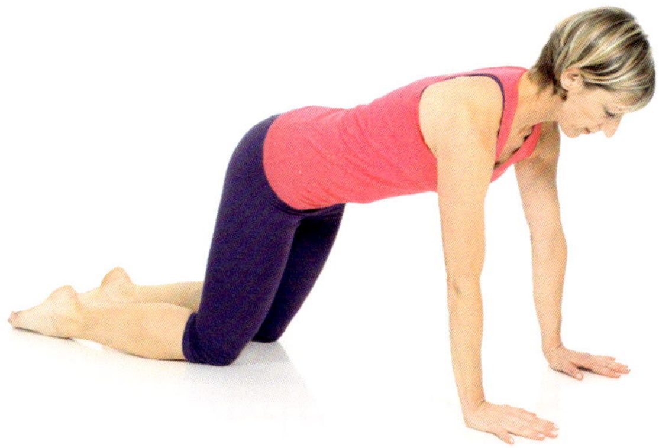

2

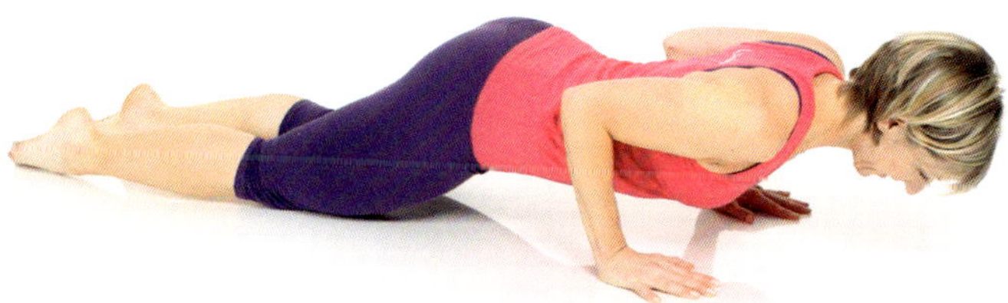

1 Gehen Sie in die Liegestützposition. Wenn Sie möchten, setzen Sie die Knie am Boden ab. Die Hände schulterbreit geöffnet am Boden abstützen. Den Bauchnabel sanft nach innen oben ziehen!

2 Nun das Brustbein in Richtung Boden bewegen, sich mit dem Ausatmen wieder hochdrücken.

Diese Bewegung 20-30 x wiederholen.

Trainiert den Trizeps.

1

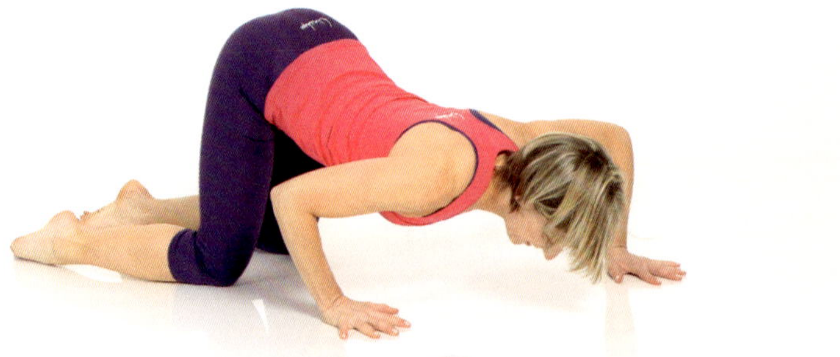

2

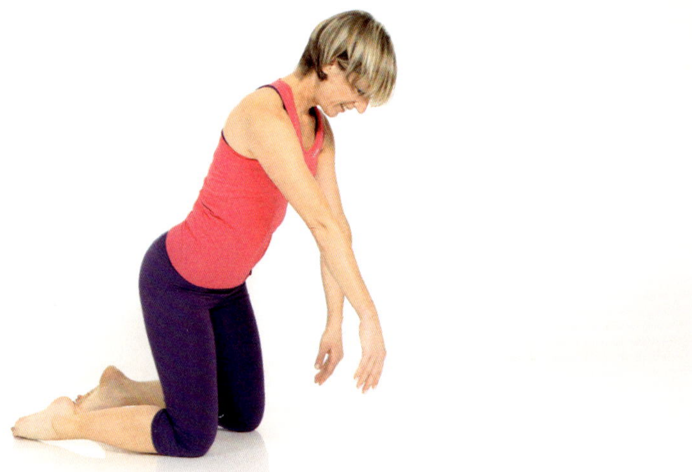

1 Gehen Sie in die Liegestützposition. Setzen Sie die Knie auf dem Boden ab. Die Hände etwas mehr als schulterbreit öffnen und versetzt auf dem Boden abstellen. Das Brustbein in Richtung Boden absenken und

2 dann nach oben katapultieren. Den Bauchnabel nach innen oben ziehen! Verändern Sie während der Ausführung der Übung immer wieder die Stellung der Hände (die Fingerspitzen mal nach außen oder innen drehen, die Hände weiter auseinander oder weiter zusammen abstützen ...). Landen Sie leise am Boden und federn Sie sich sanft wieder nach oben!

Diese Übung 10-15 x wiederholen.

Trainiert die Brustmuskulatur sowie die Handgelenkmuskulatur.

1

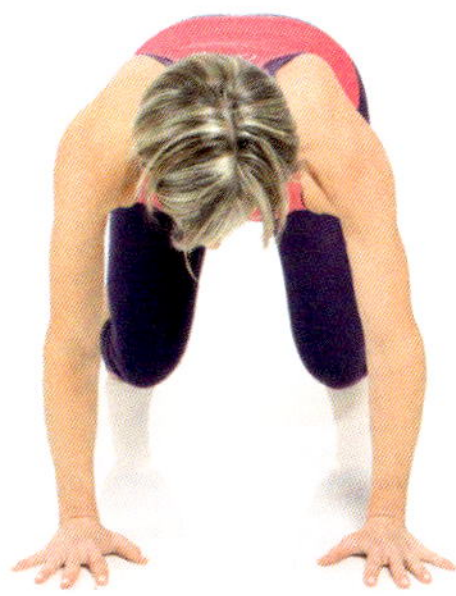

2

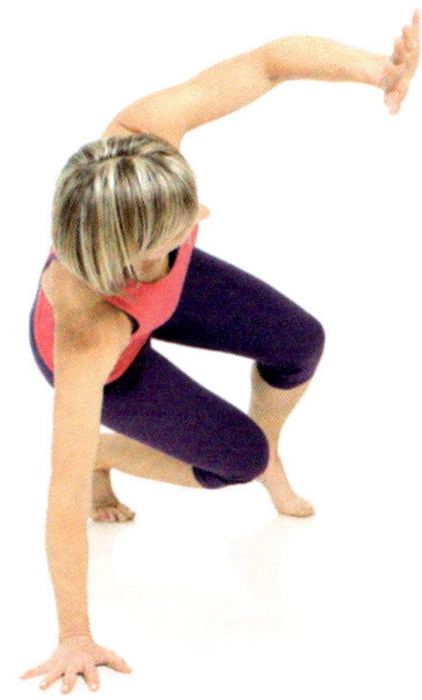

3

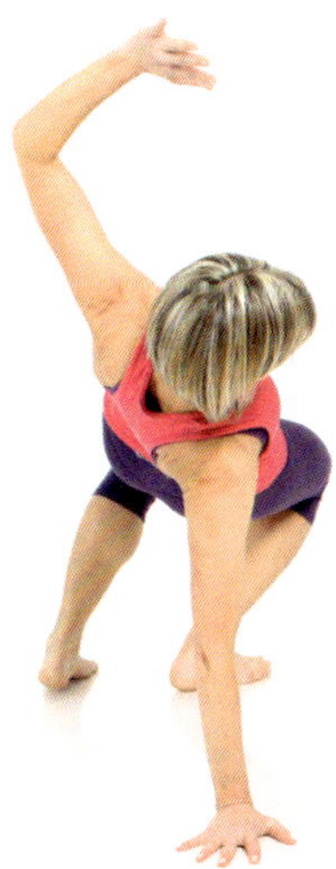

4

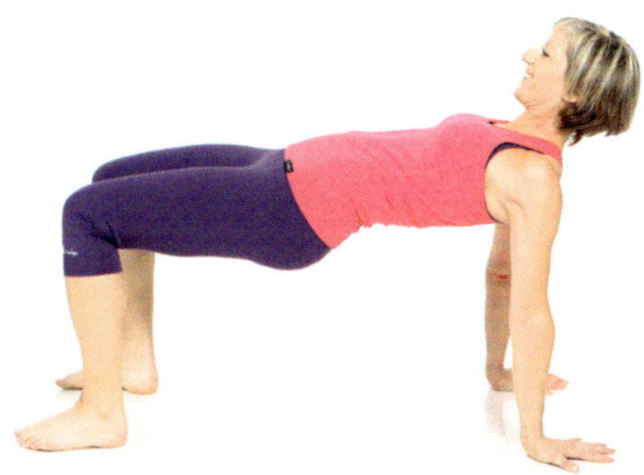

1 Gehen Sie in den Vierfüßlerstand. Die Hände befinden sich senkrecht unter den Schultern, die Knie senkrecht unter den Hüftgelenken. Die Knie etwas über dem Boden schweben lassen. Achten Sie auf eine neutrale Wirbelsäulenposition! Den Bauchnabel sanft nach innen oben ziehen.

2 Nun heben Sie die linke Hand vom Boden ab und drehen sich in Richtung Decke.

3 Das linke Bein geht einen Schritt weiter nach links.

4 Dann auch den linken Arm am Boden abstützen. Nun befinden Sie sich in der Brücke.

Das Becken oben halten!

Nun folgt die gesamte Bewegung wieder zurück. Dort angekommen, starten Sie nun mit der anderen Seite.

Jede Seite 8-10 x wiederholen.

Trainiert die Schulter- und die Rumpfmuskulatur.

1

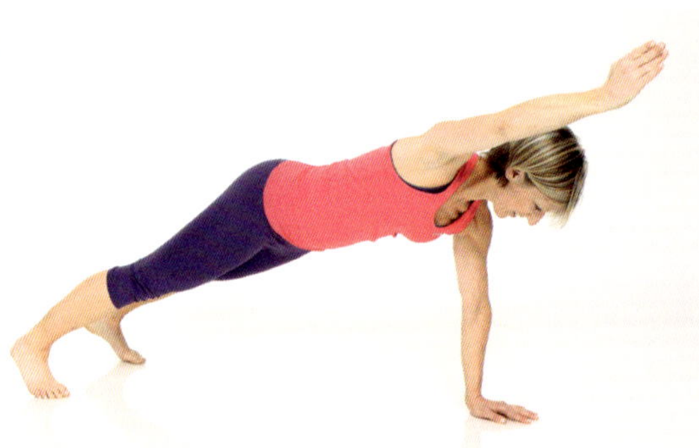

2

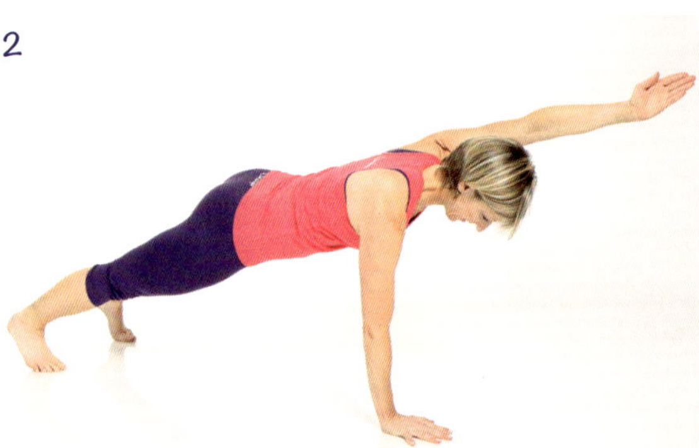

1 Gehen Sie in die Brett-Position. Die Hände senkrecht unter den Schultern positionieren. Oberkörper und Beine bilden eine Linie. Halten Sie diese Spannung! Nun den rechten Arm nach vorne ausstrecken und wieder absetzen,

2 dann den linken Arm nach vorne ausstrecken und wieder absetzen.

Während der gesamten Bewegung bleibt der Körper stabil!

Jede Seite 8-10 x wiederholen.

Trainiert die Rumpf- und die Schultermuskulatur und die Gleichgewichtsfähigkeit.

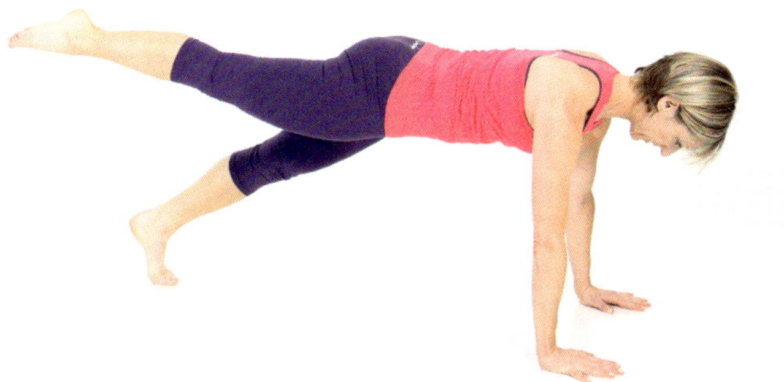

1 Gehen Sie in die Brett-Position. Die Hände senkrecht unter den Schultern positionieren. Oberkörper und Beine bilden eine Linie. Halten Sie diese Spannung! Nun im Wechsel das rechte und linke Bein vom Boden heben, einen kurzen Moment halten und wieder senken.

Jede Seite 8 10 x wiederholen.

Trainiert die Rumpf- und die Schultermuskulatur und die Gleichgewichtsfähigkeit.

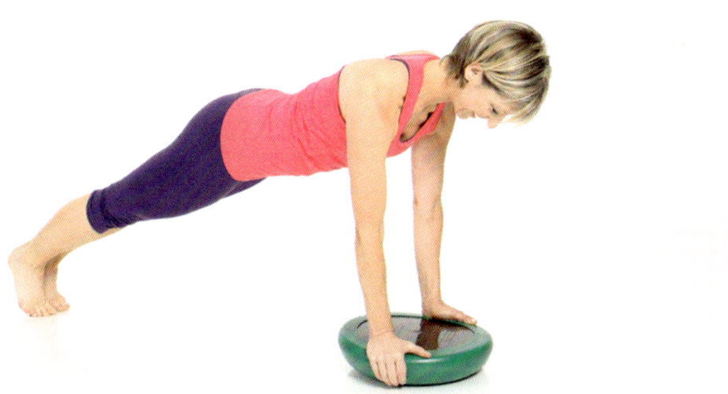

1 Gehen Sie in die Brett-Position. Die Hände fassen die umgedrehte Brasil® Base Plus. Oberkörper und Beine bilden eine Linie. Halten Sie diese Spannung ca. eine Minute lang.

Der wacklige Untergrund (die Brasil® Base Plus) fordert Ihr Gleichgewicht heraus.

Trainiert die Rumpf- und die Schultermuskulatur und die Gleichgewichtsfähigkeit.

1

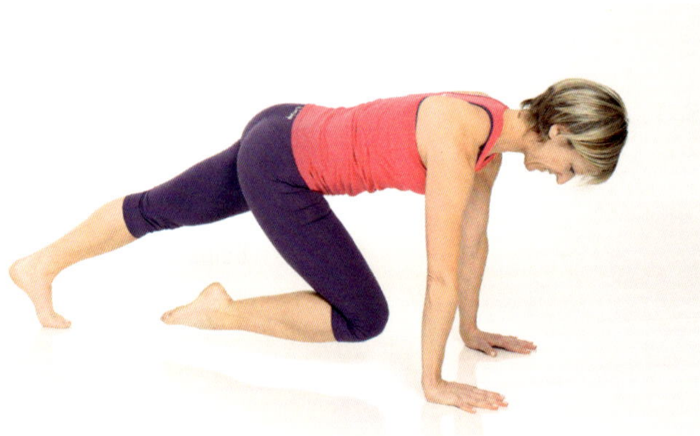

2

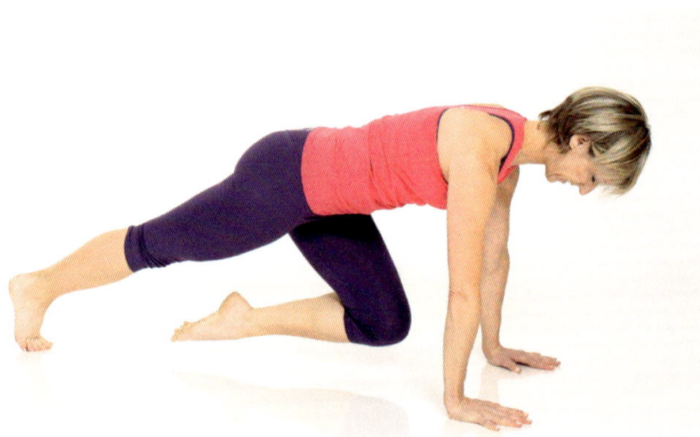

1 Gehen Sie in die Brett-Position. Die Hände senkrecht unter den Schultern positionieren. Oberkörper und Beine bilden eine Linie. Halten Sie diese Spannung! Halten Sie den Blick in Richtung Boden, den Kopf somit in Verlängerung Ihres Rumpfs! Nun ziehen Sie im Wechsel das rechte

2 und linke Knie in Richtung Brustbein. Das Becken bleibt in der Anfangsposition!

Der Rücken bleibt gerade!

Jedes Bein 8-10 x heranziehen.

Trainiert die Rumpf- und die Schultermuskulatur.

1

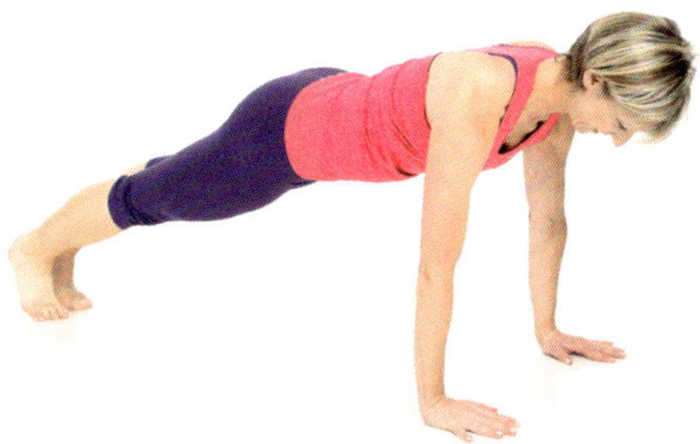

1 Gehen Sie in die Brett-Position. Die Hände befinden sich unterhalb der Schultern. Oberkörper und Beine bilden eine Linie.

2

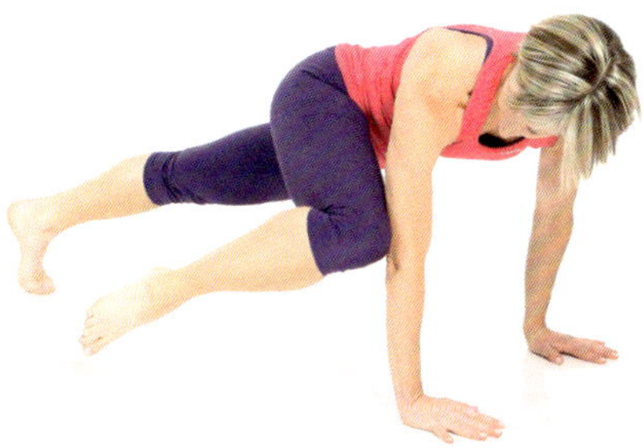

2 Nun ziehen Sie das rechte Knie zum rechten Ellbogen, dann das linke Knie zum linken Ellbogen.

3

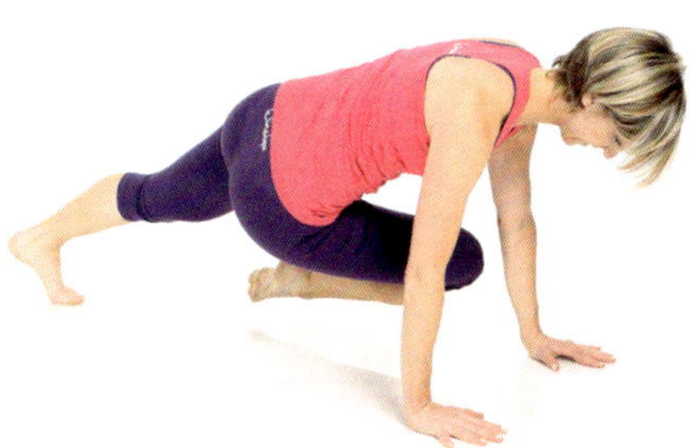

3 Als Variation ziehen Sie das rechte Knie zum linken Ellbogen, dann das linke Knie zum rechten Ellbogen.

Jede Seite 8-10 x wiederholen.

Trainiert die Rumpf- und die Schultermuskulatur und die Gleichgewichtsfähigkeit.

1

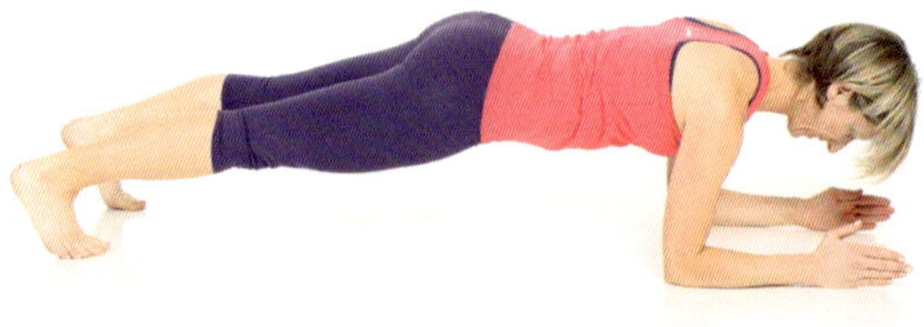

1 Gehen Sie in den Plank-Position. Die Ellbogen befinden sich unterhalb der Schultern. Der Oberkörper und die Beine bilden eine Linie. Ziehen Sie sich raus aus den Schultern. Den Bauchnabel sanft nach innen oben ziehen.

2, **3**, **4**, **5** Nun beginnen Sie, mit einem Arm große Kreise zu schreiben. Über hinten nach vorne. Dabei das Becken möglichst ruhig halten!

2

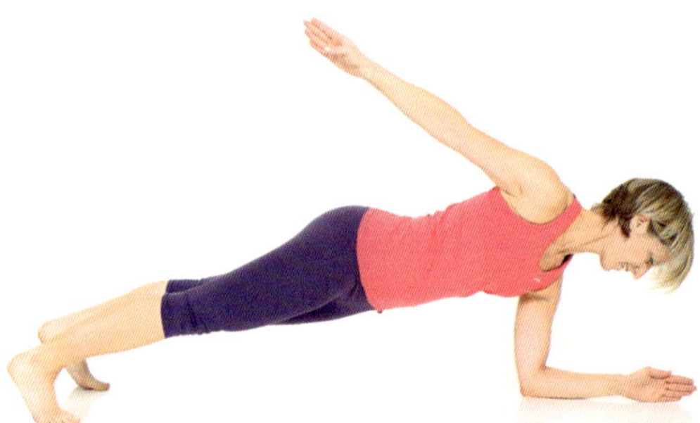

Jede Seite 8-10 Wiederholungen.

3

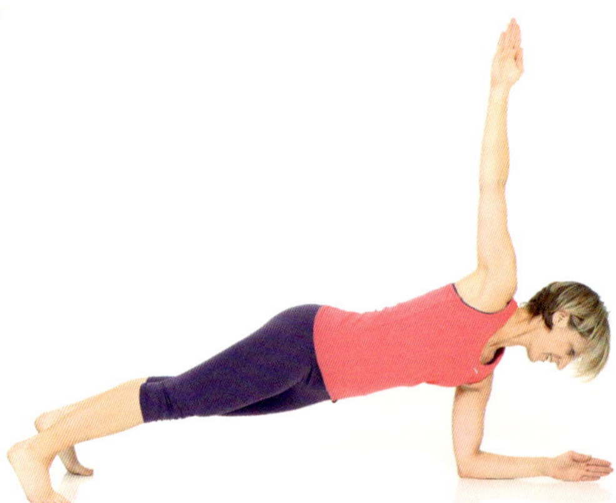

4

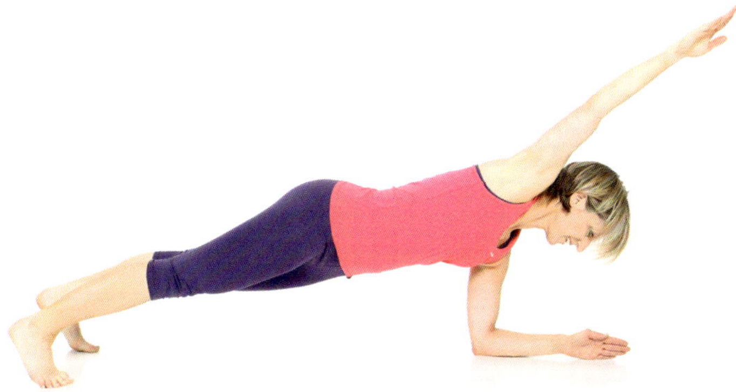

5

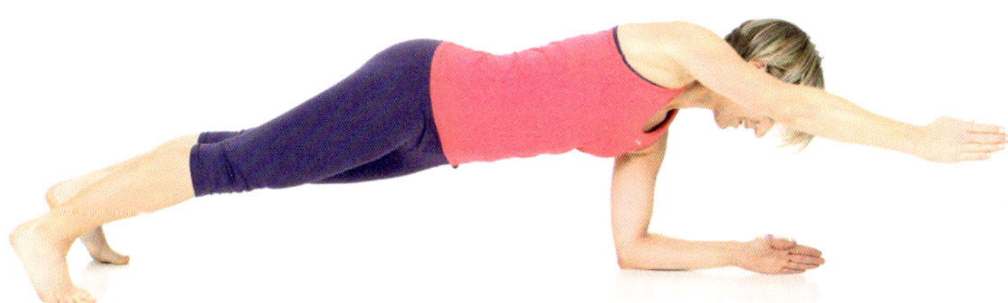

Trainiert die Rumpf- und die Schultermuskulatur und die Gleichgewichtsfähigkeit.

1

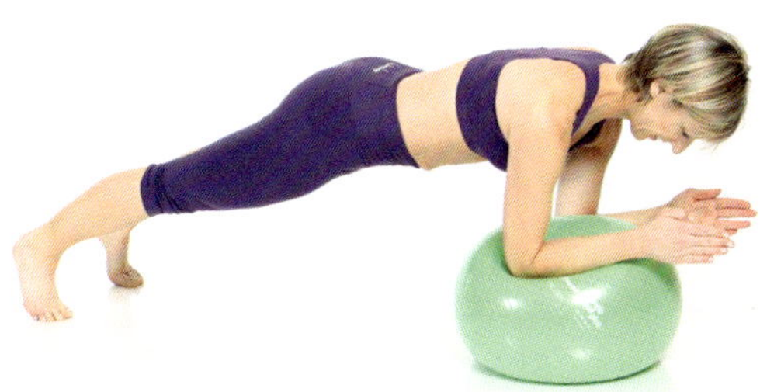

1 Gehen Sie in den Plank-Position auf dem Redondo® Ball Plus. Die Ellbogen befinden sich senkrecht unter den Schultern. Der Oberkörper und die Beine bilden eine Linie. Den Bauchnabel nach innen oben ziehen.

Halten Sie diese Position 30 Sekunden lang.

Trainiert die Rumpf- und die Schultermuskulatur und die Gleichgewichtsfähigkeit.

1

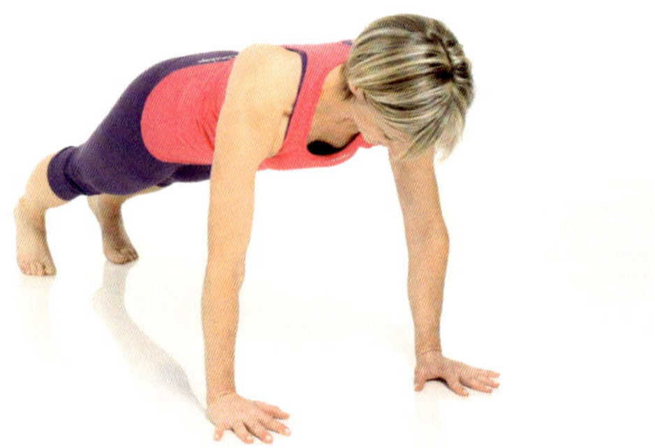

1 Gehen Sie in die Brett-Position. Die Hände befinden sich unterhalb der Schultern. Der Oberkörper und die Beine bilden eine Linie. Den Bauchnabel nach innen oben ziehen.

2

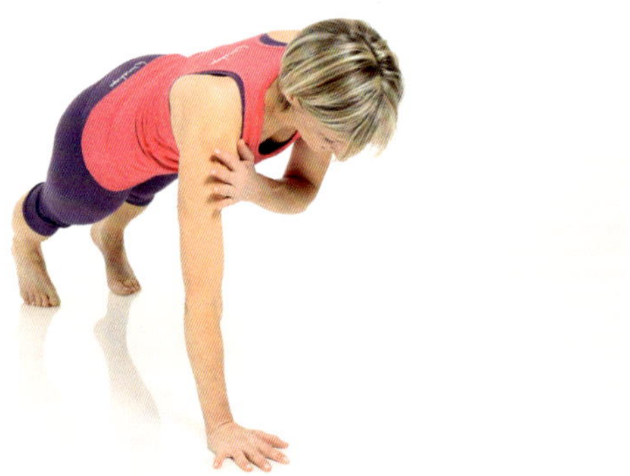

2 Nun berühren Sie im Wechsel mit der linken Hand die rechte Schulter und

3

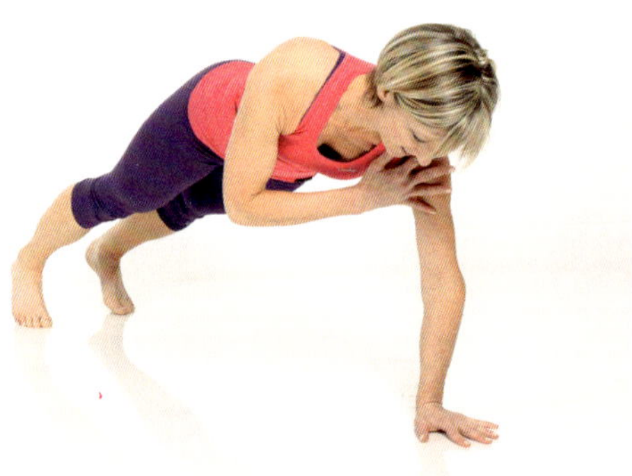

3 mit der rechten Hand die linke Schulter.

Dabei das Becken möglichst ruhig halten!

Jede Hand 8-10 x zur Schulter führen.

Trainiert die Rumpf- und die Schultermuskulatur und die Gleichgewichtsfähigkeit.

1

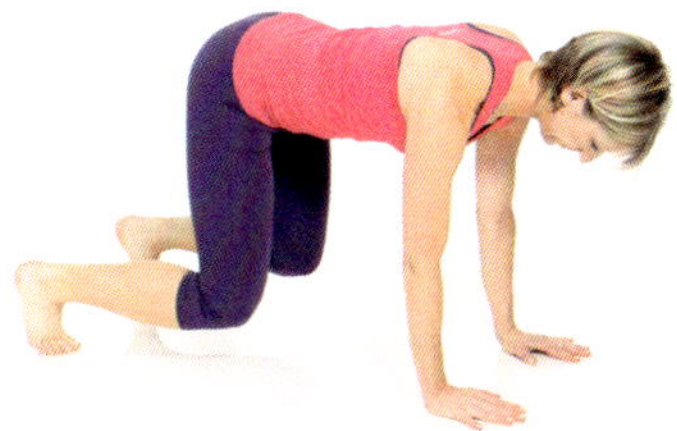

1 Gehen Sie in den Vierfüßlerstand. Die Hände befinden sich senkrecht unter den Schultern, die Knie senkrecht unter den Hüftgelenken. Die Knie etwas vom Boden abheben.

2

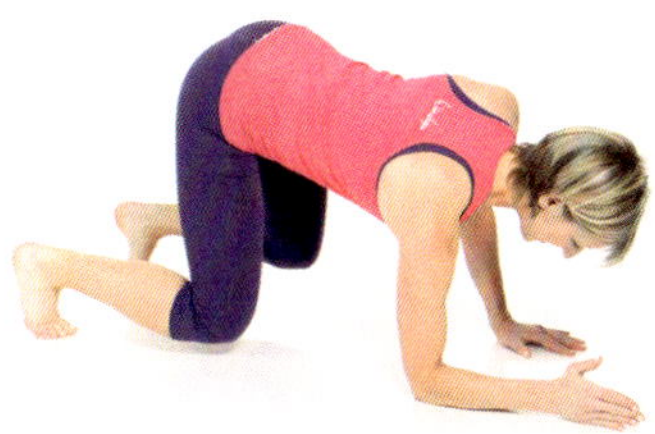

2 Nun nacheinander auf den rechten und

3

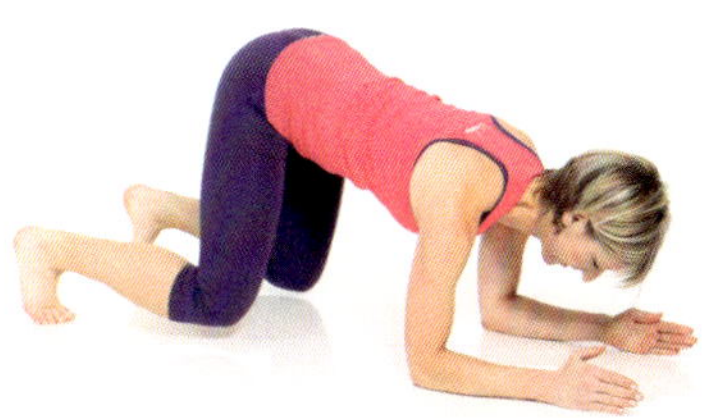

3 linken Unterarm tief kommen und

4

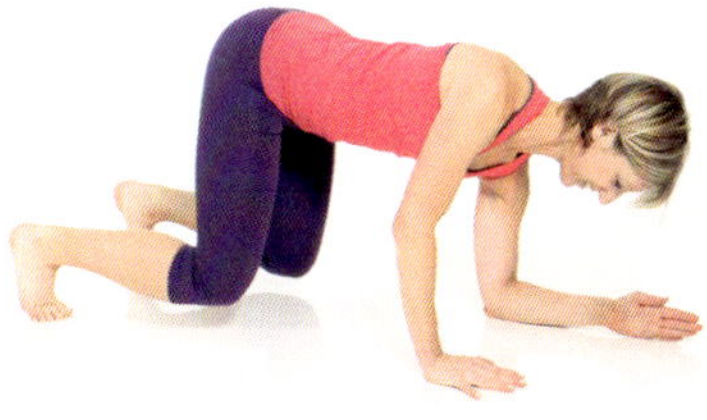

4 nacheinander wieder hoch auf die Hände stützen.

Einmal beginnt der rechte Arm, das andere Mal der linke Arm! Den Bauchnabel sanft nach innen oben ziehen! Die Knie halten den Abstand über dem Boden!

Mit jeder Seite 8-10 x beginnen.

Trainiert die Rumpf-, Schulter- und Armmuskulatur.

1

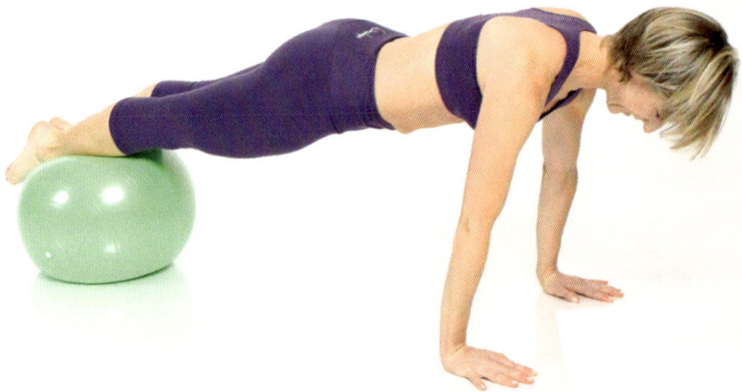

2

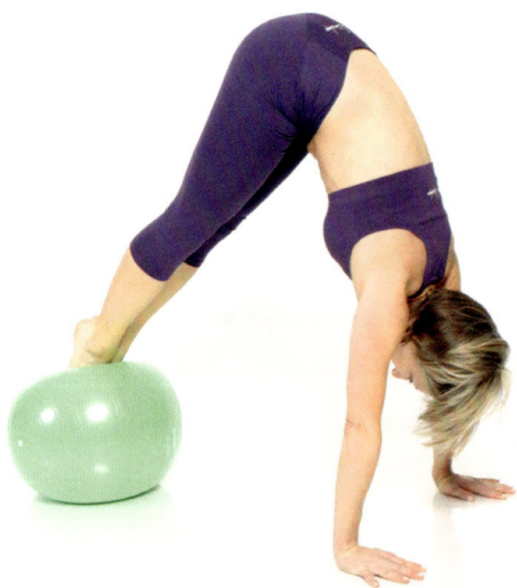

1 Gehen Sie in den Vierfüßlerstand mit gestreckten Beinen. Die Hände befinden sich senkrecht unter den Schultern. Die Unterschenkel auf dem Redondo® Ball Plus ablegen. Oberkörper und Beine bilden eine Linie.

2 Nun die Beine gestreckt zum Körper heranziehen und wieder lösen.

8-10 Wiederholungen.

Trainiert die Rumpf-, Schulter- und Armmuskulatur.

1

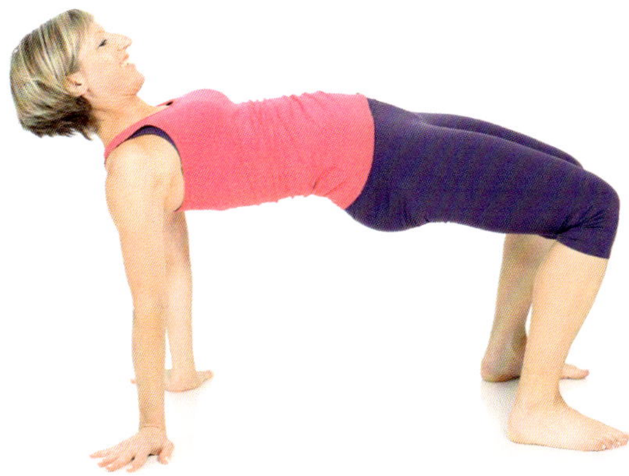

2

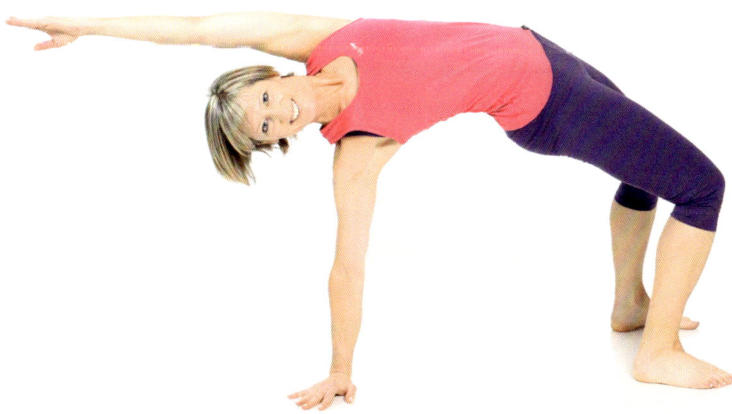

1 Setzen Sie sich auf den Boden. Die Hände hinter dem Körper aufsetzen. Die Fingerspitzen zeigen nach außen. Die Füße etwa eine Fußlänge vor dem Gesäß aufstellen. Nun das Becken anheben, bis der Oberkörper und die Oberschenkel eine Linie bilden.

2 Nun einen Arm vom Boden lösen und weit nach hinten strecken. Dabei den Oberkörper zur Seite drehen.

Jede Seite im Wechsel 8-10 x wiederholen.

Trainiert die Rumpfmuskulatur und die Schultermuskulatur.

1

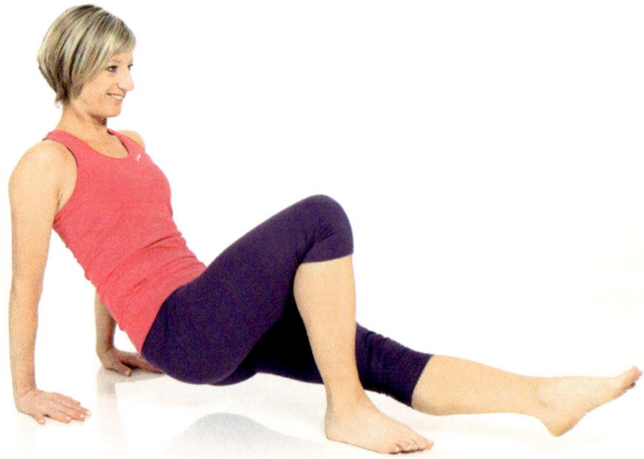

2

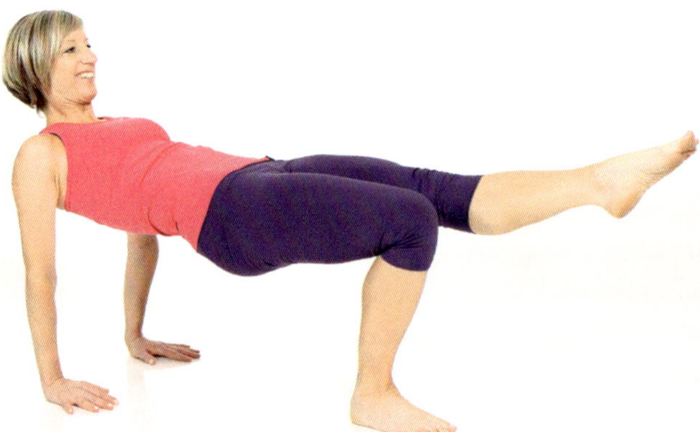

1 Setzen Sie sich mit aufgestellten Beinen auf den Boden. Die Hände schulterbreit neben dem Gesäß aufstellen. Ein Bein nach vorne ausstrecken und das Becken etwas vom Boden abheben.

2 Nun das Becken weiter anheben, wenn möglich, bis Oberschenkel und Oberkörper eine Linie bilden. Die Hände befinden sich nun senkrecht unter den Schultergelenken, die Ferse ist senkrecht unter dem Kniegelenk.

Den Bauchnabel sanft nach innen ziehen! Das Brustbein in Richtung Decke anheben!

Diese Übung mit jeder Seite 20-30 x ausführen.

Trainiert die Gesäßmuskulatur, rückseitige Oberschenkelmuskulatur, Schultermuskulatur.

1

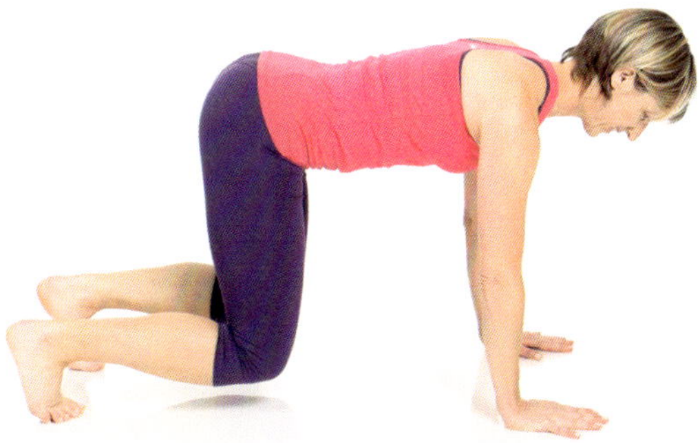

2

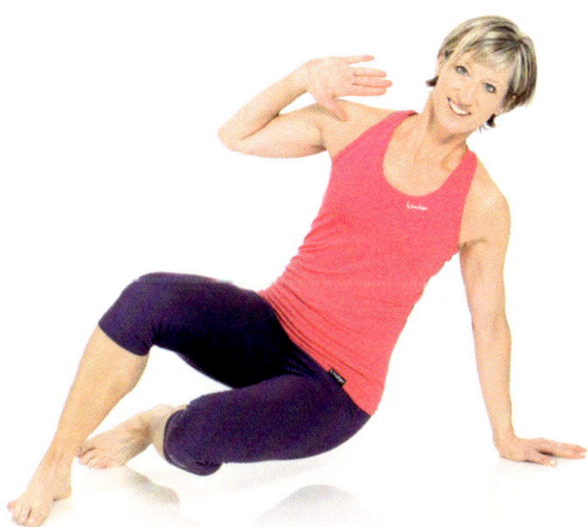

3

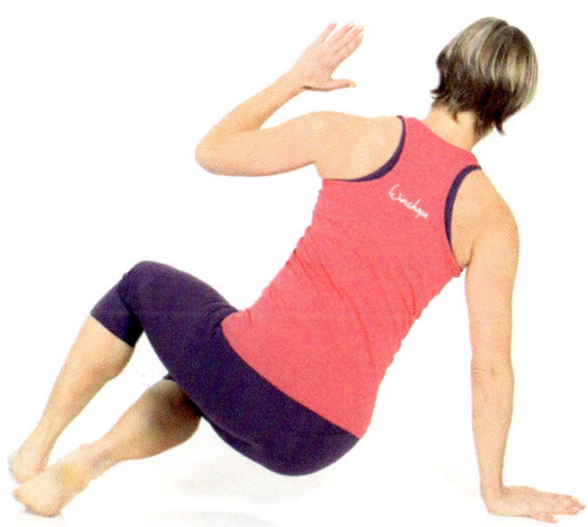

Trainiert die Schulter- und die Rumpfmuskulatur.

1 Gehen Sie in den Vierfüßlerstand. Die Hände befinden sich senkrecht unter den Schultern, die Knie senkrecht unter den Hüftgelenken. Die Knie etwas über dem Boden schweben lassen. Halten Sie die Wirbelsäule in ihrer natürlichen Schwingung, den Kopf in Verlängerung des Rumpfs. Den Bauchnabel sanft nach innen oben ziehen!

2 Nun drehen Sie den Oberkörper zu einer Seite auf, dabei die Füße etwas umsetzen. Eine Hand heben und zur Schulter bewegen. Dann mit einem kleinen Sprung wieder zur Mitte kommen.

3 Dieselbe Bewegung zur anderen Seite ausführen.

Jede Seite 8-10 x wiederholen.

1

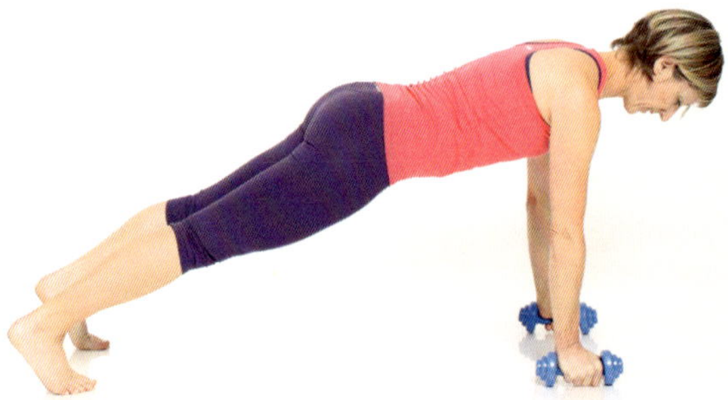

1 Gehen Sie in die Brett-Position, aufgestützt auf zwei Hanteln. Die Hände befinden sich unterhalb der Schultern, Oberkörper und Beine bilden eine Linie. Den Bauchnabel sanft nach innen oben ziehen.

2

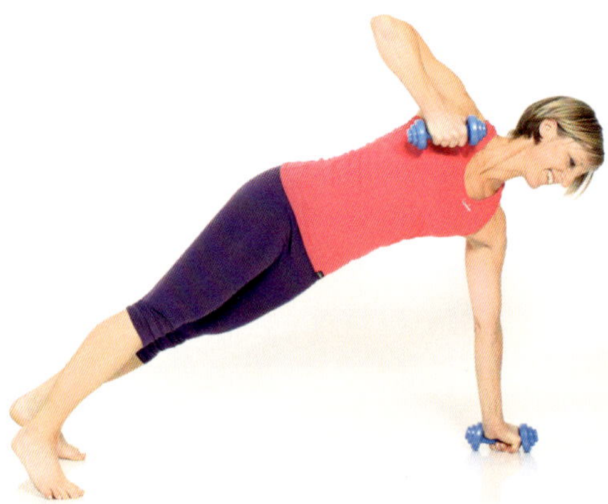

2 Nun heben Sie eine Hand vom Boden weg, ziehen Sie den Ellbogen in Richtung Decke. Den Oberkörper aufdrehen.

3

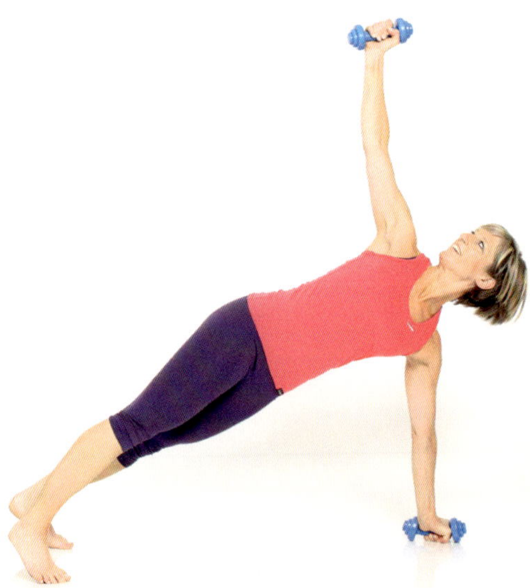

3 Dann strecken Sie den Arm in Richtung Decke aus und nehmen Ihren Blick mit der Hand mit.

Die rechte und linke Seite im Wechsel!

15-20 Wiederholungen je Seite.

Trainiert die Rumpf-, Schulter- und Armmuskulatur.

1

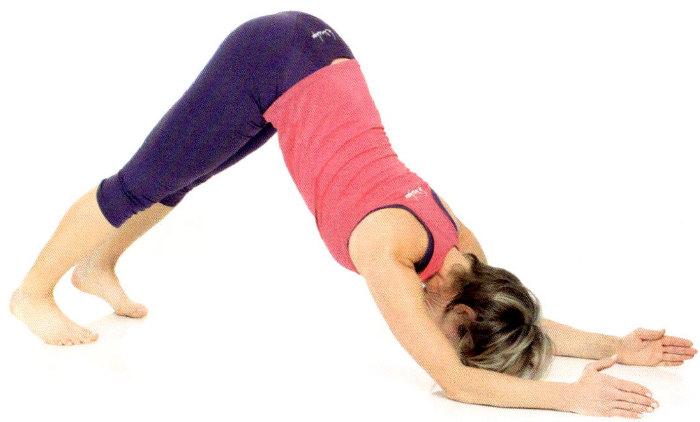

2

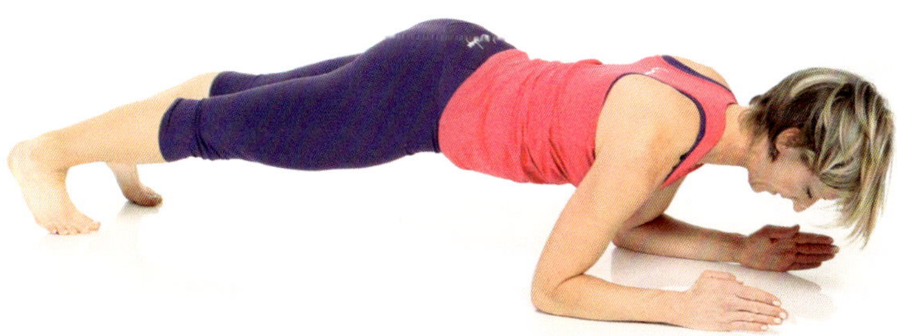

1 Gehen Sie in den „herabschauenden Hund". Stützen Sie den Oberkörper auf den Ellbogen ab. Das Brustbein in Richtung Oberschenkel schieben. Das Steißbein in Richtung Decke bewegen. Den Bauchnabel sanft nach innen oben ziehen!

2 Nun senken Sie das Becken ab, bis sich der Oberkörper und die Beine in einer Linie befinden. Die Schultern dürfen über die Ellbogen hinausschieben. Dann wieder zurück in den „herabschauenden Hund".

Diese Bewegung 20-30 x wiederholen.

Trainiert die Schulter- und die Rumpfmuskulatur.

1

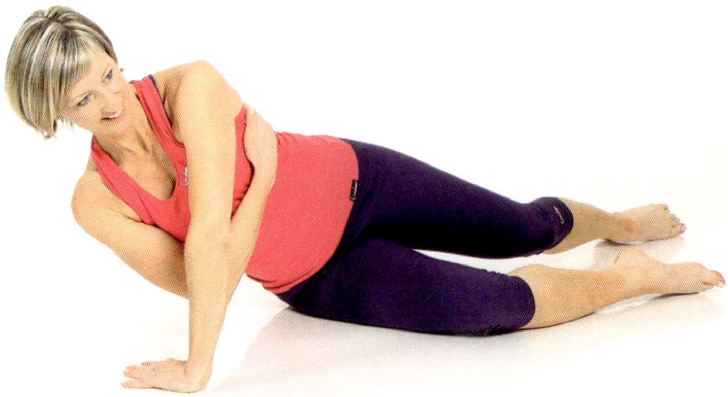

2

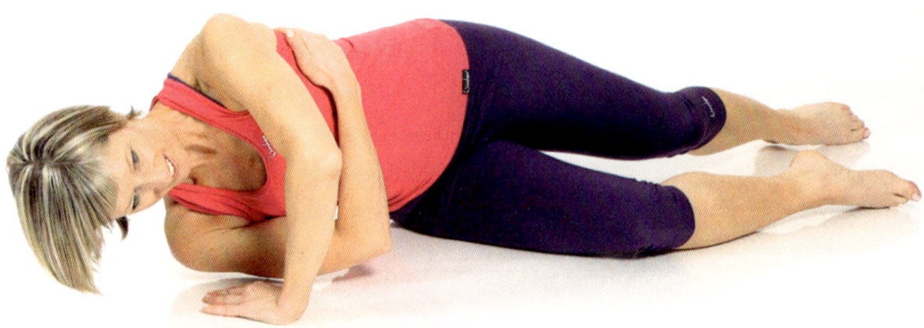

1 Seitlage mit leicht angewinkelten Beinen. Den oberen Arm unterhalb der Schulter am Boden abstützen. Die Fingerspitzen zeigen in Richtung Schulter. Der andere Arm umarmt den Rumpf.

2 Nun beugen und strecken Sie den Arm. Die Schulter berührt dabei fast den Boden.

Diese Bewegung mit jeder Seite 20-30 x wiederholen.

Trainiert den Trizeps.

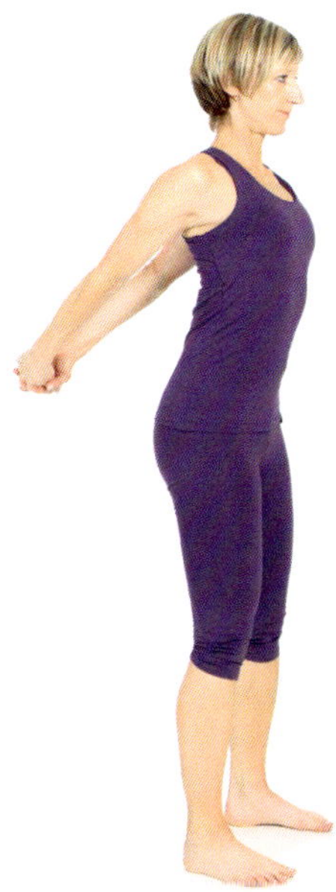

1 Sie stehen hüftbreit mit leicht gebeugten Knien. Beide Hände hinter dem Körper fassen und in Richtung Decke ziehen. Dabei bleibt der Schultergürtel entspannt, die Schultern sind nach hinten unten gezogen. Das Brustbein heben. Den Bauchnabel nach innen oben ziehen.

Diese Position 20 Sekunden halten.

Dehnt die Brustmuskulatur.

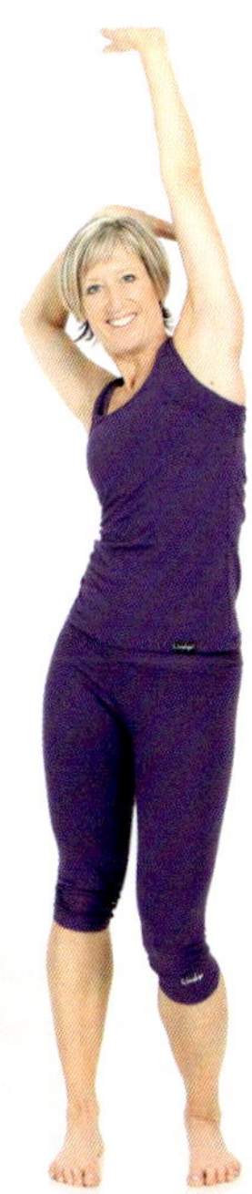

1 Sie stehen mit hüftbreit geöffneten Füßen. Strecken und räkeln Sie sich in Richtung Decke. Wechseln Sie Winkel und Handhaltungen ab!

Machen Sie diese Übung, so lange es Ihnen angenehm ist.

TIPP: Sich im Alltag immer mal wieder strecken und räkeln, das durchblutet die Muskulatur und Ihre Bandscheiben danken es Ihnen.

Dehnt die Rücken- und Bauchmuskulatur.

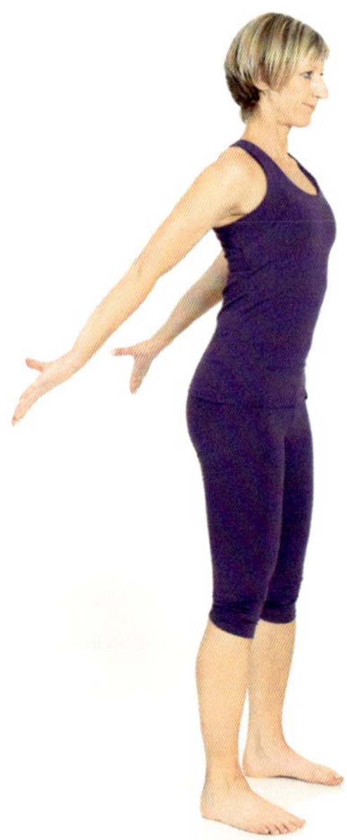

1 Sie stehen mit hüftbreit geöffneten Füßen, die Knie sind leicht gebeugt. Beide Arme gestreckt hinter den Körper bewegen. Die Daumen zeigen nach innen.

Diese Position 20 Sekunden halten.

Dehnt den Bizeps.

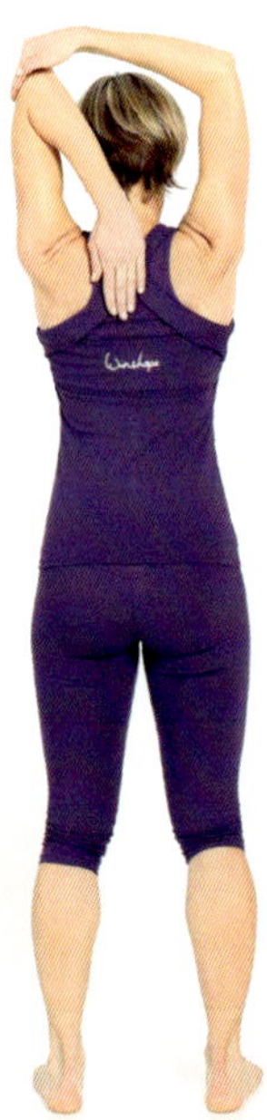

1 Sie stehen mit hüftbreit geöffneten Füßen, die Knie sind leicht gebeugt. Strecken Sie einen Arm nach oben in Richtung Decke. Beugen Sie den Arm, sodass die Hand sich zwischen den Schulterblättern befindet. Nun mit der anderen Hand den Oberarm fassen und ihn mit der Hand sanft tiefer schieben.

Diese Position 20 Sekunden halten. Den Atem fließen lassen. Dann die Seite wechseln.

Dehnt den Trizeps.

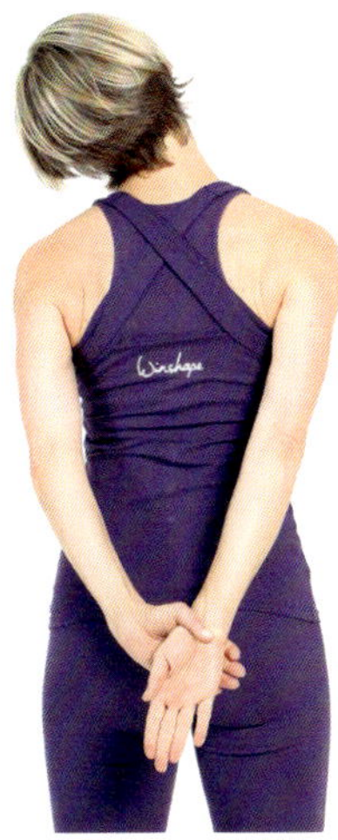

1 Sie stehen mit hüftbreit geöffneten Füßen, die Knie sind leicht gebeugt. Bewegen Sie einen Arm hinter den Rücken. Mit der anderen Hand fassen Sie das Handgelenk. Nun den Arm sanft in Richtung Boden ziehen. Dabei die Schulter nach hinten unten ziehen. Der Kopf neigt sich zur Gegenseite.

Diese Position 20 Sekunden halten. Den Atem fließen lassen. Dann die Seite wechseln.

Dehnt die Nackenmuskulatur.

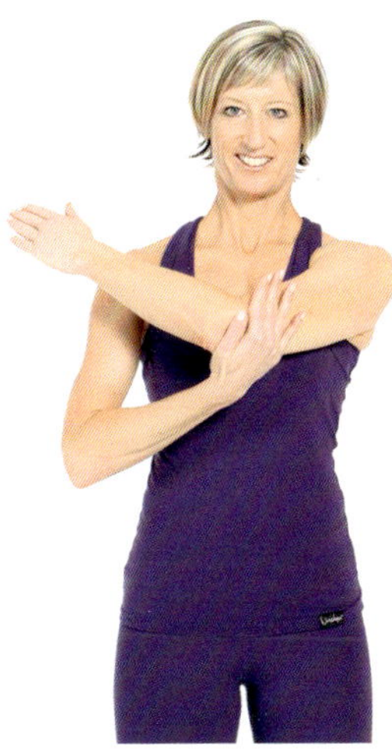

1 Sie stehen mit hüftbreit geöffneten Füßen, die Knie sind leicht gebeugt. Einen Arm gestreckt vor das Brustbein heben. Mit der anderen Hand den Oberarm fassen und zum Körper heranziehen und etwas zur Seite ziehen. Die Schultern bleiben tief unten!

Diese Position 20 Sekunden halten. Den Atem fließen lassen. Dann die Seite wechseln.

Dehnt die Schultermuskulatur, die Muskulatur des oberen Rückens.

Kapitel 5

5 Übungsprogramme

5.1 Kick für zwischendurch

5.1.1 Fit im Sitzen

Kurze Bewegungspausen in den Alltag zu integrieren, das bringt mehr als nur eine lange Trainingseinheit in der Woche. Bewegen Sie sich jede Stunde zwei Minuten lang! Das fördert die Rückengesundheit und Ihr Wohlbefinden! In diesem Kapitel finden Sie einige Beispiele für kurze Bewegungspausen im Büro, im Alltag oder im Urlaub.

1

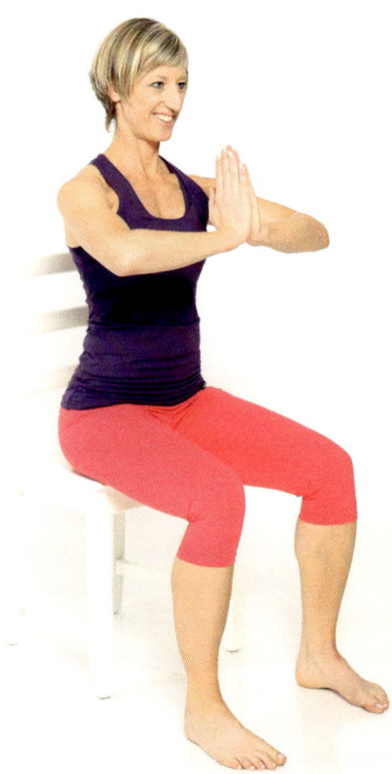

1 Sie sitzen aufrecht, die Fersen befinden sich unterhalb Ihrer Knie, die Beine sind leicht geöffnet. Im Idealfall sollten Ihre Oberschenkel leicht nach unten abfallen, wenn Sie auf der vorderen Hälfte des Stuhls sitzen. Das Brustbein heben, die Schultern nach hinten unten ziehen. Nun schließen Sie beide Handflächen vor Ihrem Brustbein. Versuchen Sie, die Hände fest aneinanderzudrücken.

Diese Spannung 30 Sekunden halten, Pause, noch einmal.

Trainiert die Brustmuskulatur.

1

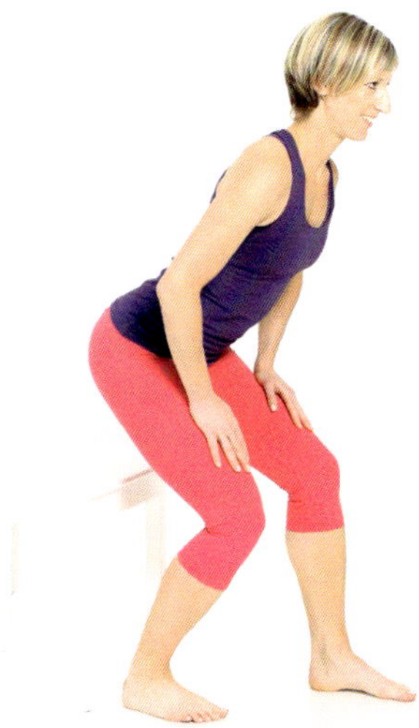

2

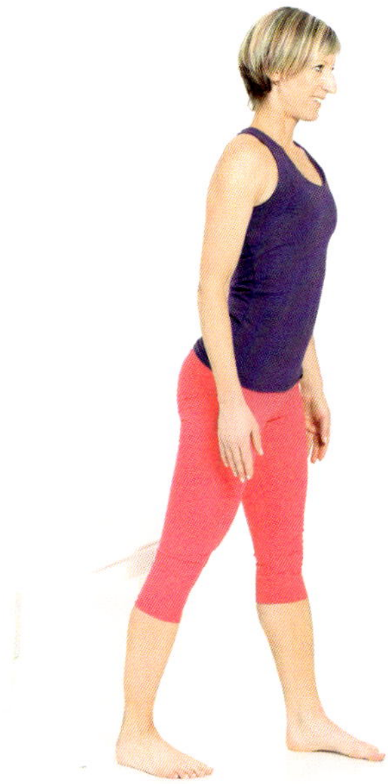

1 Sie sitzen aufrecht und setzen einen Fuß etwas zurück, den anderen Fuß etwas nach vorne. Neigen Sie nun den Oberkörper leicht nach vorne und stützen die Hände auf den Oberschenkeln auf.

2 Stehen Sie auf. Dann wieder hinsetzen, die Füße tauschen und wieder aufstehen.

Diese Bewegungsabfolge mit jeder Seite 10-15 x wiederholen.

Aktiviert die Wadenmuskulatur, trainiert die Oberschenkel- und Gesäßmuskulatur.

1

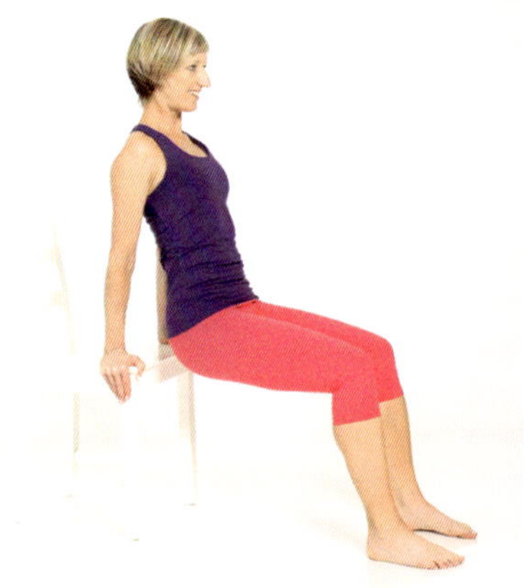

2

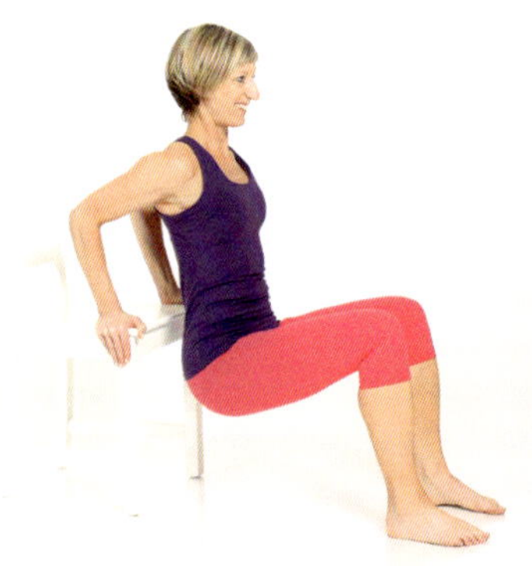

1 Setzen Sie sich aufrecht auf den Stuhl, die Hände greifen die Sitzfläche von außen. Heben Sie das Gesäß ab und rutschen Sie etwas nach vorne an den Stuhlrand.

2 Nun die Arme beugen und strecken. Dabei die Schultern tief nach hinten unten ziehen!

Diese Übung 10-15 x wiederholen.

Trainiert den Trizeps.

1

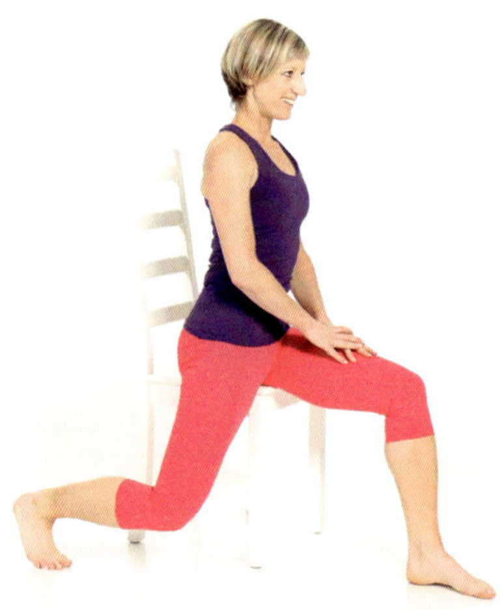

1 Setzen Sie sich an den Stuhlrand. Ein Bein vorne aufstellen, das äußere Bein nach hinten stellen. Der Oberschenkel steht senkrecht oder ist sogar etwas weiter nach hinten gestreckt. Das Gesäß anspannen und das Becken nach vorne schieben.

Diese Position 20 Sekunden halten, dann Seitenwechsel.

Dehnt die vordere Oberschenkelmuskulatur, den Hüftbeugemuskel.

1

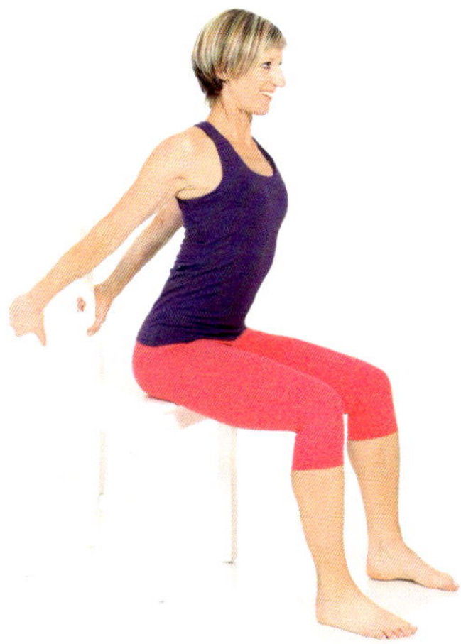

1 Setzen Sie sich aufrecht nach vorne an den Stuhlrand. Beide Hände fassen die Stuhllehne. Nun das Brustbein weit nach vorne schieben. Die Schultern bleiben tief unten!

Dehnt die Brustmuskulatur.

5.1.2 Brain Fitness

Wann haben Sie denn zum letzten Mal etwas zum ersten Mal gemacht?

Eigentlich möchten wir ungerne etwas nicht können! Dabei ist es viel wertvoller, bei etwas Neuem zu versagen, als mit seinen altbewährten Fähigkeiten zu glänzen!

Die Voraussetzung für ein leistungsfähiges Gehirn ist, dass es uns gelingt, die Routine zu besiegen und sich die Motivation zur Aktivität und zum Lernen zu erhalten!

Denn das Lernen von etwas Neuem hält uns geistig jung und vital!

Durch Übungen, die mit neuen Aufgaben und Impulsen für unser Gehirn kombiniert sind, werden Sie im Alltag entscheidungsfreudiger, Sie können Situationen schneller einschätzen, finden sich in fremden Situationen besser zurecht und vermeiden oder vermindern Gefahrensituationen.

Denken Sie an Situationen, die Sie bewusst, aber auch teilweise unbewusst meistern, wie Gehen auf Schneeglätte im Winter, das Überqueren einer Fahrbahn in der Dunkelheit, Einkaufen in einem fremden Supermarkt, oder das Bewältigen von neuen, unbekannten Bewegungsabläufen in einer neuen Sportart.

Das folgende Programm enthält einfache, lustige Übungen für Gehirn und Körper, die über die allgemeine Bewegung hinaus die geistige Leistungs-, Lern- und Konzentrationsfähigkeit verbessern. Die Gehirngymnastik aktiviert und koordiniert beide Gehirnhälften, bringt in kurzer Zeit mehr Lebensenergie und Freude und fördert Ihr persönliches Wohlbefinden. Regelmäßige gehirngerechte Bewegungsimpulse sind wichtig für das Lernen und Verstehen, verbessern das Kurzzeitgedächtnis, die Denk- und Merkfähigkeit und unsere kreativen Fähigkeiten.

Fügen Sie einfach eine oder mehrere Übungen dieses Kapitels in Ihre Kurse ein, Sie werden sehen, das macht den Teilnehmern wirklich Spaß und bringt sie zum Lachen. Doch denken Sie daran, zu erwähnen, dass das Nichtkönnen die eigentliche Übung ist! Also nicht ärgern!

Hier noch ein paar TIPPS für den Alltag, um jung und vital zu bleiben:

- Trinken Sie genug Wasser.
- Üben Sie täglich ein paar Minuten.
- Schlafen Sie genug, dann kann sich Ihr Gehirn regenerieren.
- Bleiben Sie kreativ.
- Bleiben Sie neugierig, Neuem aufgeschlossen.
- Jeden Tag bilden wir neue Gehirnzellen. Fordern Sie diese, denn je mehr Vernetzungen unser Gehirn hat, desto leistungsfähiger und fitter bleiben Sie.
- Fordern Sie sich, Nichtkönnen macht Sinn!

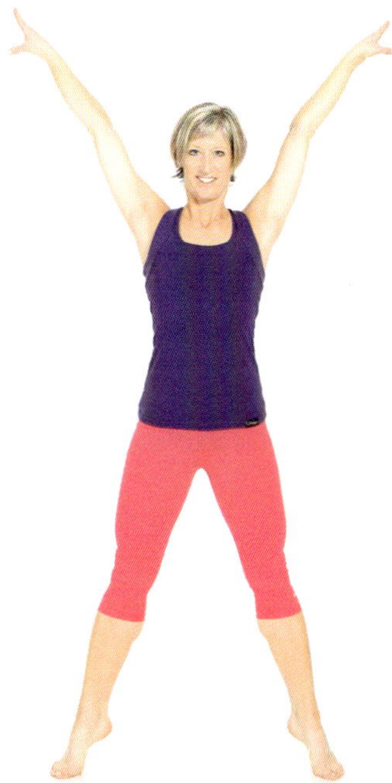

1 Heben Sie sich auf die Fußspitzen, die Beine sind leicht gegrätscht, die Handflächen zeigen nach hinten unten. Sie fühlen sich nun gelassen!

5-6 Atemzüge verharren.

Gleichgewichtsübungen fördern die Wachheit, die geistige Leistungsfähigkeit und erhöhen so das Aktivitätsniveau.

Emotionaler Stress wird dadurch positiv beeinflusst. Die Atemräume werden erweitert.

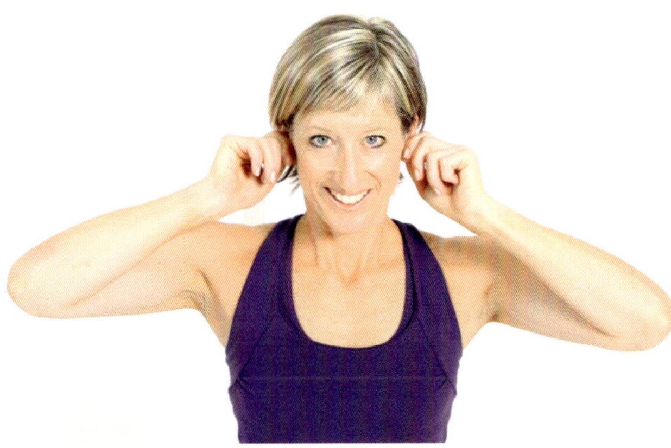

1 Im Ohr haben wir über 400 Akkupunkturpunkte. Wir stimulieren unsere gesamte Körperenergie, indem wir die Ohren mit Zeigefinger und Daumen von oben nach unten massieren. Fahren Sie mit der Übung so lange fort, bis sich die Ohren angenehm warm anfühlen.

Zusätzlich entspannt sich die Kiefer-Nacken-Gesichtsmuskulatur.

1

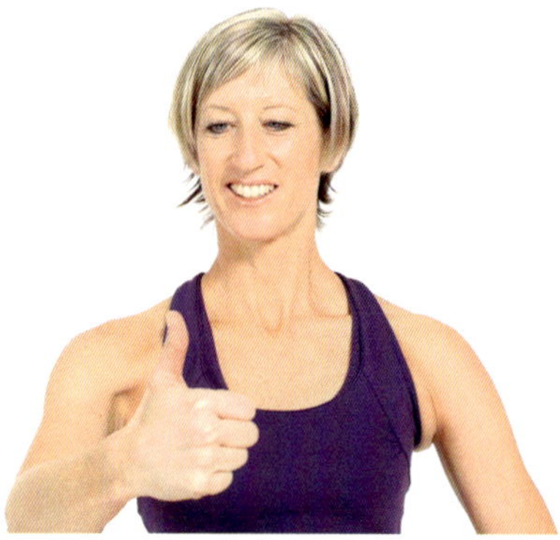

2

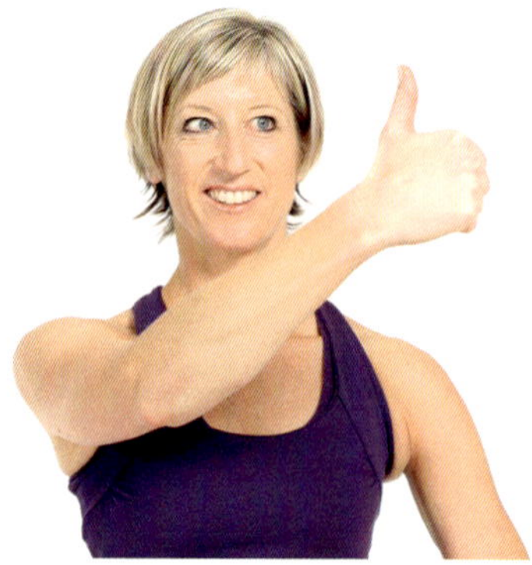

3

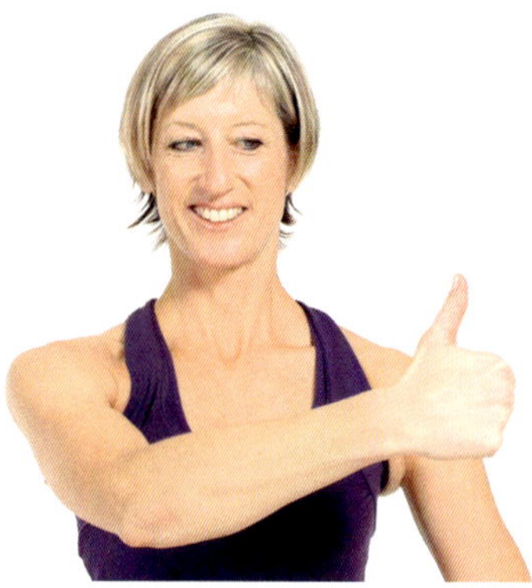

4

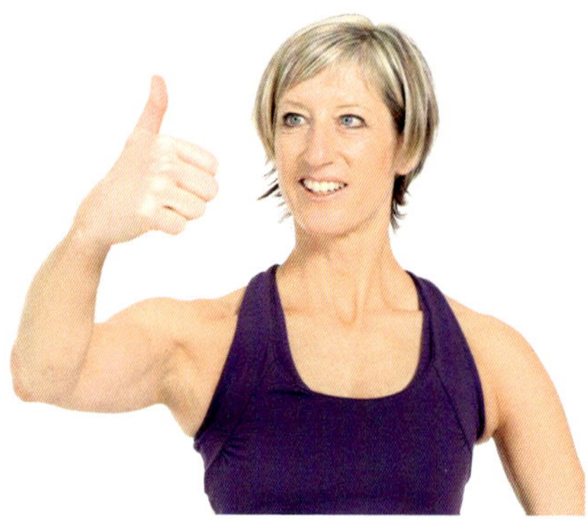

1-4 Zeichnen Sie mit dem Daumen eine liegende Acht vor Ihren Augen. Verfolgen Sie den Daumen während der gesamten Bewegung. Der Kopf bleibt ruhig! 4 x mit jeder Hand.

Wir aktivieren die Zusammenarbeit beider Gehirnhälften. Die innere Balance und Zentrierung wird verbessert.

1

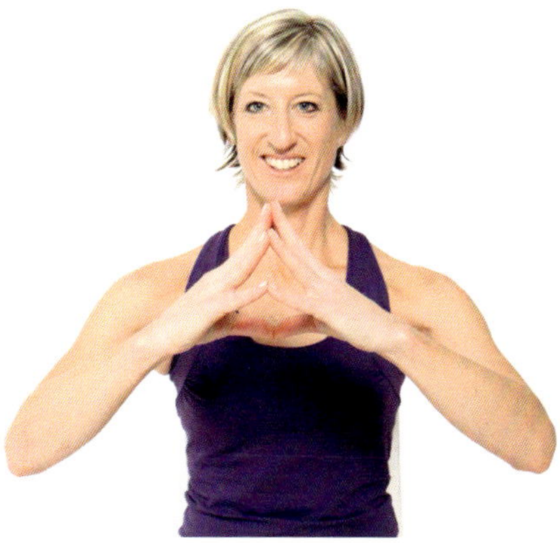

1-3 Legen Sie die Fingerspitzen beider Hände aneinander. Nun fangen Sie an, mit den Daumen 4 x vorwärts umeinander herumzukreisen, dann mit beiden Zeigefingern, mit beiden Mittelfingern, mit beiden Ringfingern und mit beiden kleinen Fingern. Jeweils ungefähr 4 x. Dann das Ganze wieder rückwärts. Die kleinen Finger beginnen.

2

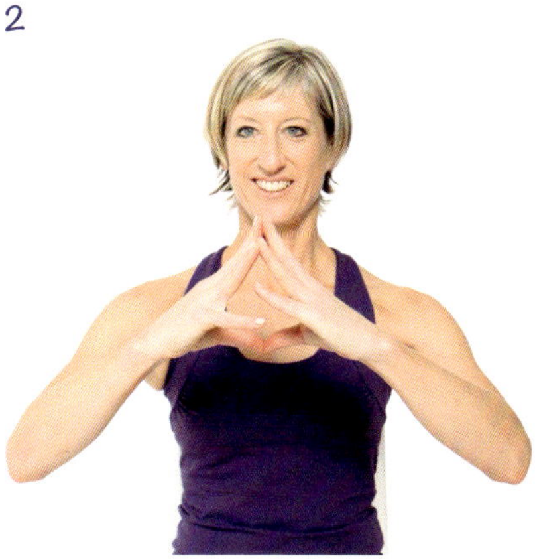

3

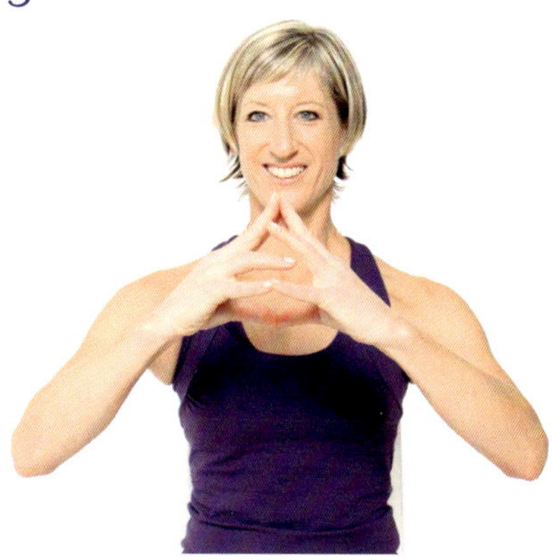

Diese Übung schult die Koordination und die Mobilität der Fingergelenke.

1

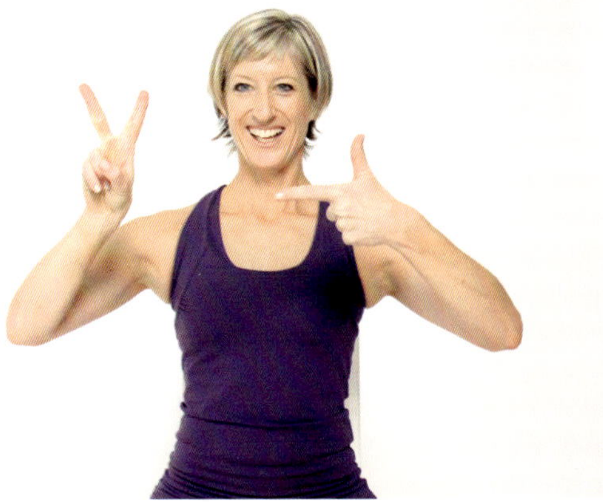

2

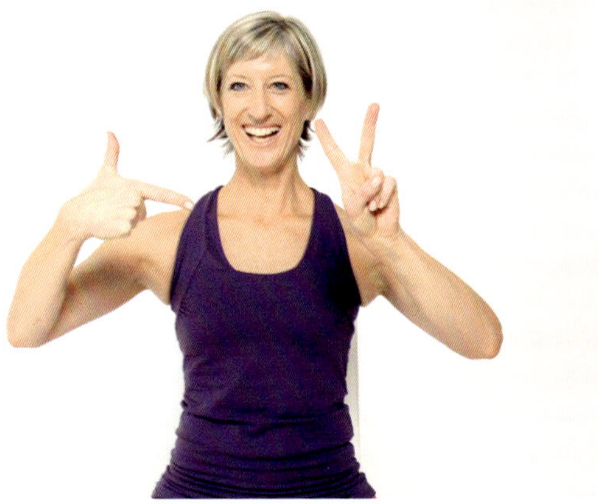

1 „Hase-und-Jäger-Spiel." Mit der einen Hand formen Sie den „Hasen", indem Sie den Zeigefinger und Mittelfinger nach oben strecken. Der Daumen wird um die anderen Finger gelegt. Die andere Hand formt den „Jäger", indem Sie eine Pistole formen mit Zeigefinger und Daumen.

2 Dann wechseln Sie die Handpositionen zügig, immer wieder.

Diese Übung schult die Koordination und Fingerfertigkeit.

5.1.3 Kurze Alltagsbewegungstipps

TIPPS, die einfach nur guttun!

Solche Bewegungspausen macht jeder gerne!

Auch „Sportmuffel" können diese TIPPS für kurze Bewegungspausen annehmen.

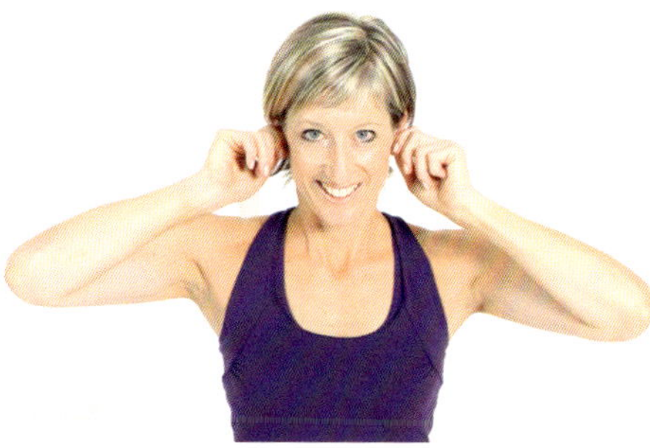

1 Im Ohr haben wir über 400 Akkupunkturpunkte. Wir stimulieren unsere gesamte Körperenergie, indem wir die Ohren mit Zeigefinger und Daumen von oben nach unten massieren. Fahren Sie mit der Übung so lange fort, bis sich die Ohren angenehm warm anfühlen.

Zusätzlich entspannt sich die Kiefer-Nacken-Gesichtsmuskulatur.

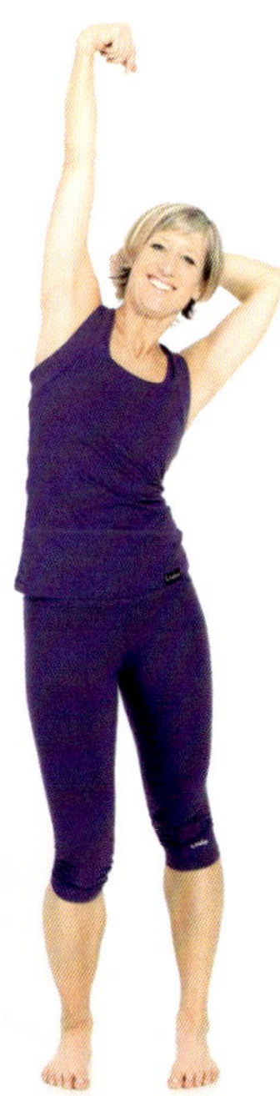

1 Einfach mal zwischendurch im Stehen oder Sitzen sich in alle Richtungen und mit verschiedenen Handpositionen räkeln. Das heißt, einmal die Hand bewusst öffnen und mit der Handfläche zur Decke schieben, das andere Mal mit der Faust in Richtung Decke schieben.

Diese Übung durchblutet die gesamte Rückenmuskulatur und lässt den Bandscheiben „Luft zum Atmen".

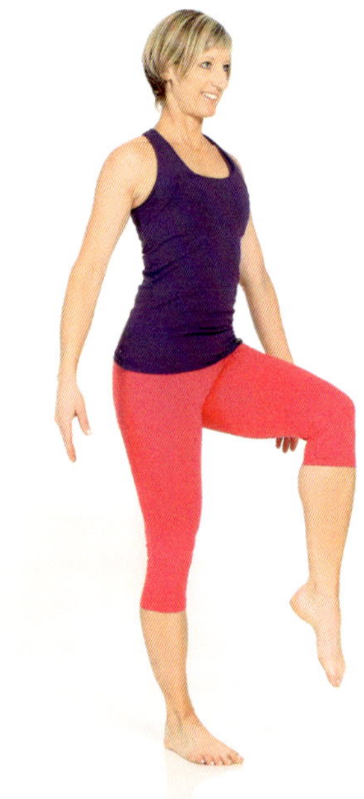

1 Stellen Sie sich einfach mal ab und zu auf ein Bein. Zum Beispiel beim Zähneputzen, im Supermarkt an der Kasse, beim Kochen. ... Denken Sie daran, die Beine abzuwechseln.

Diese Übung schult die Balance und die tiefe Rumpfmuskulatur wird aktiviert.

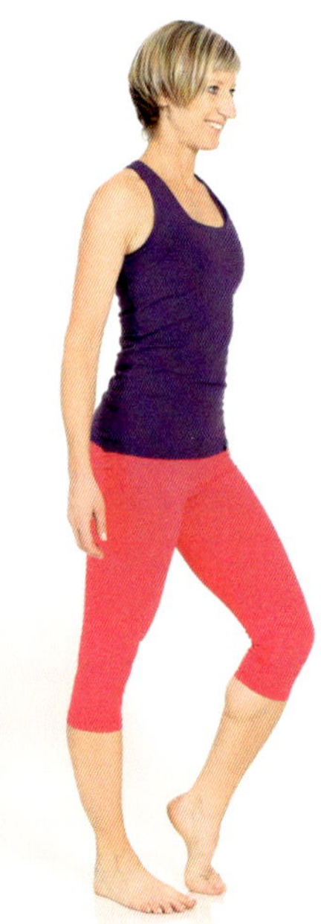

1 Zwischendurch immer mal wieder die Füße im Wechsel abrollen. Das funktioniert im Stehen genauso wie im Sitzen.

Diese Übung tut den Venen gut. Der Rücktransport des Blutes in Richtung Herzen wird angeregt. Die Wadenmuskulatur ist unsere Venenpumpe!

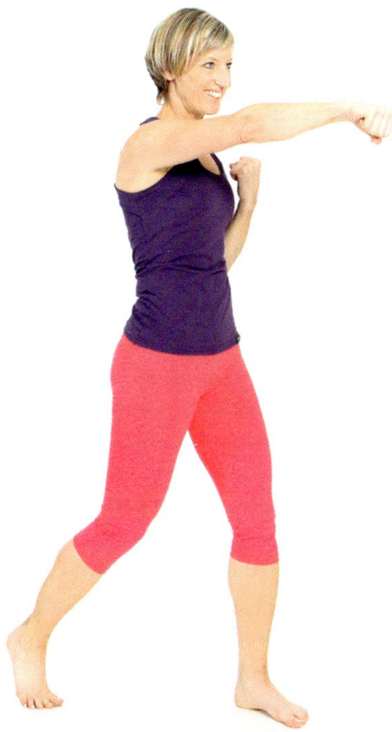

1 Sich einfach mal freiboxen! Haben Sie Stress im Alltag?

Dann reagieren Sie sich mit dieser Übung wunderbar ab und tun gleichzeitig etwas für Ihre Rumpfmuskulatur und Ihr Herz-Kreislauf-System.

5.2 Bauch – Beine – Po express/15 Minuten

15 Minuten Training. Sie meinen, das ist nicht intensiv genug? Dann testen Sie folgende Trainingsvorschläge! Jede Übung des Hauptteils (die ersten vier Übungen jedes Workouts gehören zum Aufwärmtraining) trainieren Sie in zwei Sätzen. Das heißt die vorgegebene Wiederholungsanzahl ausführen, dann folgen ca. 10 Sekunden Pause, und gleich noch einmal dieselbe Übung wiederholen.

5.2.1 Mit Gewicht/TOPANGA®

AUFWÄRMEN

Wenn Sie möchten, können Sie das Workout auch ohne TOPANGA® durchführen. Damit vereinfachen Sie die Übungen. Vielleicht können Sie dann die Wiederholungszahlen etwas steigern.

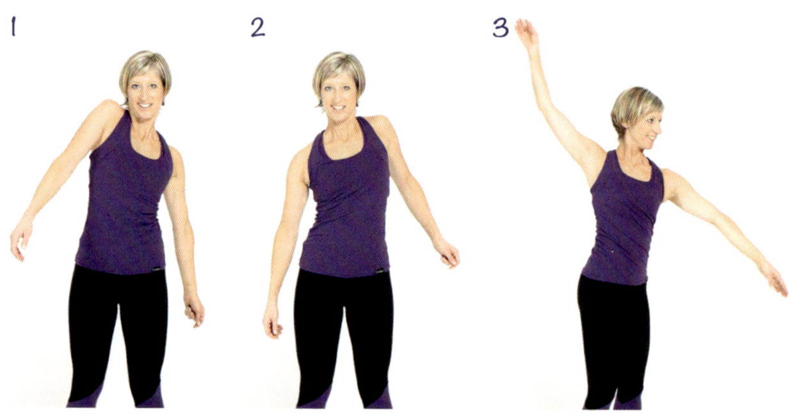

1, 2 Stehen Sie aufrecht, heben Sie das Brustbein, ziehen Sie den Bauchnabel sanft nach innen und kreisen Sie die Schultern im Wechsel nach hinten unten.

Jede Schulter 20-30 x.

3 Werden Sie nun größer mit der Bewegung und kreisen Sie die gestreckten Arme nach hinten. Wie eine Windmühle. Denken Sie daran, die Schultern nach hinten unten zu ziehen.

Jeden Arm 20-30 x kreisen.

Mobilisation Schultergürtel/Schultergelenke

1

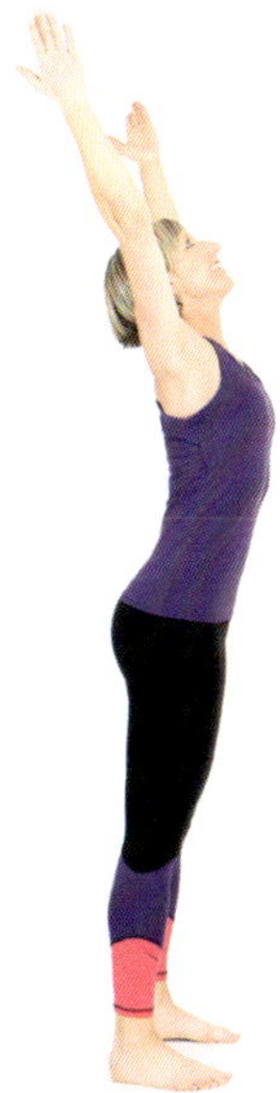

2

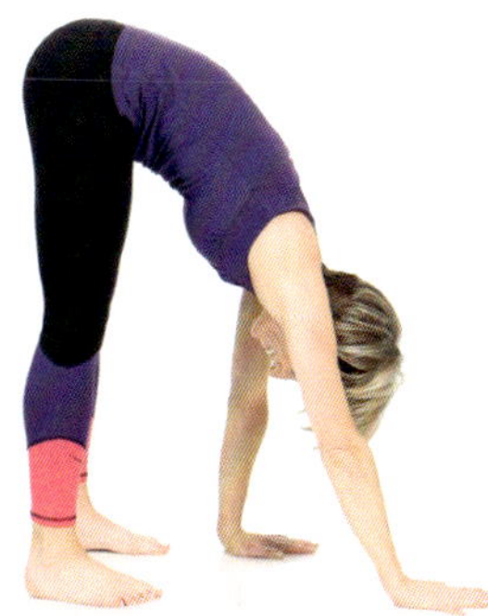

3

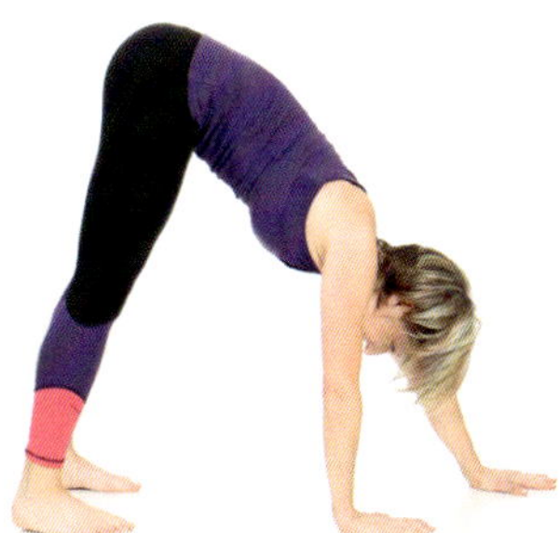

4

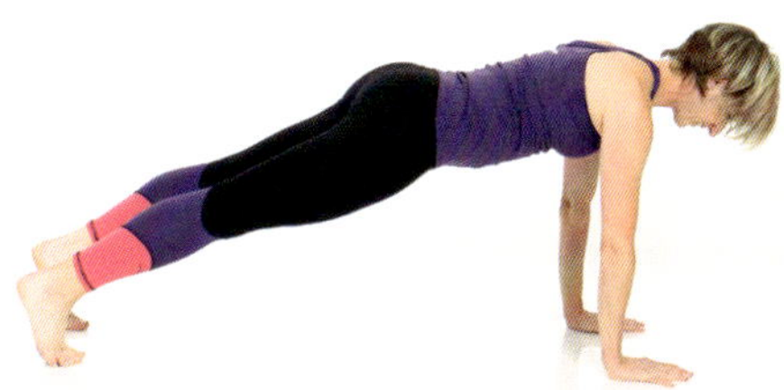

1 Stehen Sie aufrecht in einer hüftbreiten Position. Strecken Sie beide Arme weit zur Decke. Der Blick folgt zur Decke.

2, **3** Nun den Oberkörper zum Boden abrollen. Beide Hände am Boden aufsetzen und mit den Händen nach vorne gehen,

4 bis Sie sich in der Brett-Position befinden. Dann wieder zurückwalken und sich aufrichten.

Wiederholen Sie diese Übung 5-8 x.

Mobilisation Wirbelsäule

1

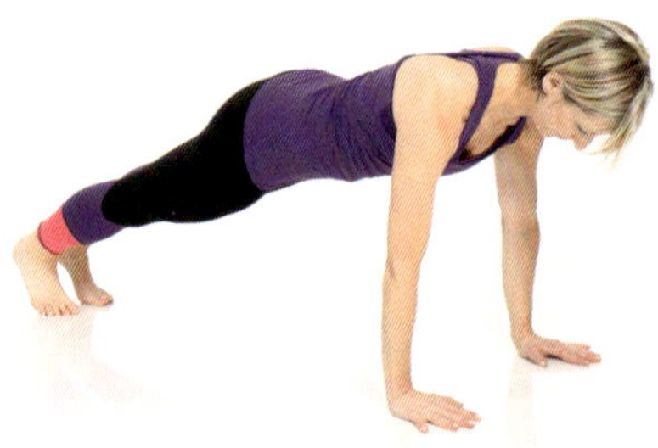

2

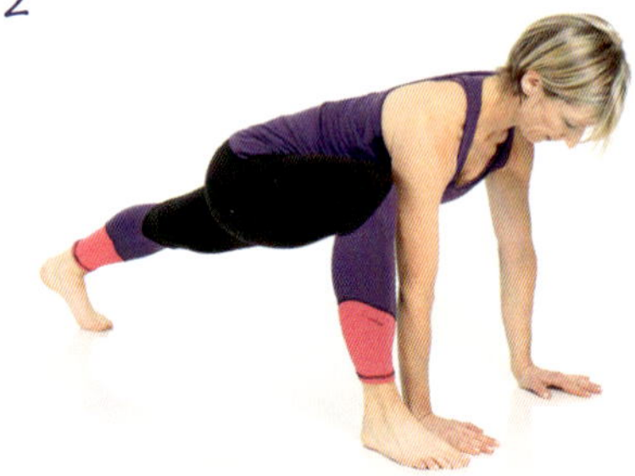

3

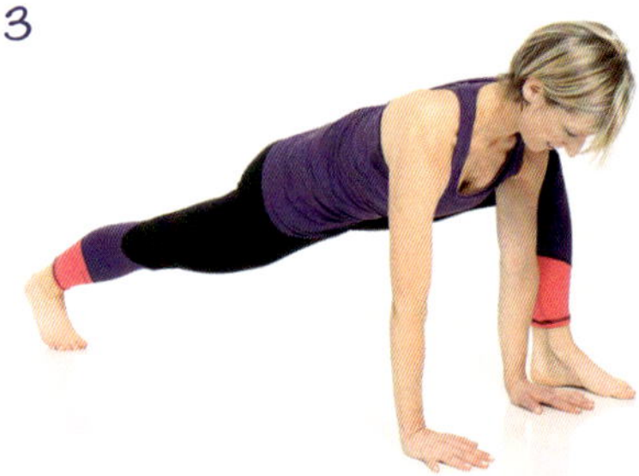

1 Gehen Sie in die Brett-Position. Die Hände sind unterhalb der Schultern, der ganze Körper bildet eine Linie.

2 Nun im Wechsel das rechte

3 und das linke Bein nach vorne neben die Hände stellen.

Jede Seite 10-15 x.

Mobilisation Hüftgelenke

1

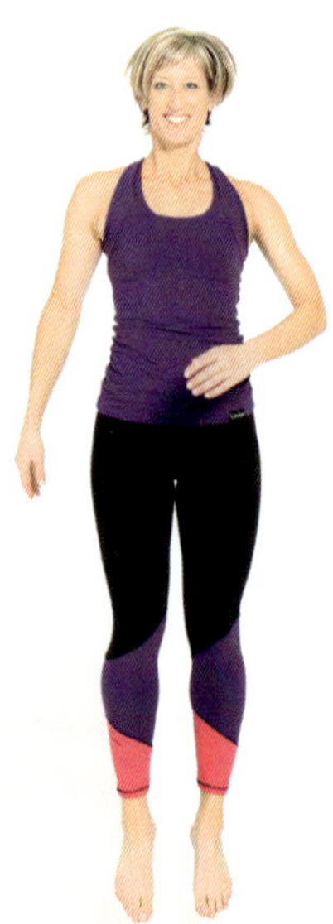

1 Mit beiden Füßen am Platz federn. Dabei die Füße leise von den Fußspitzen über die Fersen abrollen.

Diese Bewegung 30 Sekunden lang wiederholen.

Anregen des Herz-Kreislauf-Systems

HAUPTTEIL

1

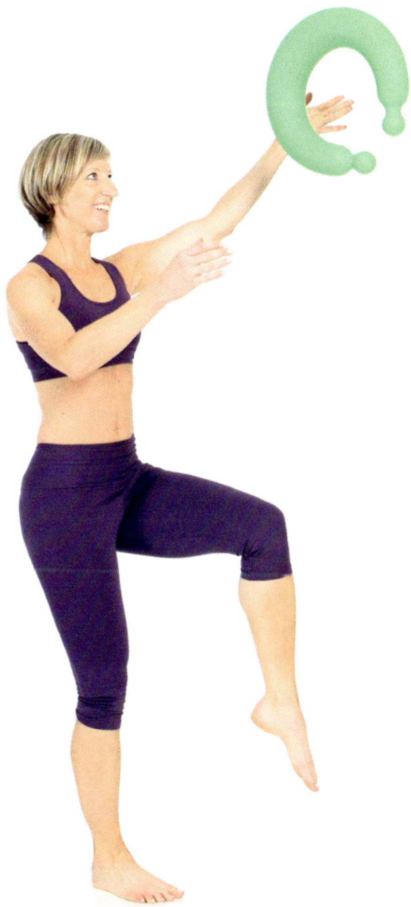

1 Stellen Sie sich auf ein Bein. Werfen Sie nun ein Gewicht (zum Beispiel den TOPANGA®, 3 kg) von einer Hand in die andere. Stabilisieren Sie den Körper! Bleiben Sie aufgerichtet!

8 x hin- und herwerfen.

Trainiert die Gleichgewichtsfähigkeit, aktiviert die Stabilisatoren.

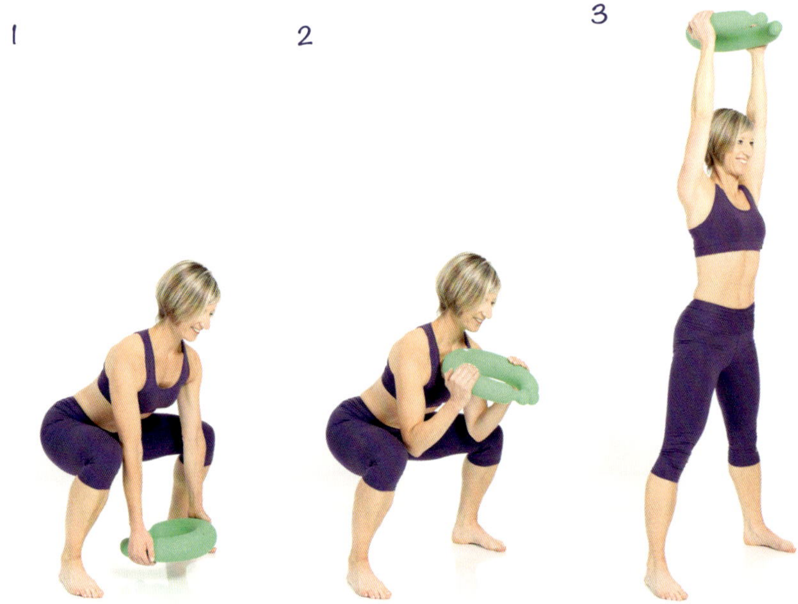

1 Stellen Sie sich etwas mehr als hüftbreit auf. Die Fußspitzen zeigen leicht nach außen, die Knie zeigen in Richtung Fußspitzen. Den TOPANGA® in beiden Händen halten und in Richtung Boden strecken. Beide Knie tief beugen, bis die Oberschenkel sich waagerecht über dem Boden befinden. Das Körpergewicht weit nach hinten in Richtung Fersen bewegen.

2 Nun beide Arme beugen und den TOPANGA® zum Brustbein bewegen.

3 Von hier aus die Beine strecken, den Oberkörper aufrichten und den TOPANGA® in Richtung Decke bewegen.

Diese Bewegungsabfolge 20-30 x wiederholen.

Trainiert die Oberschenkel- und Gesäßmuskulatur und die Arm- und Rückenmuskulatur.

1

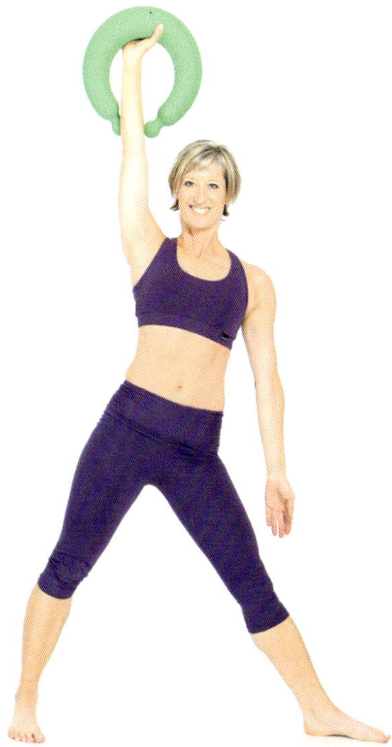

2

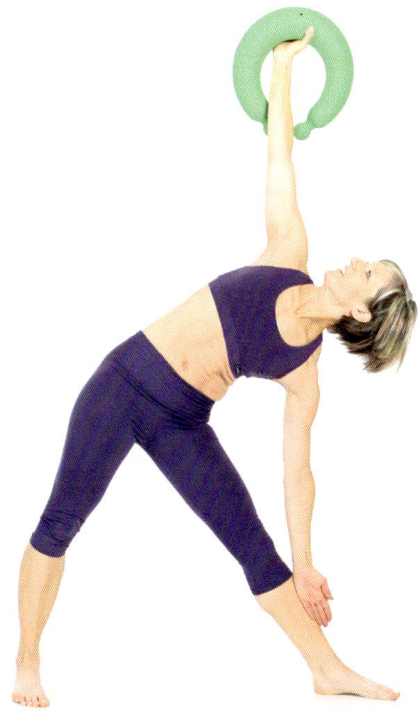

1 Stellen Sie sich mit leicht gebeugten Beinen in eine stabile Grätsche. Das linke Bein zur Seite drehen. Das rechte Bein leicht nach innen drehen. Das Becken schiebt nach rechts. In der rechten Hand den TOPANGA® über dem Kopf halten.

2 Nun mit der linken Hand in Richtung linken Fuß wandern. Das Becken bleibt gerade! Der Blick folgt dem TOPANGA®.

Jede Seite 10-15 x wiederholen.

Trainiert die seitliche Rumpfmuskulatur und die Schultermuskulatur.

1

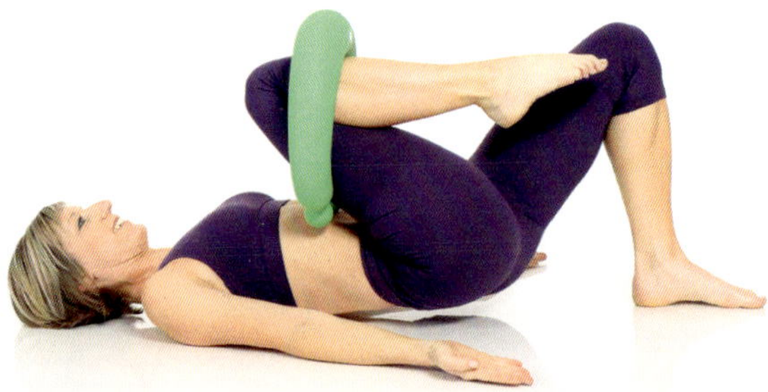

2

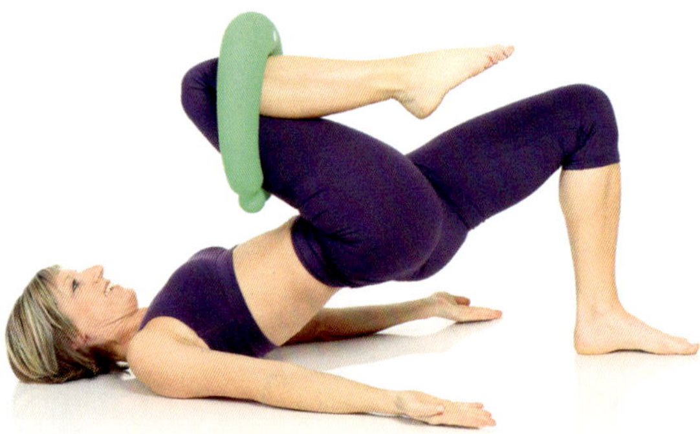

1 Legen Sie sich in die Rückenlage mit aufgestellten Beinen. Ein Bein abheben und den TOPANGA® um das Knie legen. Die Enden des TOPANGAS® liegen vorne am Oberschenkel. Das Knie so weit wie möglich zum Brustbein heranziehen und das Becken etwas vom Boden abheben. Die Ferse des aufgestellten Fußes befindet sich senkrecht unter dem Knie. Den Schultergürtel entspannen.

2 Nun das Becken anheben und senken.

Diese Übung mit jeder Seite 20-30 x ausführen.

Trainiert die Oberschenkel- und Gesäßmuskulatur, die Muskulatur des unteren Rückens.

1

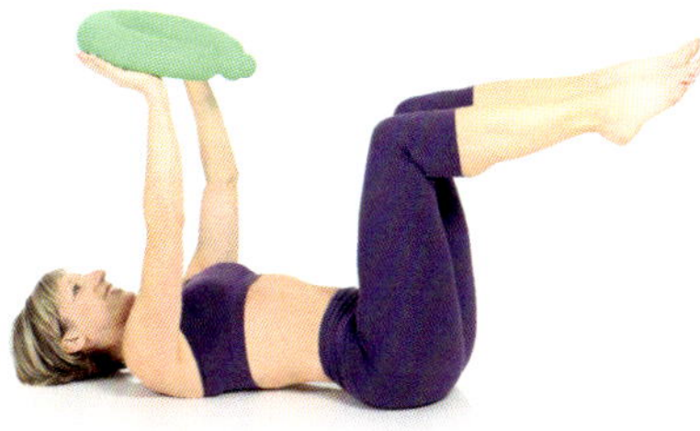

2

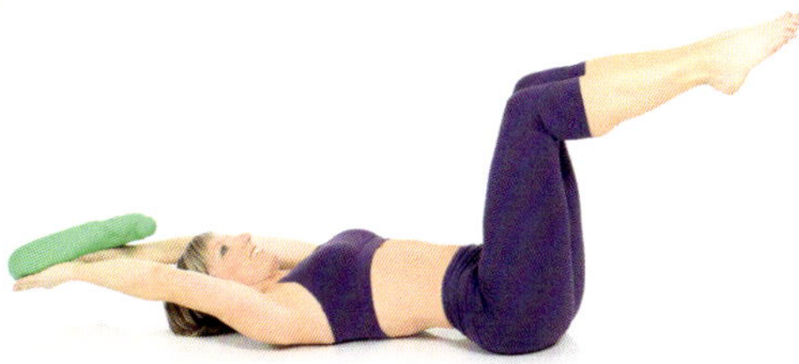

3

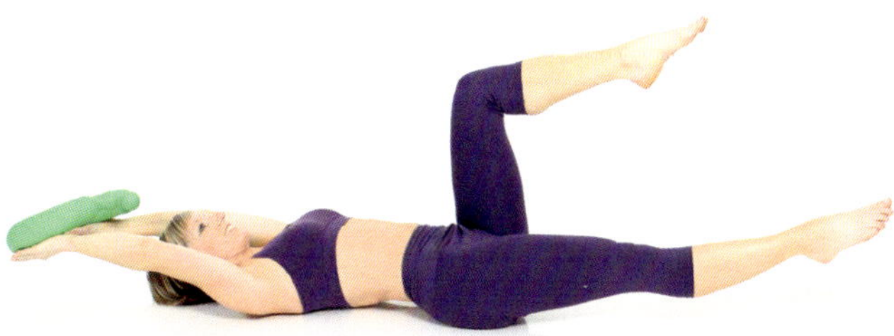

1 Legen Sie sich in die Rückenlage. Beide Beine sind im rechten Winkel angehoben. Den TOPANGA® über dem Brustbein halten. Denken Sie an die neutrale Position Ihrer Wirbelsäule! Den Bauchnabel sanft nach innen ziehen.

2 Nun senken Sie mit dem Ausatmen Ihre Arme hinter Ihrem Kopf in Richtung Boden ab. Kurz bevor Sie den Boden berühren, mit dem Einatmen, heben Sie Ihre Arme wieder über das Brustbein.

3 Als Erschwerung strecken Sie beim Ausatmen immer ein Bein in Richtung Boden aus. Im Wechsel rechts und links.

Jede Seite 10-15 x strecken und beugen.

Trainiert die tiefe Bauchmuskulatur und die Schultermuskulatur.

COOL-DOWN

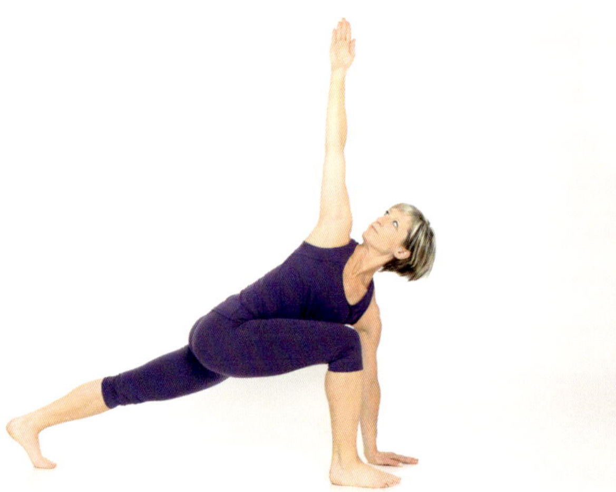

1 Gehen Sie in einen weiten Ausfallschritt. Das rechte Knie befindet sich senkrecht über der Ferse, die Ferse des linken Beins schiebt weit nach hinten weg. Die linke Hand senkrecht unter der linken Schulter platzieren. Nun den rechten Arm weit zur Decke strecken. Der Blick folgt der Hand.

Diese Position auf jeder Seite einige Atemzüge halten.

Dehnt die Bauch-, Rücken- und Oberschenkelmuskulatur.

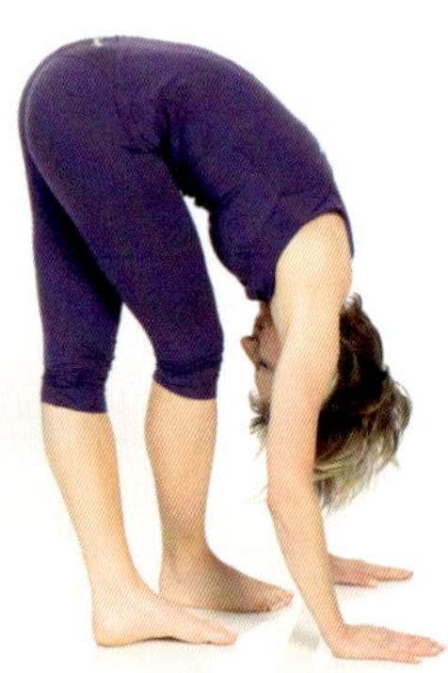

1 Stehen Sie aufrecht und kreuzen Sie ein Bein hinter das andere. Nun rollen Sie langsam den Oberkörper nach unten, stützen die Hände auf den Boden und lassen Ihren Kopf völlig entspannt hängen. Das hintere Bein ist gestreckt, das vordere Bein leicht gebeugt. Den Atem fließen lassen. Versuchen Sie, mit jedem Ausatmen die Dehnung etwas zu verstärken.

Diese Position 20 Sekunden halten, dann die Seite wechseln.

Dehnt die rückseitige Oberschenkelmuskulatur.

1

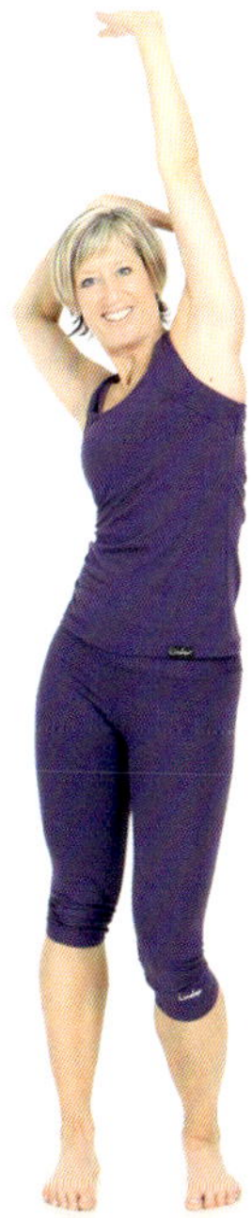

1 Sie stehen mit hüftbreit geöffneten Füßen. Strecken und räkeln Sie sich in Richtung Decke. Wechseln Sie Winkel und Handhaltungen ab!

Machen Sie diese Übung, so lange es Ihnen angenehm ist.

TIPP: Sich im Alltag immer mal wieder strecken und räkeln, das durchblutet die Muskulatur und Ihre Bandscheiben danken es Ihnen.

Dehnt die Rücken- und Bauchmuskulatur.

5.2.2 Mit elastischem Widerstand/Theragym Loop®

AUFWÄRMEN

1

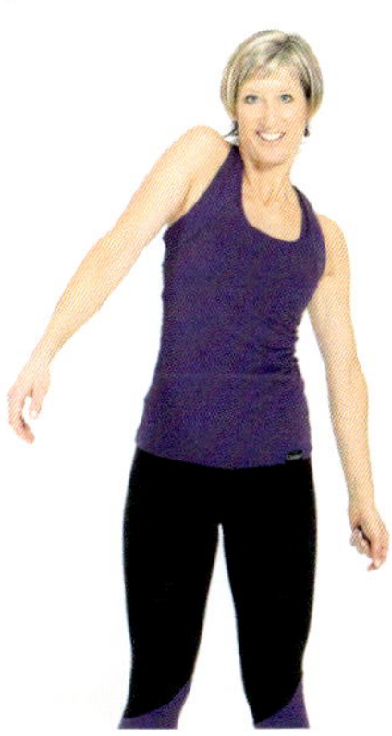

2

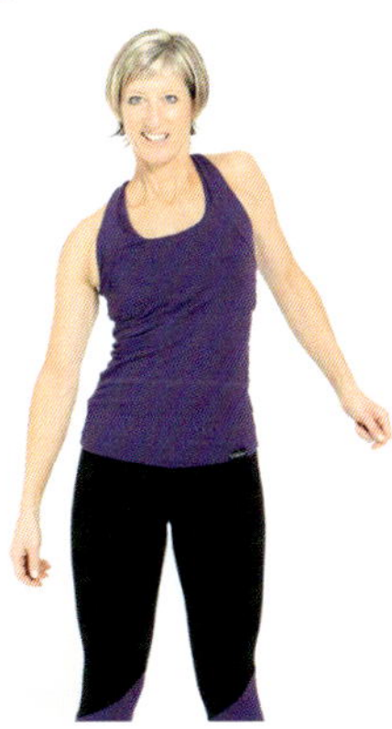

3

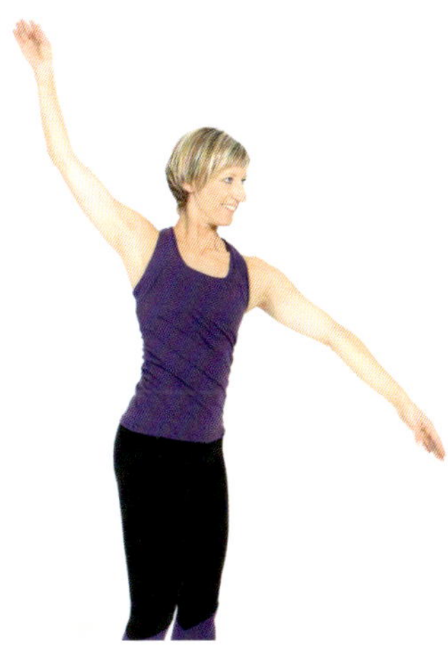

1, 2 Stehen Sie aufrecht, heben Sie das Brustbein, ziehen Sie den Bauchnabel sanft nach innen und kreisen Sie die Schultern im Wechsel nach hinten unten.

Jede Schulter 20-30 x.

3 Werden Sie nun größer mit der Bewegung und kreisen Sie die gestreckten Arme nach hinten. Wie eine Windmühle. Denken Sie daran, die Schultern nach hinten unten zu ziehen.

Jeden Arm 20-30 x kreisen.

Mobilisation Schultergürtel/Schultergelenke

1

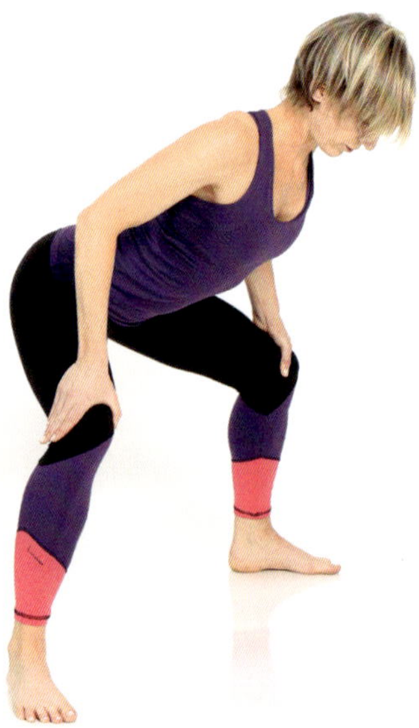

2

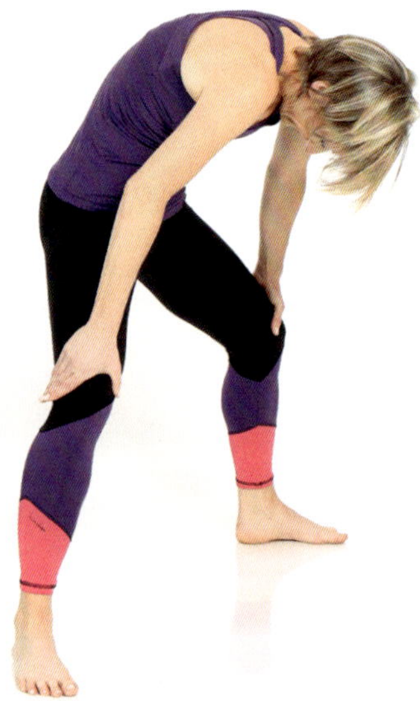

1 Stehen Sie in einer weit geöffneten Grätsche. Ihre Hände mit nach außen rotierten Händen auf den Oberschenkeln abstützen. Der Rücken ist gerade.

2 Nun den Rücken so weit wie möglich runden.

Diese Übung 10-15 x wiederholen.

Mobilisation Wirbelsäule

1

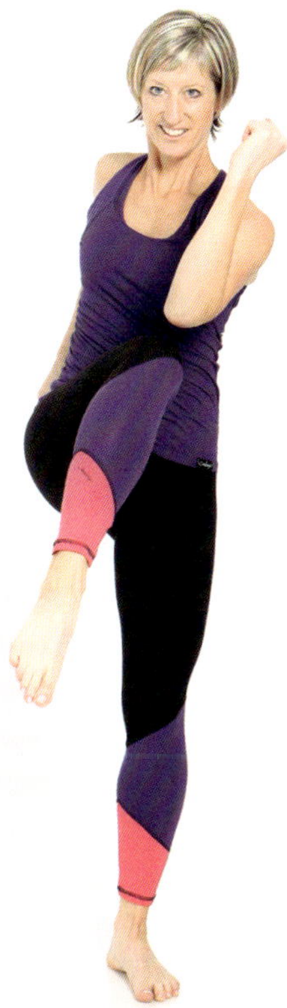

2

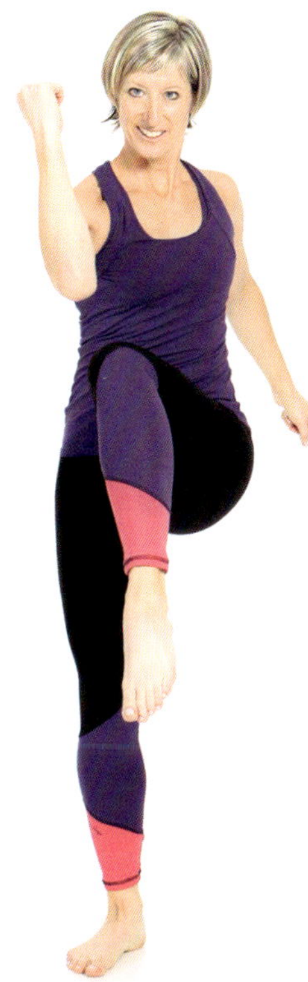

1 Stehen Sie aufrecht und ziehen Sie im Wechsel das rechte Knie zum linken Ellbogen und

2 das linke Knie zum rechten Ellbogen.

Jede Seite 15-20 x wiederholen.

Mobilisation Hüftgelenke

1

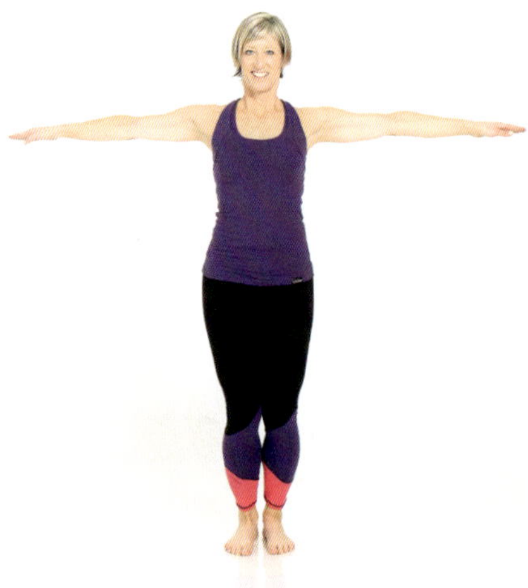

2

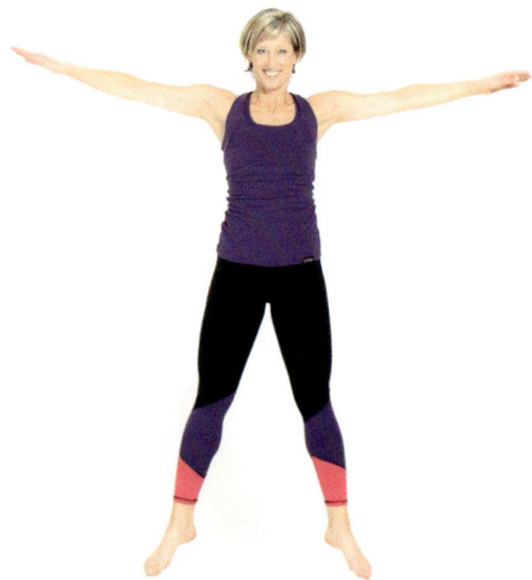

3

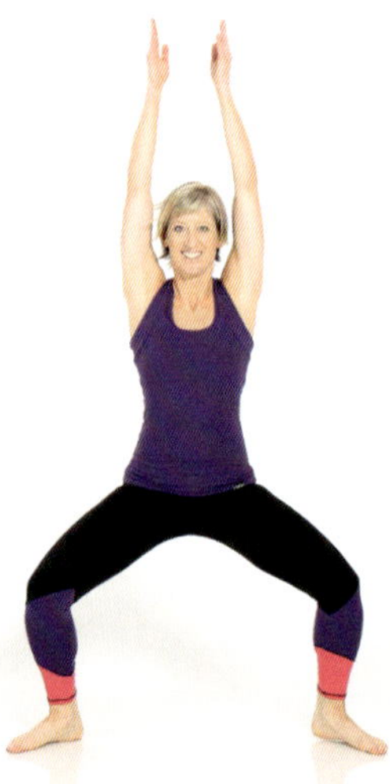

4

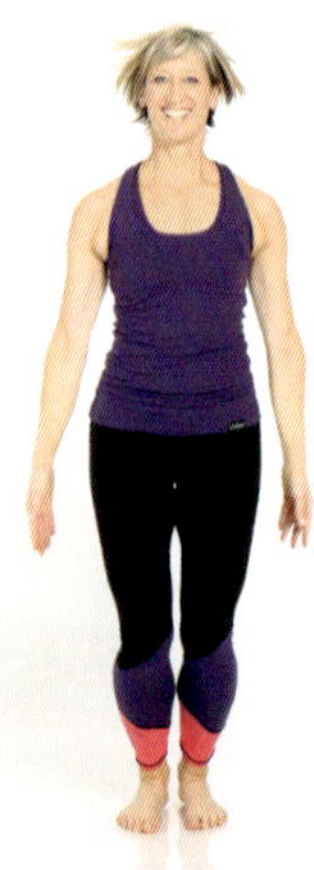

1, 2, 3, 4 Aus dem geschlossenen Stand explosiv die Arme über den Kopf bewegen. Gleichzeitig mit beiden Beinen abspringen und in einer weiten Grätsche landen. Leise landen! Sofort wieder in die Ausgangsposition zurückspringen.

Diese Bewegungsabfolge 30 Sekunden lang durchführen.

Anregen des Herz-Kreislauf-Systems

HAUPTTEIL

1

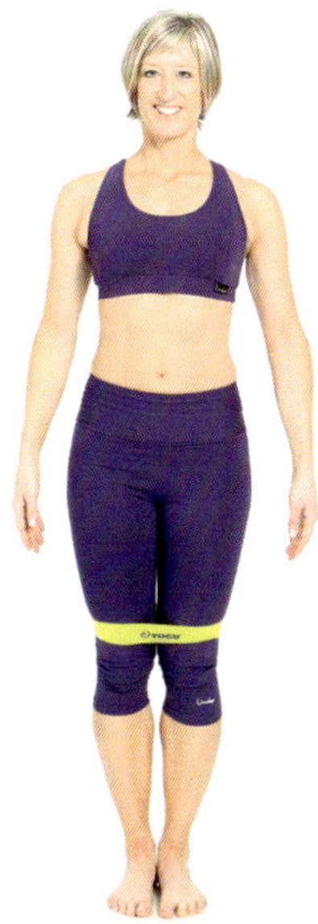

2

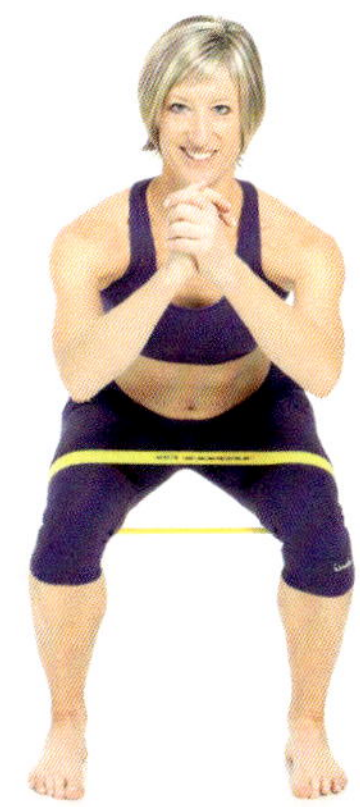

1 Sie stehen mit geschlossenen Füßen. Das Brustbein heben. Das Loop um die Oberschenkel legen.

2 Nun einen Schritt mit einem Bein zur Seite ausführen. Die Füße sollten etwa hüftbreit geöffnet oder etwas weiter geöffnet sein. Das Gesäß tief in die Hocke bringen. Die Knie zeigen in Richtung Fußspitzen. Dann die Beine wieder schließen und die Bewegung mit dem anderen Bein ausführen.

Rechts und links im fließenden Wechsel je Seite 10-15 x wiederholen.

Trainiert die Oberschenkel- und Gesäßmuskulatur.

1

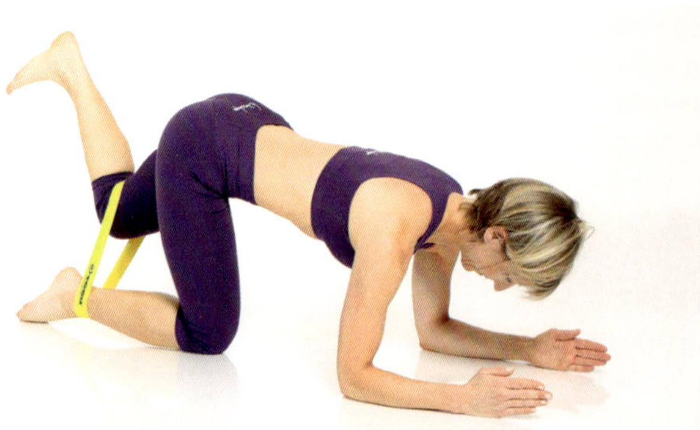

2

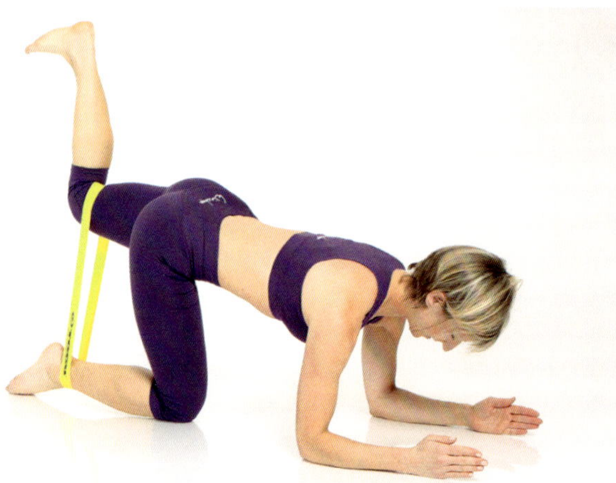

1 Gehen Sie in den Ellbogenstand auf die Knie. Die Ellbogen befinden sich senkrecht unter den Schultern, die Knie senkrecht unter den Hüftgelenken. Als Erschwerung legen Sie ein Loop um den Unterschenkel des aufgestellten Beins und den Oberschenkel des sich bewegenden Beins.

2 Nun heben Sie ein Bein im rechten Winkel in Richtung Decke und senken es wieder. Den Rücken dabei ruhig und gerade halten! Der Kopf bleibt in Verlängerung der Wirbelsäule.

Immer Spannung auf dem Loop halten!

Diese Übung mit jeder Seite 20-30 x ausführen.

Trainiert die Gesäßmuskulatur..

1

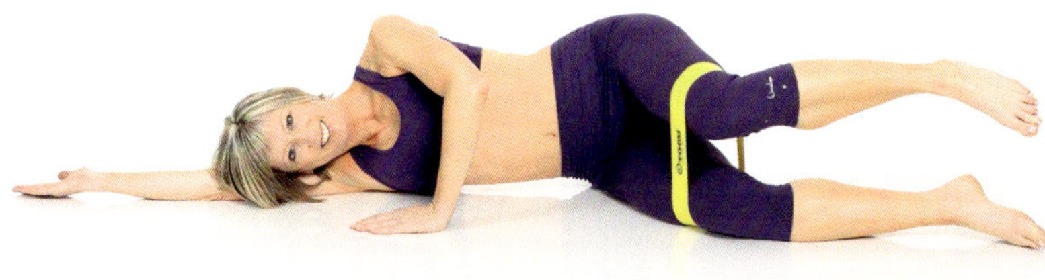

2

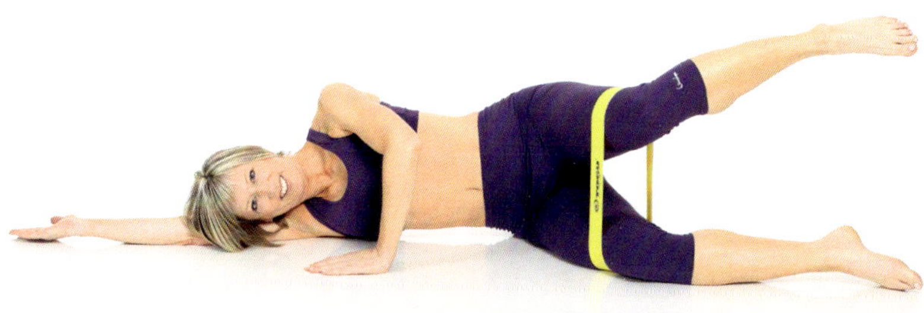

1 Gehen Sie in die Seitenlage. Beide Knie nach vorne anwinkeln. Den Kopf auf dem Oberarm ablegen. Achten Sie darauf, unter der Taille etwas Luft zu halten. Den Bauchnabel sanft nach innen ziehen. Als Erschwerung legen Sie ein Loop um die Oberschenkel. Ziehen Sie etwas, bis das Loop unter Spannung ist.

2 Nun heben und senken Sie das abgehobene Bein. Das Becken bleibt fixiert! Immer Spannung auf dem Loop halten!

Diese Übung mit jeder Seite 20-30 x ausführen.

Trainiert die Gesäßmuskulatur.

1

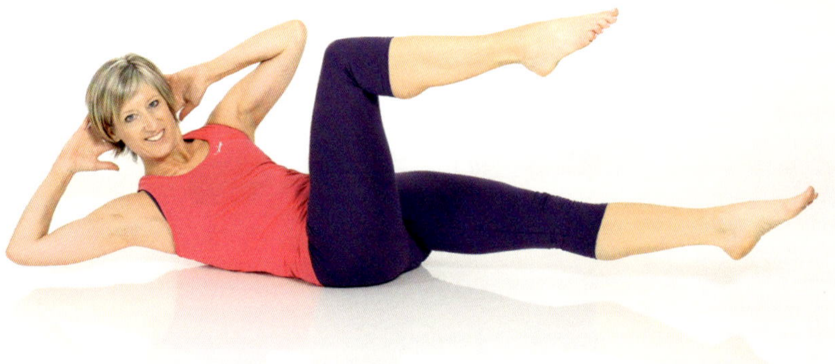

2

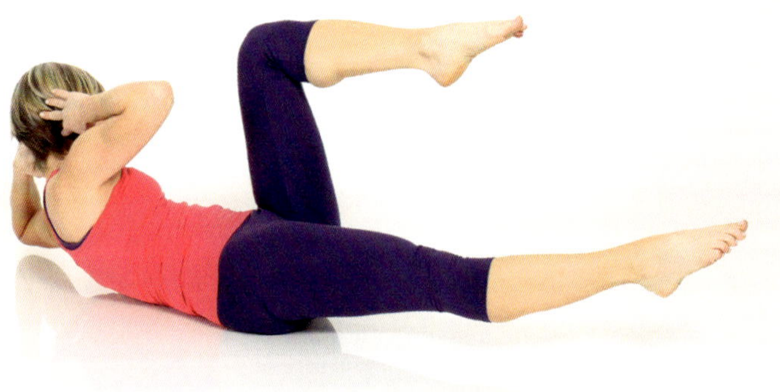

1 Legen Sie sich in die Rückenlage. Beide Beine sind im rechten Winkel angehoben. Die Hände stützen den Kopf. Nun drehen Sie mit dem Ausatmen die linke Schulter zum rechten Knie

2 und mit dem nächsten Ausatmen die rechte Schulter in Richtung linkes Knie.

Wiederholen Sie diese Übung auf jeder Seite 10-15 x.

Trainiert die schräge Bauchmuskulatur.

COOL-DOWN

1

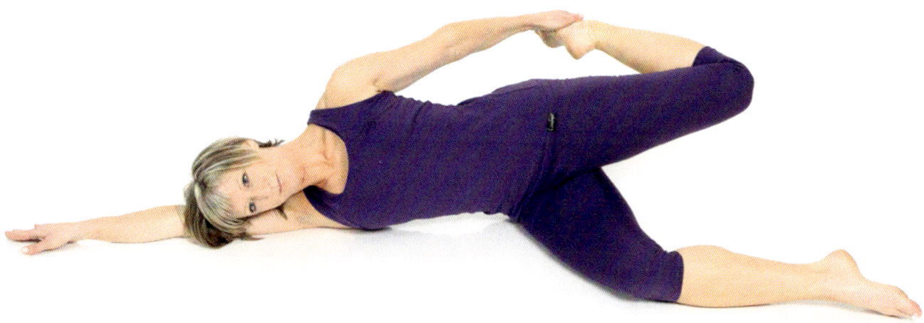

1 Gehen Sie in die Seitenlage. Beide Beine nach vorne anwinkeln. Schaffen Sie unter der Taille etwas Luft. Fassen Sie den Fuß des oberen Beins und ziehen Sie den Oberschenkel zurück. Drücken Sie zusätzlich den Fuß etwas gegen die Hand und aktivieren Sie Ihre Gesäßmuskulatur, das verstärkt die Dehnung noch mehr.

Den Atem fließen lassen. Versuchen Sie, mit jedem Ausatmen die Dehnung etwas zu verstärken.

Diese Position 20 Sekunden halten, dann die Seite wechseln.

Dehnt die vordere Oberschenkelmuskulatur.

1

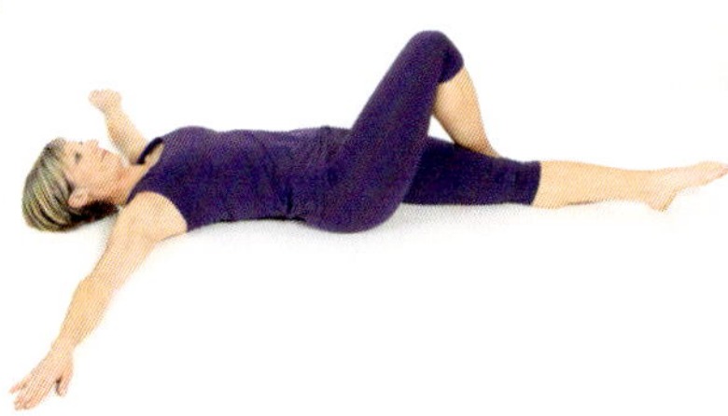

2

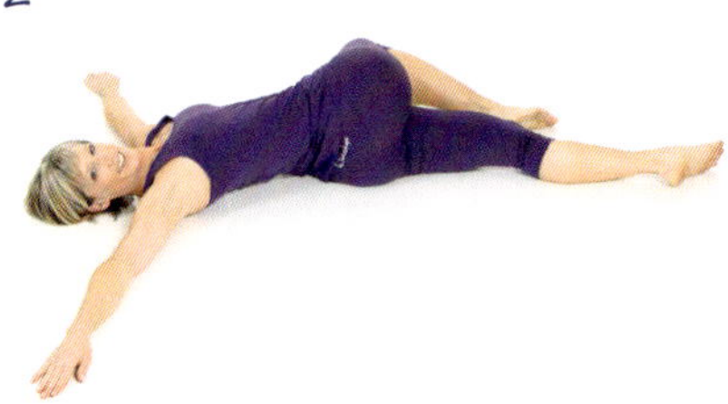

1 Legen Sie sich in die Rückenlage. Beide Arme zur Seite und die Beine nach unten ausstrecken. Nun das rechte Bein über das linke Bein stellen.

2 Mit dem Ausatmen das Knie zur Seite kippen lassen. Den Kopf zur Gegenseite drehen.

Dehnung der Bauch- und Rückenmuskulatur.

5.2.3 Bodyweight

AUFWÄRMEN

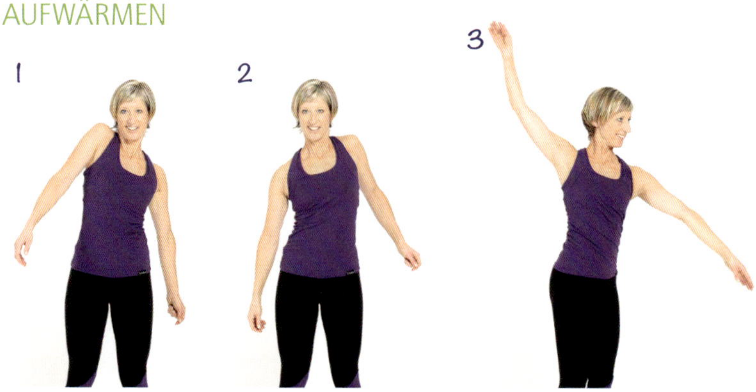

1, **2** Stehen Sie aufrecht, heben Sie das Brustbein, ziehen Sie den Bauchnabel sanft nach innen und kreisen Sie die Schultern im Wechsel nach hinten unten.

Jede Schulter 20-30 x.

3 Werden Sie nun größer mit der Bewegung und kreisen Sie die gestreckten Arme nach hinten. Wie eine Windmühle. Denken Sie daran, die Schultern nach hinten unten zu ziehen.

Jeden Arm 20-30 x kreisen.

Mobilisation Schultergürtel/Schultergelenke

1 Sie stehen in einer weiten Grätsche. Die Fußspitzen zeigen nach vorne. Nun verlagern Sie das Körpergewicht auf ein Bein. Der Oberschenkel befindet sich dann waagerecht über dem Boden. Die Hände am Oberschenkel abstützen.

2 Dann sofort zur anderen Seite wechseln.

Diese Bewegung zu jeder Seite 10-15 x wiederholen.

Mobilisation Hüftgelenke

1

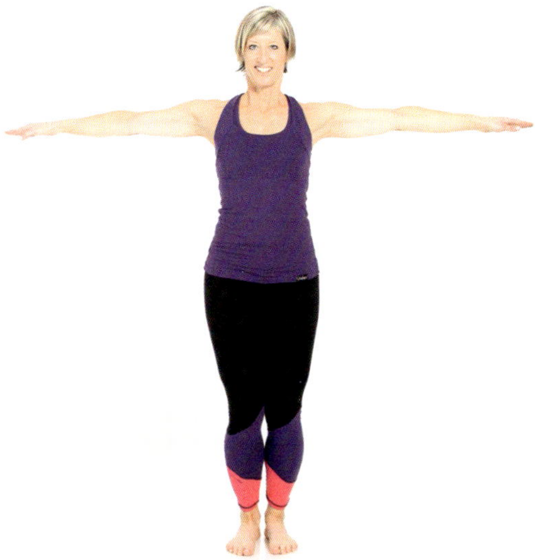

1 Sie stehen mit geschlossenen Beinen, die Arme zur Seite ausstrecken.

2 Springen Sie nun in eine weite Grätsche, dabei kreuzen Sie den rechten Arm in Brustbeinhöhe über den linken Arm. Dann wieder in die Ausgangsposition zurückspringen.

2

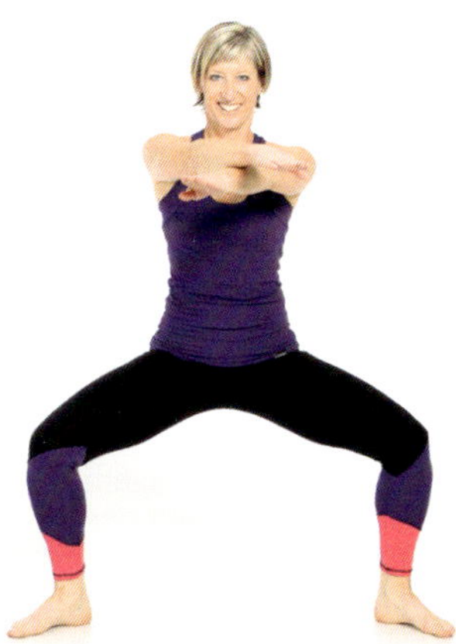

3

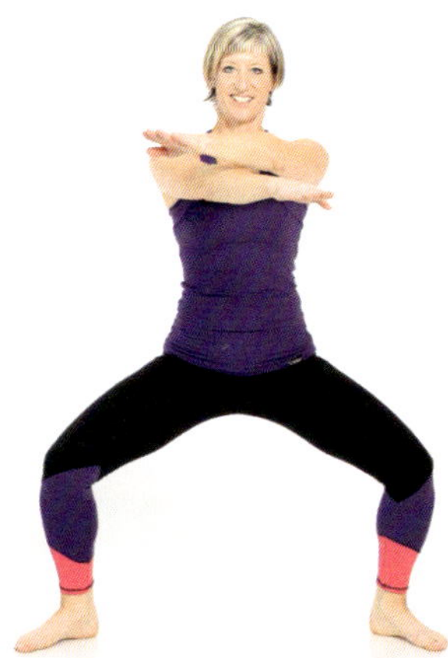

3 Wieder auseinanderspringen, dieses Mal kreuzen Sie den linken über den rechten Arm.

Achten Sie darauf, die Knie nach außen zu schieben in Richtung Fußspitzen. Jedoch die Knie senkrecht über den Fersen halten.

Diese Bewegungsabfolge 30 Sekunden lang durchführen.

Anregen des Herz-Kreislauf-Systems

1

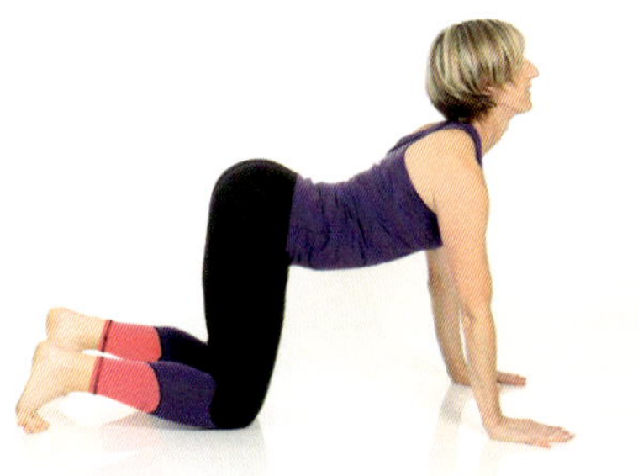

2

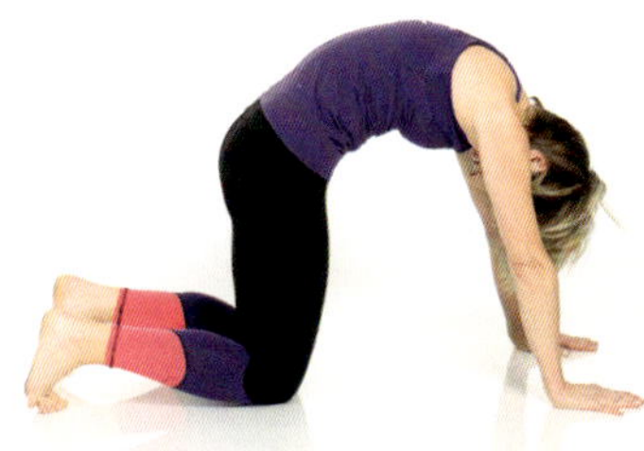

1 Kommen Sie in den Vierfüßlerstand. Die Knie befinden sich unterhalb der Hüfte, die Hände unterhalb der Schultergelenke. Bewegen Sie nun mit dem Einatmen den Bauchnabel weit in Richtung Boden, den Blick zur Decke.

2 Mit dem Ausatmen runden Sie den Rücken so weit wie möglich.

Diese Bewegung 10-15 x wiederholen.

Mobilisation Wirbelsäule

HAUPTTEIL

1

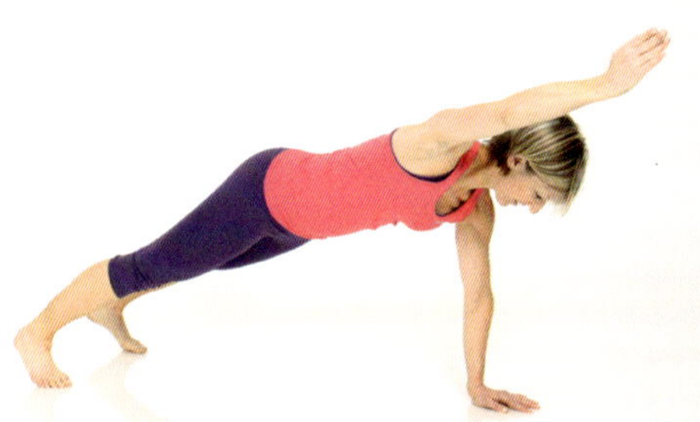

2

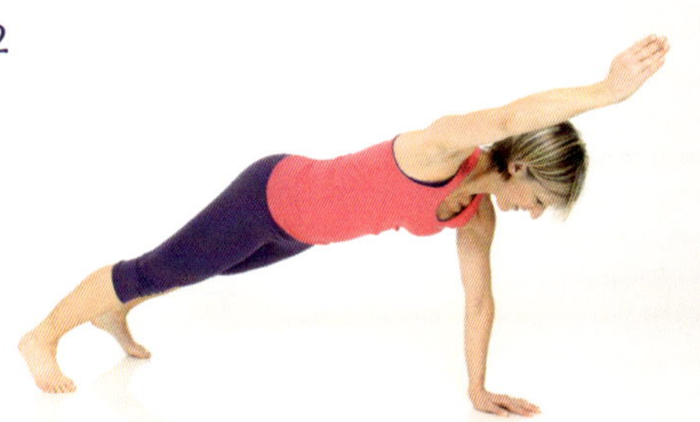

1 Gehen Sie in die Brett-Position. Die Hände senkrecht unter den Schultern positionieren. Oberkörper und Beine bilden eine Linie. Halten Sie diese Spannung! Nun den rechten Arm nach vorne ausstrecken und wieder absetzen,

2 dann den linken Arm nach vorne ausstrecken und wieder absetzen.

Während der gesamten Bewegung bleibt der Körper stabil!

Jede Seite 8-10 x wiederholen.

Trainiert die Rumpf- und die Schultermuskulatur und die Gleichgewichtsfähigkeit.

1

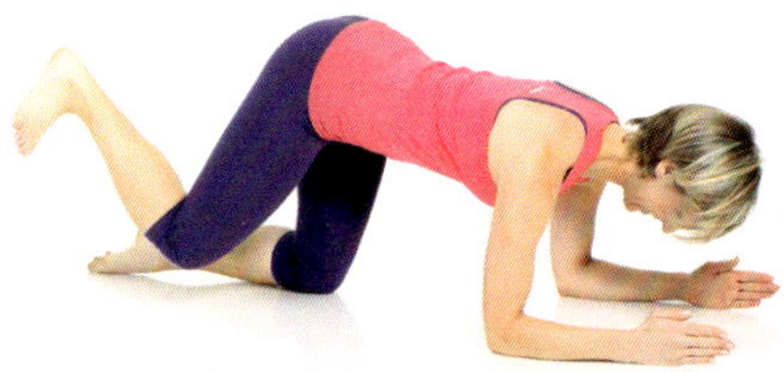

1 Gehen Sie in den Ellbogenstand auf die Knie. Die Ellbogen befinden sich senkrecht unter den Schultern, die Knie senkrecht unter den Hüftgelenken.

2

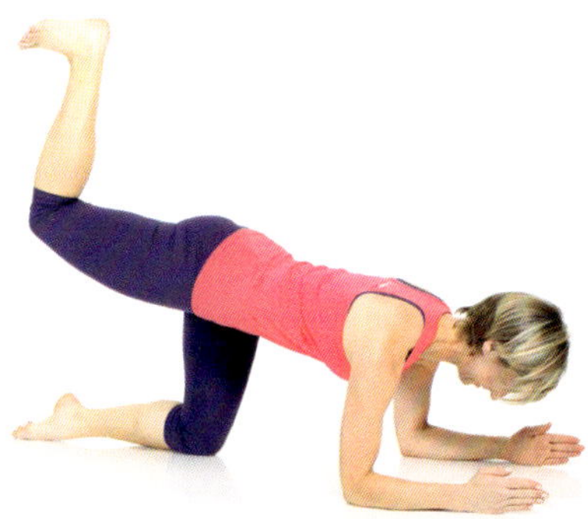

2 Nun heben Sie ein Bein im rechten Winkel in Richtung Decke und senken es wieder. Den Rücken dabei ruhig und gerade halten! Der Kopf bleibt in Verlängerung der Wirbelsäule.

Diese Übung mit jeder Seite 20-30 x ausführen.

Trainiert die Gesäßmuskulatur.

1

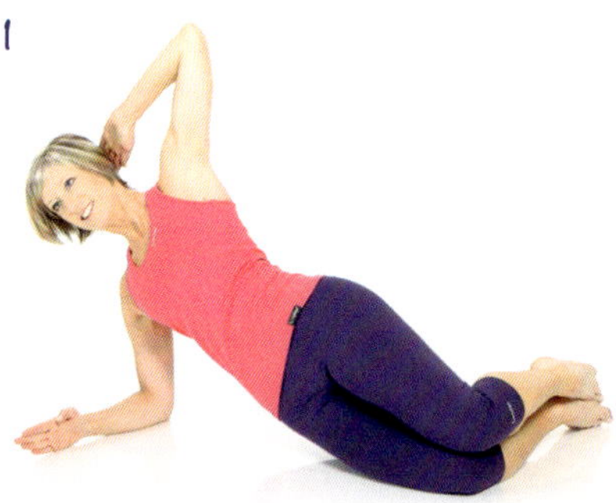

2

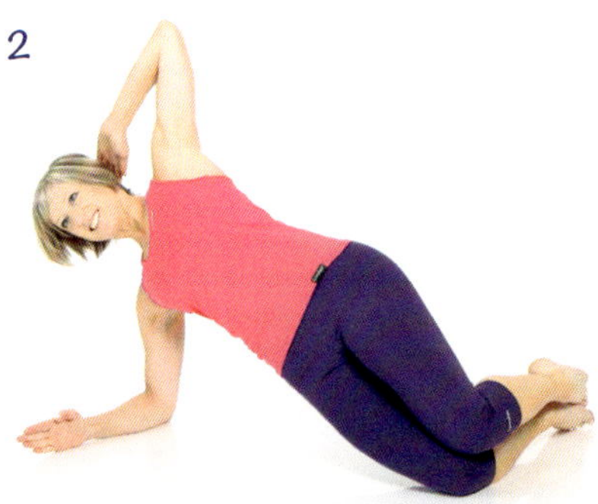

1 Gehen Sie in den seitlichen Ellbogenstütz. Der Ellbogen befindet sich senkrecht unter der Schulter. Die Unterschenkel nach hinten abwinkeln. Oberkörper und Oberschenkel bilden eine Linie. Den Bauchnabel nach innen ziehen.

2 Nun das Becken heben und senken.

Mit jeder Seite 10-15 Wiederholungen ausführen.

Trainiert die seitliche Rumpfmuskulatur und die Schultermuskulatur.

1

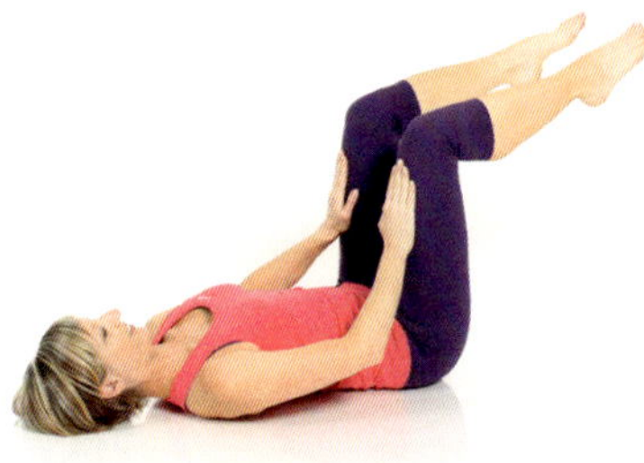

2

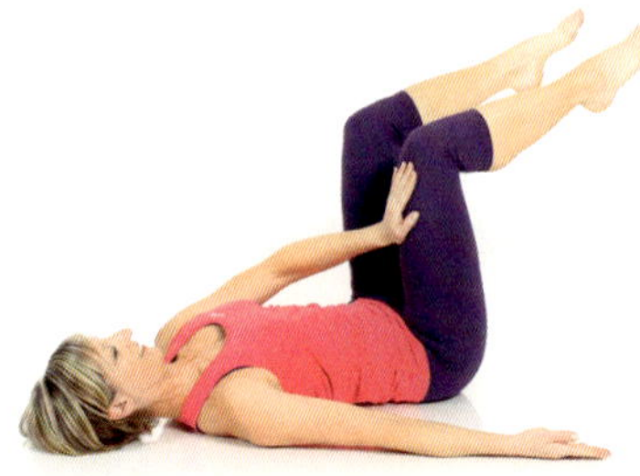

1 Legen Sie sich in die Rückenlage und heben Sie beide Beine im rechten Winkel an. Die Wirbelsäule liegt in ihrer neutralen Position! Den Bauchnabel sanft nach innen ziehen. Beide Hände von vorne an die Oberschenkel legen. Nun üben Sie mit beiden Händen Druck auf die Oberschenkel aus.

2 Für die schrägen Bauchmuskeln drücken Sie mit der rechten Hand auf den linken Oberschenkel und mit der linken Hand auf den rechten Oberschenkel.

Diesen Druck 20 Sekunden halten, Pause, dann noch einmal wiederholen.

Trainiert die tiefe Bauchmuskulatur.

COOL-DOWN

1

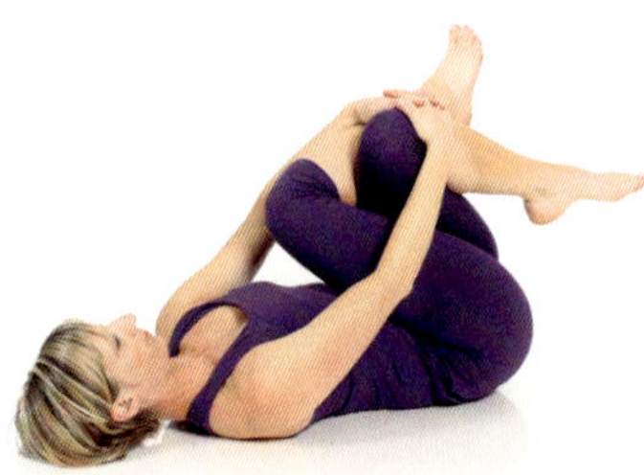

1 Gehen Sie in die Rückenlage. Beide Beine anheben. Das rechte Bein kreuzt über den Oberschenkel des linken Beins. Mit den Händen über beide Beine fassen und sanft in Richtung Oberkörper ziehen. Halten Sie die Schultern und den Schultergürtel dabei entspannt! Das Gesäß bleibt am Boden! Den Atem fließen lassen. Versuchen Sie, mit jedem Ausatmen die Dehnung etwas zu verstärken.

Diese Position 20 Sekunden halten, dann die Seite wechseln.

Dehnt die Gesäßmuskulatur.

1

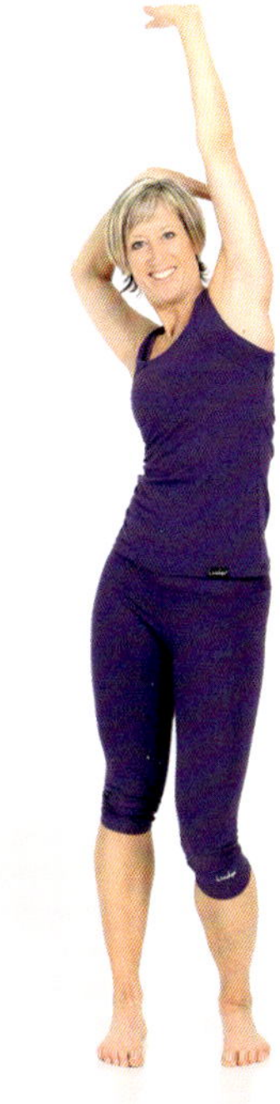

1 Sie stehen mit hüftbreit geöffneten Füßen. Strecken und räkeln Sie sich in Richtung Decke. Wechseln Sie Winkel und Handhaltungen ab!

Machen Sie diese Übung, so lange es Ihnen angenehm ist.

TIPP: Sich im Alltag immer mal wieder strecken und räkeln, das durchblutet die Muskulatur und Ihre Bandscheiben danken es Ihnen.

Dehnt die Rücken- und Bauchmuskulatur.

5.3 Brust – Schultern – Arme – Workout

Für was denn die Schultern und Arme trainieren?" Das ist ein Satz, den wir Trainer immer wieder von den weiblichen Teilnehmern hören. Die Figur Ihrer Teilnehmer soll sich positiv und natürlich verändern. Das ist nur möglich, indem wir versuchen, die Proportionen zu verändern. Breite Schultern (durch eine aufrechte Haltung, trainierte Schultern und einen trainierten oberen Rücken) lassen das Becken und die Taille schmaler erscheinen.

Proportionen lassen sich verändern durch gezieltes Training!

Straffen wir unsere Arme, trainieren wir runde, wohlgeformte Schultern, richten wir den Oberkörper auf, dann wirkt dadurch unsere Figur attraktiv, jung und sportlich.

Im Folgenden finden Sie drei verschiedene Workouts für Brust, Schultern und Arme.

Jede Übung des Hauptteils (die erste Übung ist ein kurzes Aufwärmtraining) trainieren Sie in zwei Sätzen. Das heißt, die vorgegebene Wiederholungsanzahl ausführen, dann folgen ca. 10 Sekunden Pause, und gleich noch einmal dieselbe Übung wiederholen.

Denken Sie am Schluss des Workouts an die Cool-down-Übungen, um das Training abzurunden (siehe unten)!

5.3.1 Mit elastischem Widerstand/Theragym Powerband®

AUFWÄRMEN

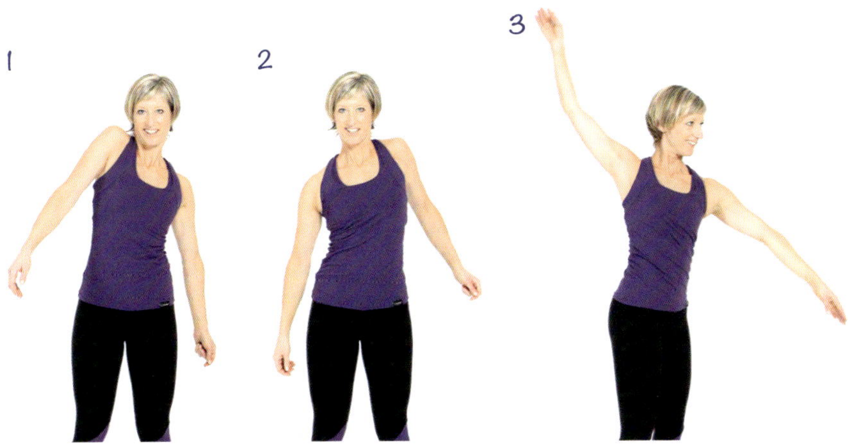

1, 2 Stehen Sie aufrecht, heben Sie das Brustbein, ziehen Sie den Bauchnabel sanft nach innen und kreisen Sie die Schultern im Wechsel nach hinten unten.

Jede Schulter 20-30 x.

3 Werden Sie nun größer mit der Bewegung und kreisen Sie die gestreckten Arme nach hinten. Wie eine Windmühle. Denken Sie daran, die Schultern nach hinten unten zu ziehen.

Jeden Arm 20-30 x kreisen.

Mobilisation Schultergürtel/Schultergelenke

HAUPTTEIL

1

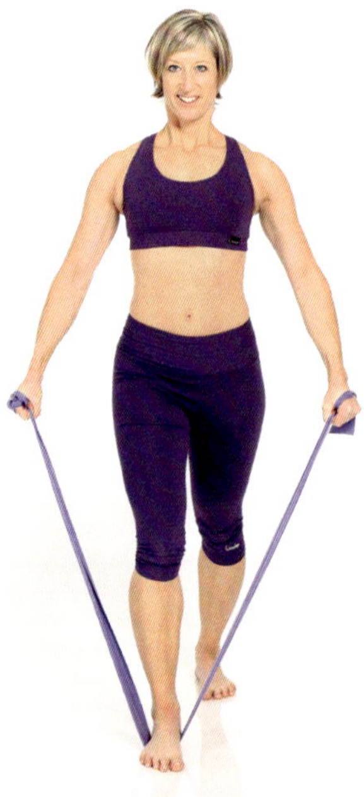

2

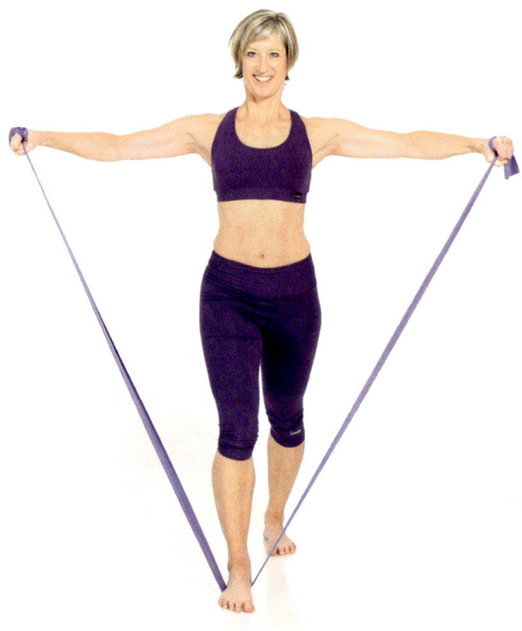

1 Gehen Sie in eine leichte Schrittstellung. Das Theragym Powerband® unter dem vorderen Fuß fixieren. Mit beiden Händen fassen. Das Brustbein heben, den Bauchnabel sanft nach innen ziehen.

2 Nun die Arme leicht gebeugt bis zur Waagerechten anheben und wieder sinken lassen. Immer Spannung auf dem Band halten! Die Schultern bleiben auch beim Anheben der Arme unten!

Diese Übung 20-30 x ausführen, dann noch einmal mit dem anderen Fuß vorne.

Trainiert die Schultermuskulatur.

1

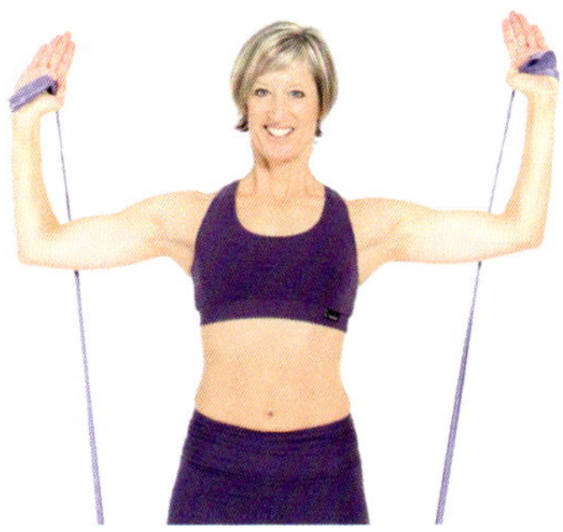

2

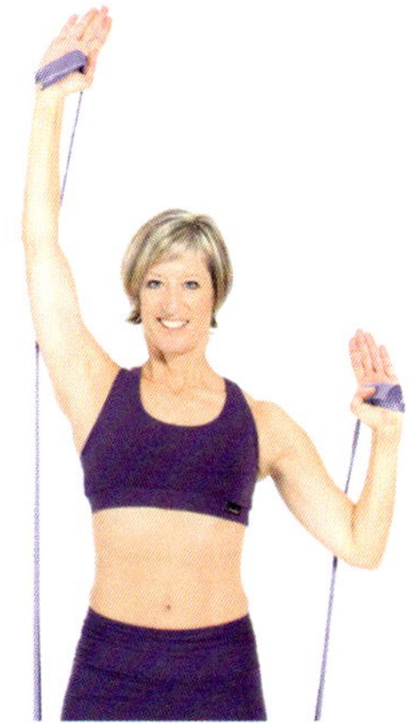

3

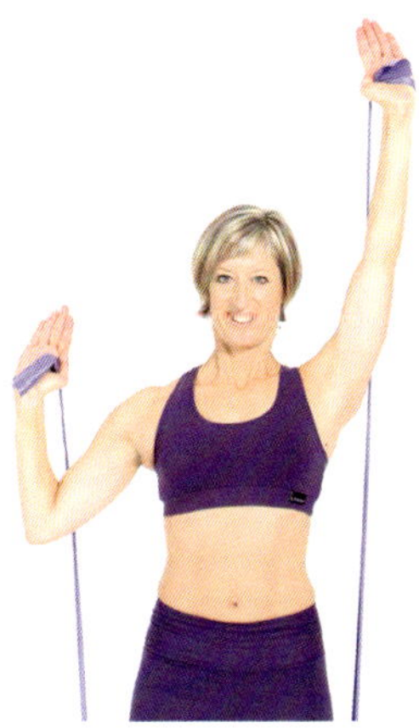

4

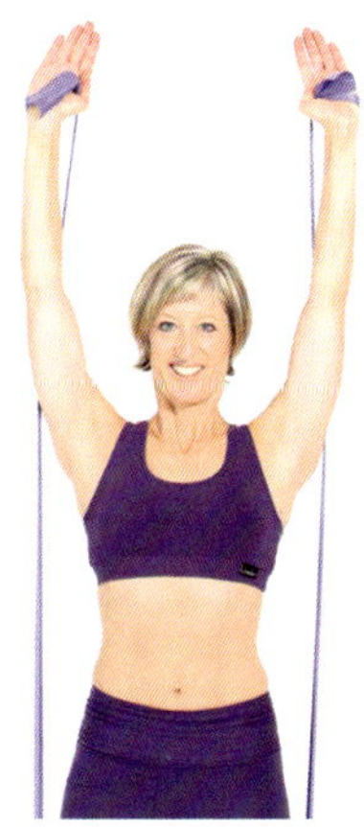

1 Sie stehen aufrecht in einer leichten Grätsche. Die Knie sind leicht gebeugt. Mit beiden Füßen mittig auf dem Theragym Powerband® stehen. Wickeln Sie das Band nun um Ihre Hände, heben Sie die Ellbogen in die Waagerechte. Den Schultergürtel entspannt halten. Den Bauchnabel sanft nach innen ziehen, das Brustbein heben!

2, **3** Nun strecken Sie im Wechsel den rechten und linken Arm in Richtung Decke. Dabei bleiben die Ellbogen immer leicht gebeugt. Denken Sie daran, den Schultergürtel entspannt zu halten!

Diese Übung mit jeder Seite 20-30 x ausführen.

4 Dann beide Arme gleichzeitig in Richtung Decke strecken.

Trainiert die Schulter- und die obere Rückenmuskulatur.

1

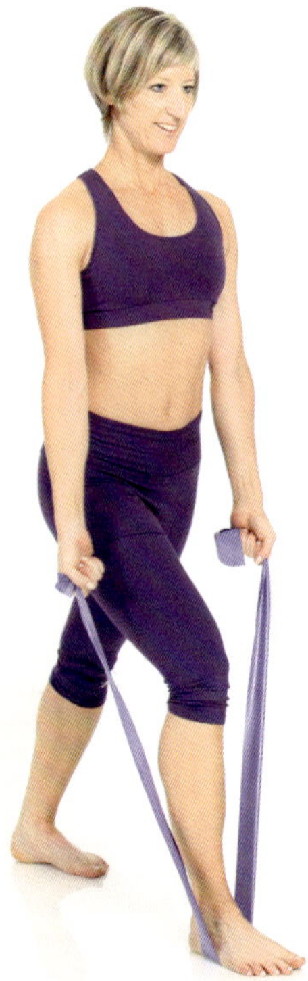

2

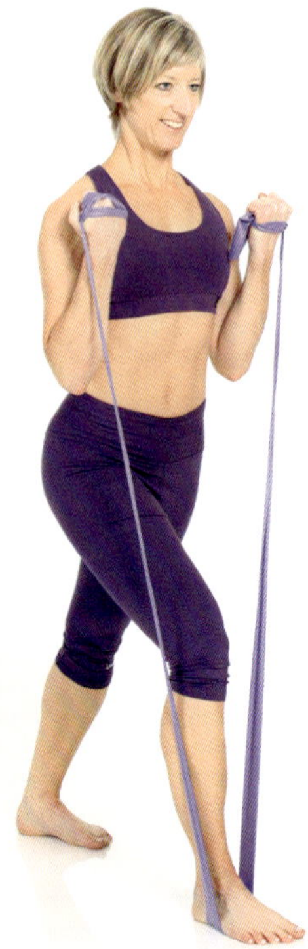

1 Gehen Sie in eine leichte Schrittstellung. Das Theragym Powerband® unter dem vorderen Fuß fixieren. Mit beiden Händen fassen. Das Brustbein heben, den Bauchnabel sanft nach innen ziehen.

2 Nun die Arme beugen und wieder strecken. Immer Spannung auf dem Band halten!

Diese Übung 20-30 x ausführen, dann noch einmal mit dem anderen Fuß vorne.

Trainiert den Bizeps.

1

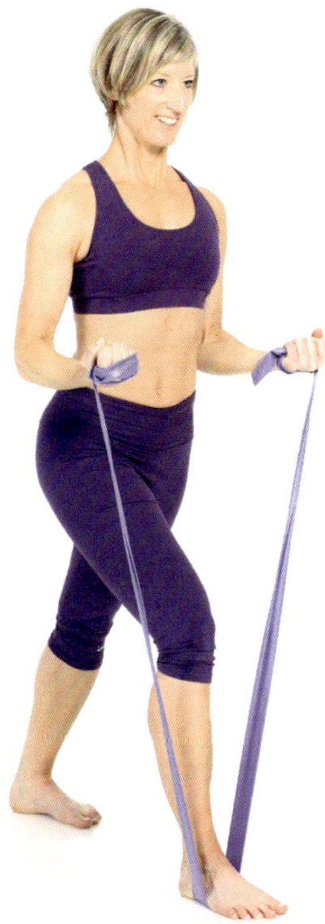

2

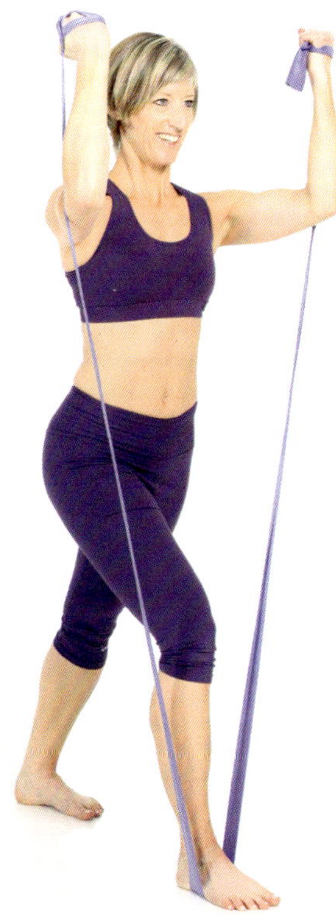

1 Gehen Sie in eine leichte Schrittstellung. Das Theragym Powerband® unter dem vorderen Fuß fixieren. Mit beiden Händen fassen, die Arme im rechten Winkel halten. Das Brustbein heben, den Bauchnabel sanft nach innen ziehen.

2 Nun die Arme nach vorne anheben, bis die Oberarme sich parallel über dem Boden befinden. Den Schultergürtel während der Bewegung entspannt halten! Immer Spannung auf dem Band halten!

Diese Übung 20-30 x ausführen, dann noch einmal mit dem anderen Fuß vorne.

Trainiert den Bizeps und die Schultermuskulatur.

1

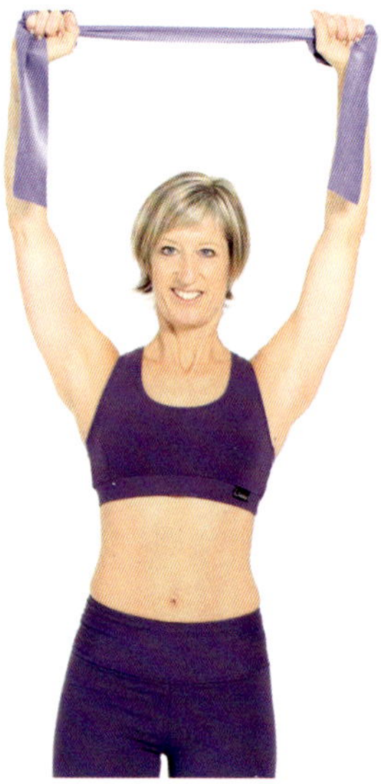

2

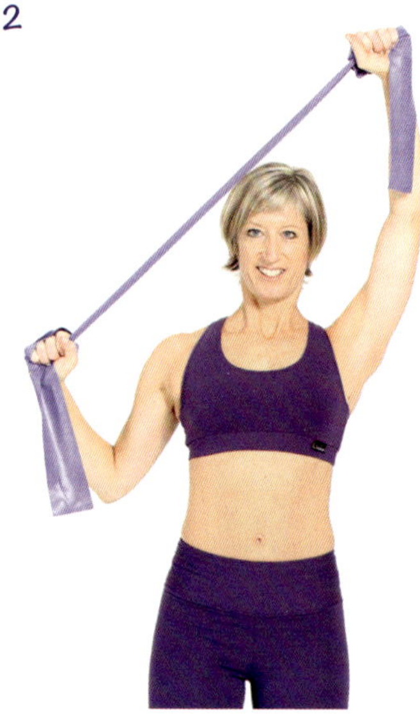

1 Sie stehen hüftbreit mit leicht gebeugten Knien. Halten Sie das Theragym Powerband® in beiden Händen. Den Schultergürtel entspannt halten. Den Bauchnabel sanft nach innen ziehen, das Brustbein heben! Die Arme über den Kopf strecken. Die Ellbogen bleiben leicht gebeugt.

2 Nun ziehen Sie im Wechsel die rechte und linke Hand in Richtung Boden. Der Ellbogen führt die Bewegung an. Den Schultergürtel während der gesamten Bewegung entspannt halten! Das Band während der Übung immer leicht unter Spannung halten!

Diese Übung mit jeder Seite 20-30 x ausführen.

Trainiert den Trizeps und die obere Rückenmuskulatur.

COOL-DOWN

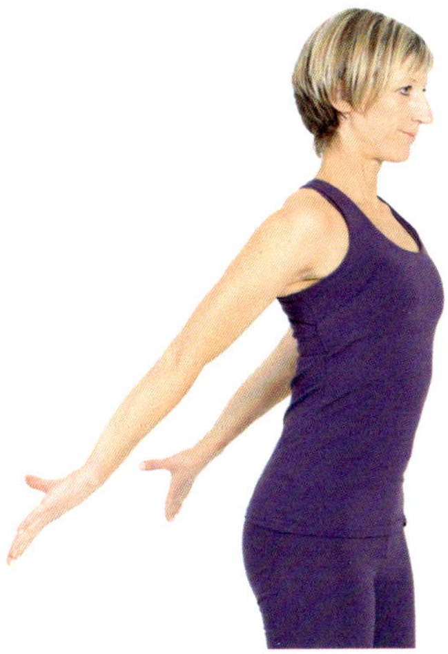

1 Sie stehen mit hüftbreit geöffneten Füßen, die Knie sind leicht gebeugt. Beide Arme gestreckt hinter den Körper bewegen. Die Daumen zeigen nach innen.

Diese Position 20 Sekunden halten.

Dehnt den Bizeps.

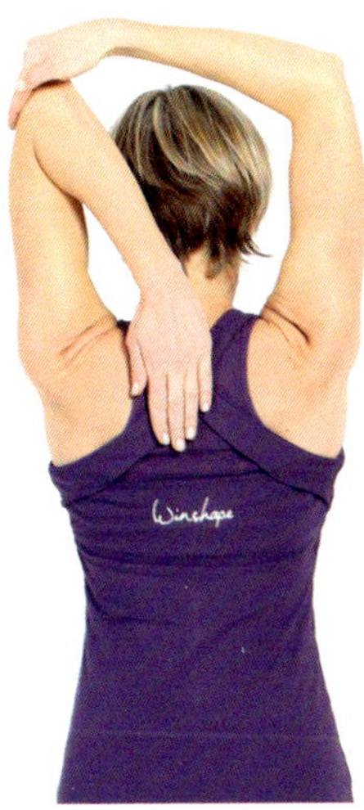

1 Sie stehen mit hüftbreit geöffneten Füßen, die Knie sind leicht gebeugt. Strecken Sie einen Arm nach oben in Richtung Decke. Beugen Sie den Arm, sodass die Hand sich zwischen den Schulterblättern befindet. Nun mit der anderen Hand den Oberarm fassen und diesen mit der Hand sanft tiefer schieben.

Diese Position 20 Sekunden halten. Den Atem fließen lassen. Dann die Seite wechseln.

Dehnt den Trizeps.

1

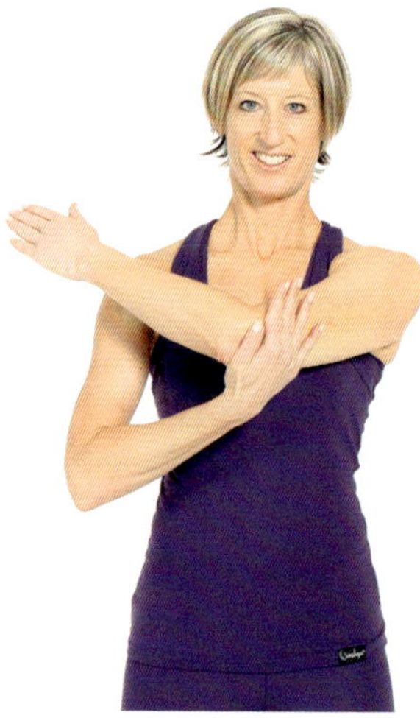

1 Sie stehen mit hüftbreit geöffneten Füßen, die Knie sind leicht gebeugt. Einen Arm gestreckt vor das Brustbein heben. Mit der anderen Hand den Oberarm fassen und zum Körper heranziehen und etwas zur Seite ziehen. Die Schultern bleiben tief unten!

Diese Position 20 Sekunden halten. Den Atem fließen lassen. Dann die Seite wechseln.

Dehnt die Schultermuskulatur, die Muskulatur des oberen Rückens.

5.3.2 Bodyweight

AUFWÄRMEN

1

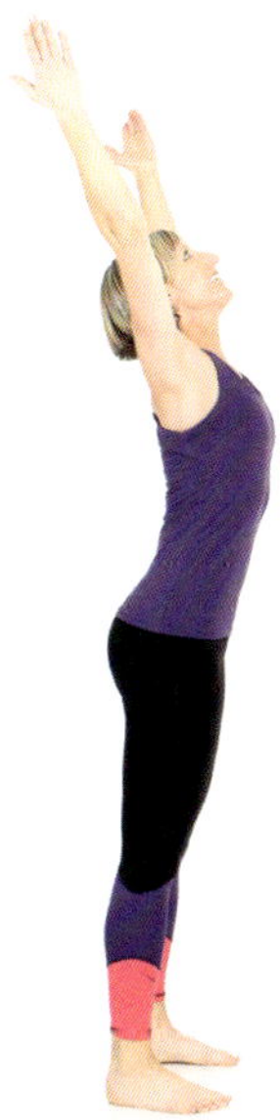

2

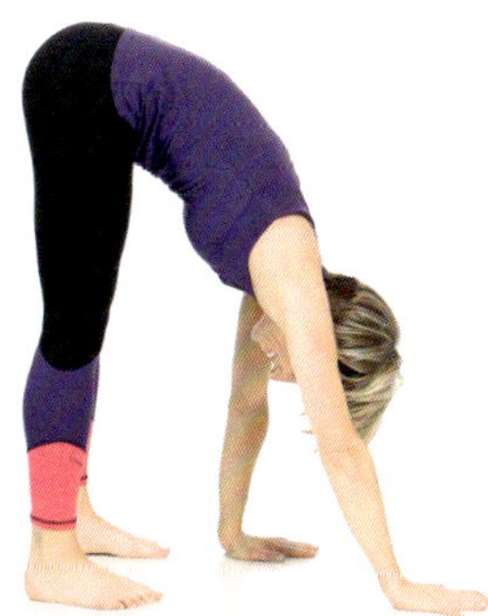

3

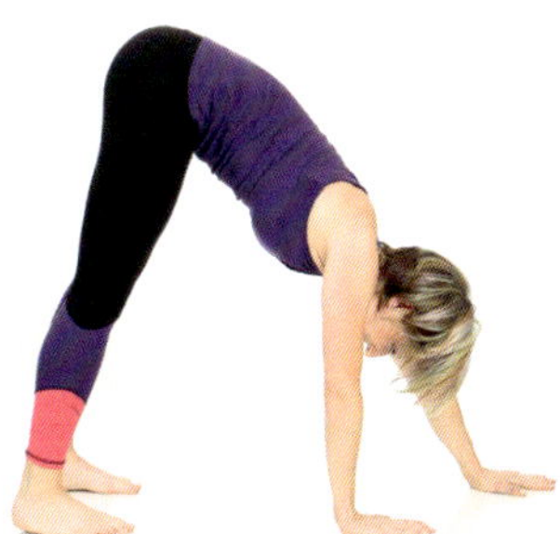

4

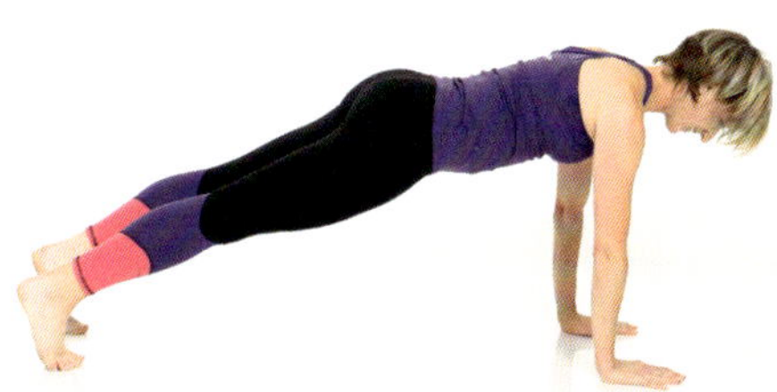

1 Stehen Sie aufrecht in einer hüftbreiten Position. Strecken Sie beide Arme weit zur Decke. Der Blick folgt zur Decke.

2, 3 Nun den Oberkörper zum Boden abrollen. Beide Hände am Boden aufsetzen und mit den Händen nach vorne gehen,

4 bis Sie sich in der Brett-Position befinden. Dann wieder zurückwalken und sich aufrichten. Wiederholen Sie diese Übung 5-8 x.

Mobilisation Wirbelsäule

HAUPTTEIL

1

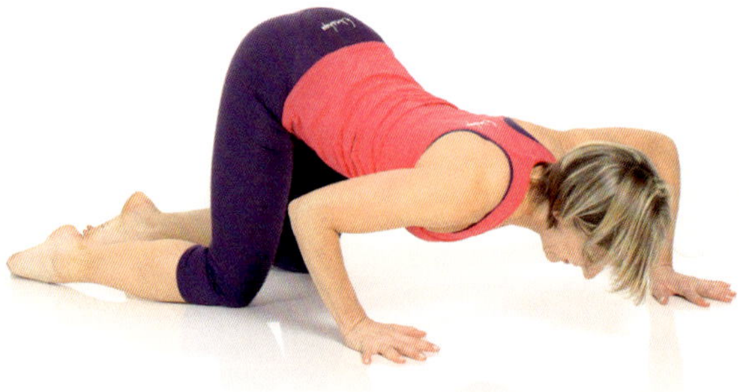

2

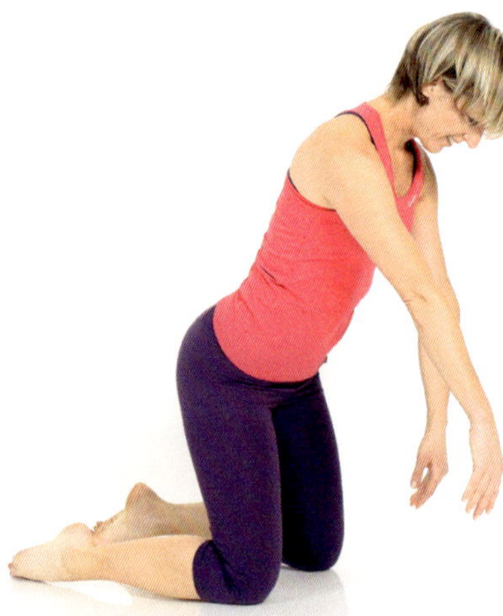

1 Gehen Sie in die Liegestützposition. Setzen Sie die Knie auf dem Boden ab. Die Hände etwas mehr als schulterbreit öffnen und versetzt auf dem Boden abstellen. Das Brustbein in Richtung Boden absenken und

2 dann nach oben katapultieren. Den Bauchnabel nach innen oben ziehen! Verändern Sie während der Ausführung der Übung immer wieder die Stellung der Hände (die Fingerspitzen mal nach außen oder innen drehen, die Hände weiter auseinander oder weiter zusammen abstützen ...). Landen Sie leise auf dem Boden und federn Sie sich sanft wieder nach oben!

Diese Übung 10-15 x wiederholen.

Trainiert die Brustmuskulatur und die Handgelenkmuskulatur.

1

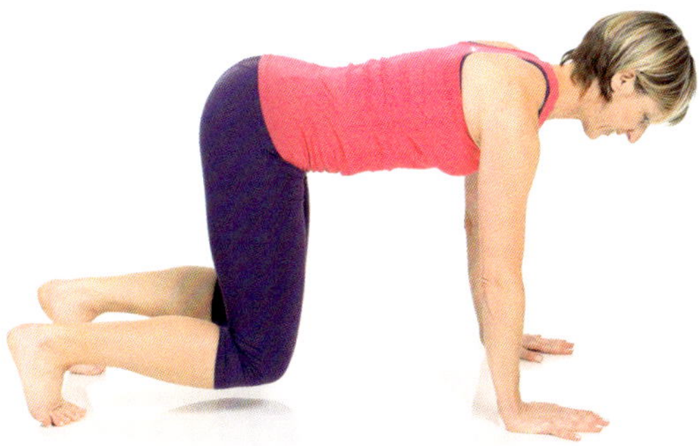

2

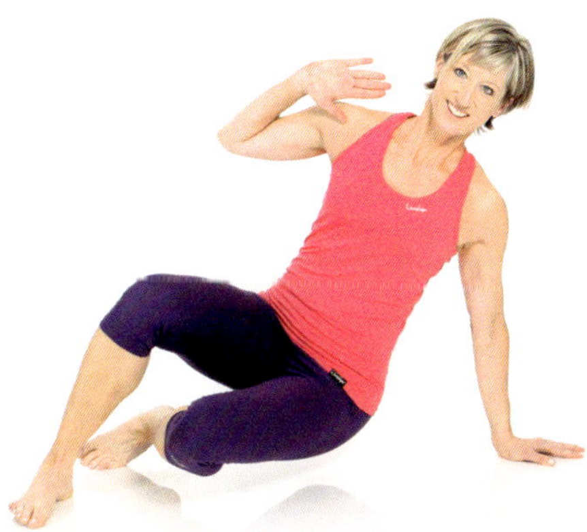

3

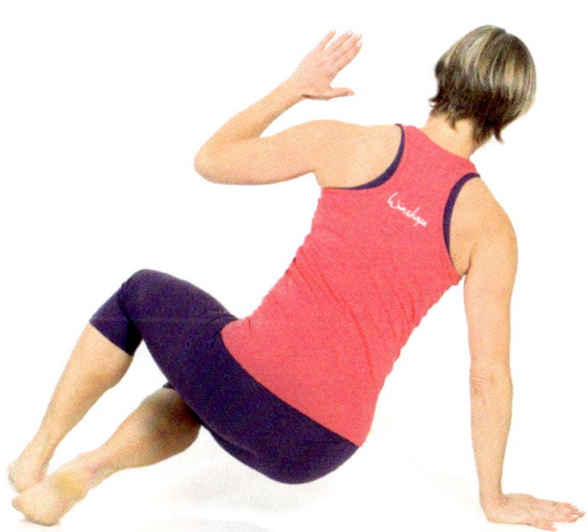

Trainiert die Schulter- und die Rumpfmuskulatur.

1 Gehen Sie in den Vierfüßlerstand. Die Hände befinden sich senkrecht unter den Schultern, die Knie senkrecht unter den Hüftgelenken. Die Knie etwas über dem Boden schweben lassen. Halten Sie die Wirbelsäule in ihrer natürlichen Schwingung, den Kopf in Verlängerung des Rumpfs. Den Bauchnabel sanft nach innen oben ziehen!

2 Nun drehen Sie den Oberkörper zu einer Seite auf, dabei die Füße etwas umsetzen. Eine Hand heben und zur Schulter bewegen. Dann mit einem kleinen Sprung wieder zur Mitte kommen.

3 Dieselbe Bewegung zur anderen Seite ausführen.

Jede Seite 8-10 x wiederholen.

1

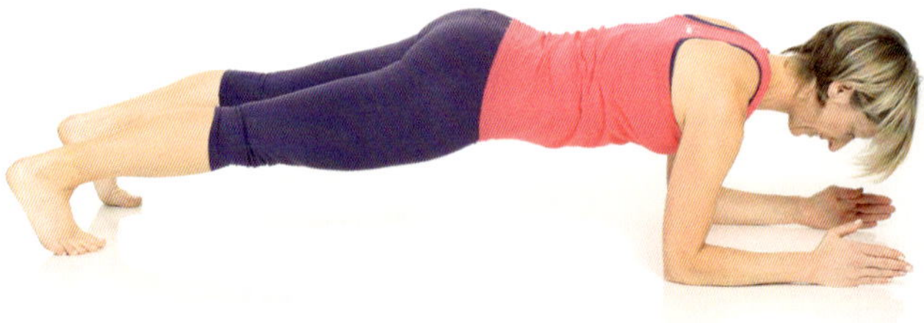

2

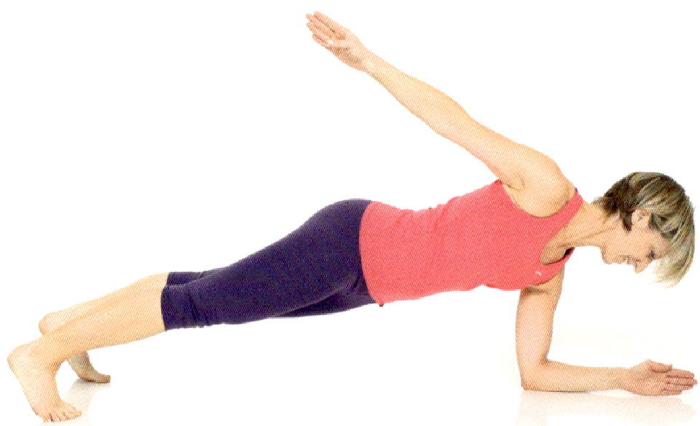

3

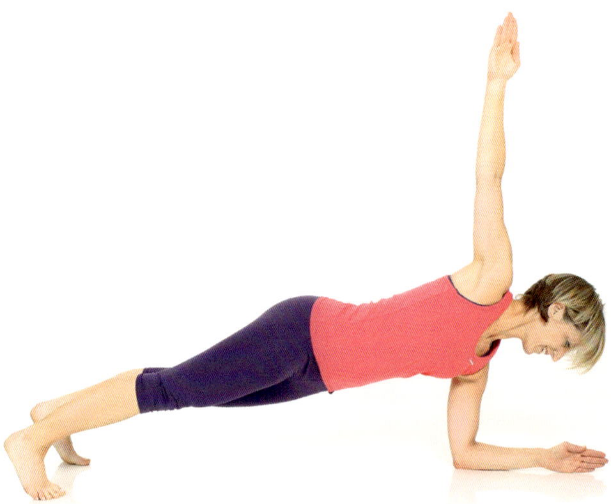

4

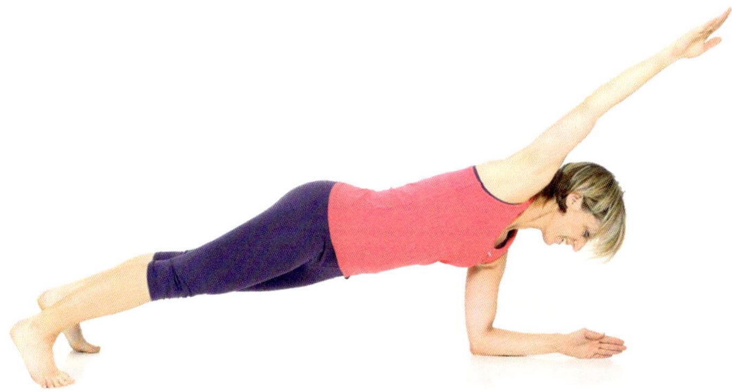

5

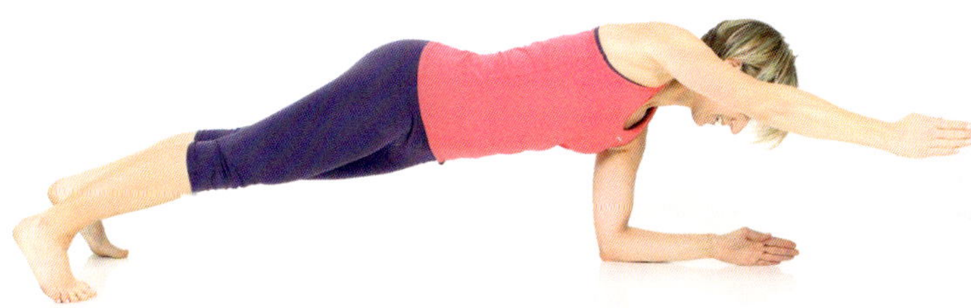

1 Gehen Sie in den Plank-Position. Die Ellbogen befinden sich unterhalb der Schultern. Der Oberkörper und die Beine bilden eine Linie. Ziehen Sie sich raus aus den Schultern. Den Bauchnabel sanft nach innen oben ziehen.

2, **3**, **4**, **5** Nun beginnen Sie, mit einem Arm große Kreise zu schreiben. Über hinten nach vorne. Dabei das Becken möglichst ruhig halten!

Jede Seite 8-10 Wiederholungen.

Trainiert die Rumpf- und die Schultermuskulatur und die Gleichgewichtsfähigkeit.

1

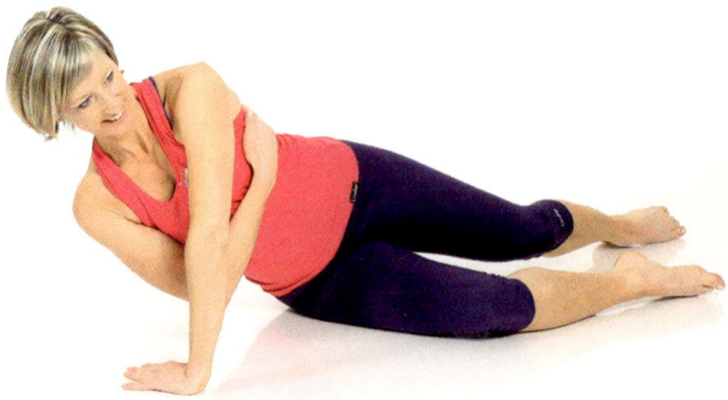

2

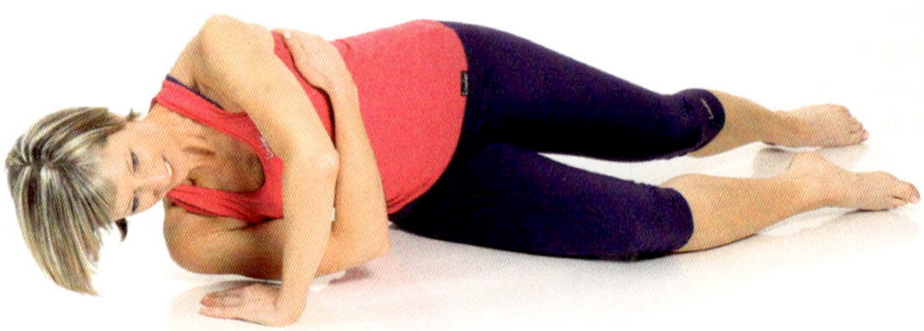

1 Seitlage mit leicht angewinkelten Beinen. Den oberen Arm unterhalb der Schulter am Boden abstützen. Die Fingerspitzen zeigen in Richtung Schulter. Der andere Arm umarmt den Rumpf.

2 Nun beugen und strecken Sie den Arm. Die Schulter berührt dabei fast den Boden.

Diese Bewegung mit jeder Seite 20-30 x wiederholen.

Trainiert den Trizeps.

COOL-DOWN

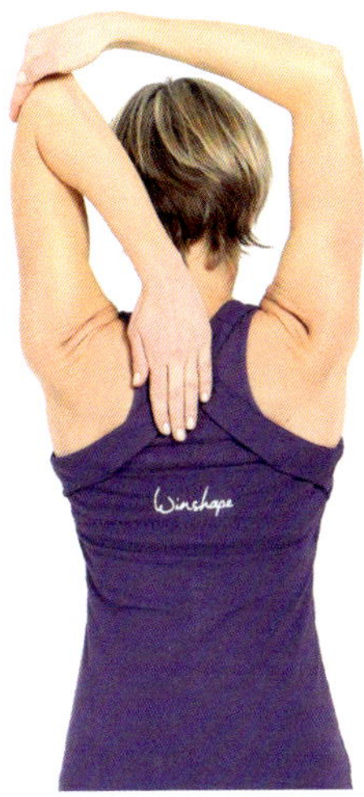

1 Sie stehen mit hüftbreit geöffneten Füßen, die Knie sind leicht gebeugt. Strecken Sie einen Arm nach oben in Richtung Decke. Beugen Sie den Arm, sodass die Hand sich zwischen den Schulterblättern befindet. Nun mit der anderen Hand den Oberarm fassen und diesen mit der Hand sanft tiefer schieben.

Diese Position 20 Sekunden halten. Den Atem fließen lassen. Dann die Seite wechseln.

Dehnt den Trizeps.

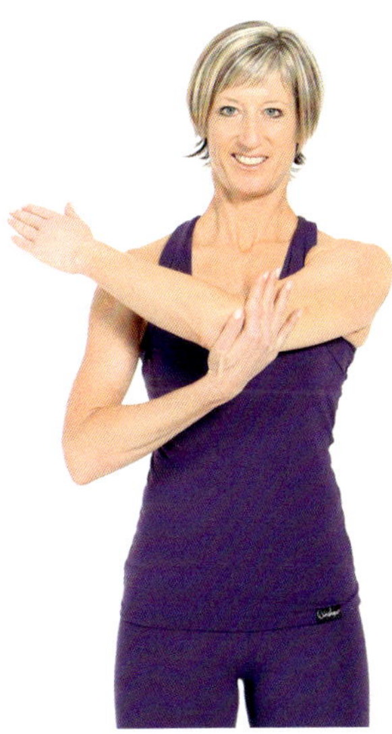

1 Sie stehen mit hüftbreit geöffneten Füßen, die Knie sind leicht gebeugt. Einen Arm gestreckt vor das Brustbein heben. Mit der anderen Hand den Oberarm fassen und zum Körper heranziehen und etwas zur Seite ziehen. Die Schultern bleiben tief unten!

Diese Position 20 Sekunden halten. Den Atem fließen lassen. Dann die Seite wechseln.

Dehnt die Schultermuskulatur, die Muskulatur des oberen Rückens.

1

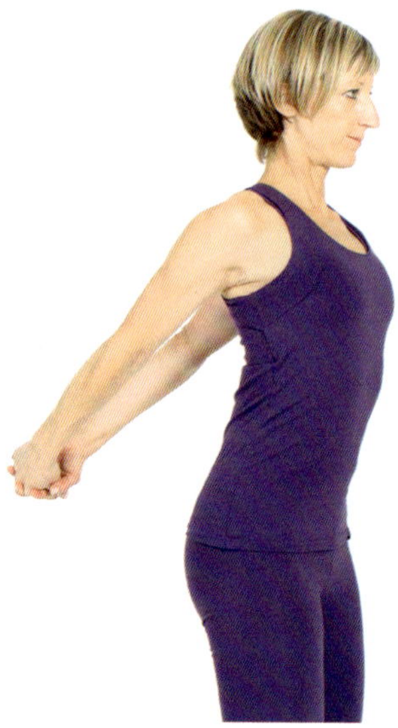

1 Sie stehen hüftbreit mit leicht gebeugten Knien. Beide Hände hinter dem Körper fassen und in Richtung Decke ziehen. Dabei bleibt der Schultergürtel entspannt, die Schultern sind nach hinten unten gezogen. Das Brustbein heben. Den Bauchnabel nach innen oben ziehen.

Diese Position 20 Sekunden halten.

Dehnt die Brustmuskulatur.

5.3.3 Mit Gewicht/TOPANGA®

Wenn Sie möchten, können Sie das Workout auch ohne TOPANGA® durchführen. Damit vereinfachen Sie die Übungen. Vielleicht können Sie dann die Wiederholungszahlen etwas steigern.

AUFWÄRMEN

1

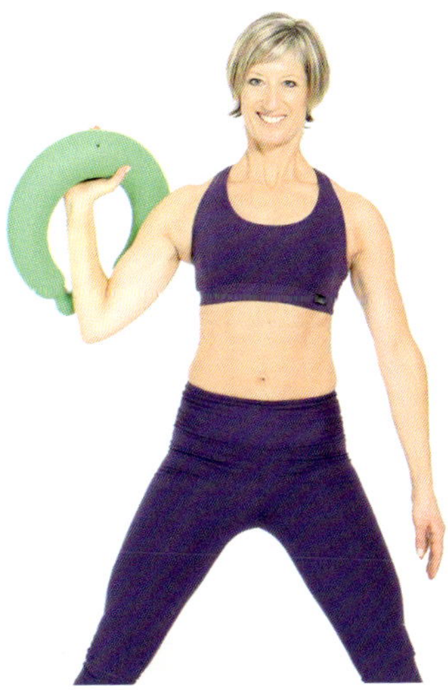

2

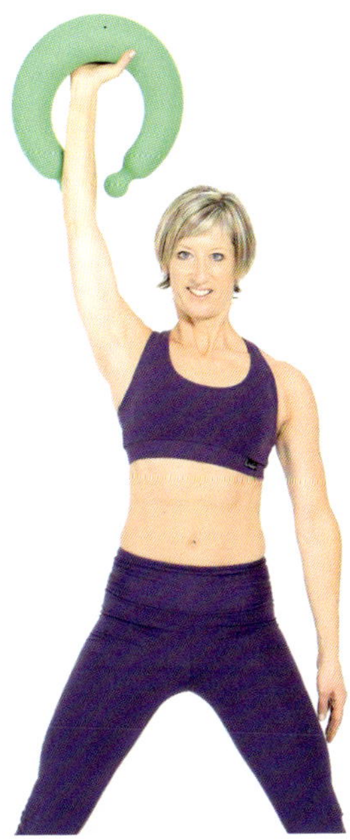

1 Sie stehen aufrecht in einer leichten Grätsche. Die Knie sind leicht gebeugt. Halten Sie den TOPANGA® in einer Hand neben Ihrer Schulter. Den Schultergürtel entspannt halten. Den Bauchnabel sanft nach innen ziehen, das Brustbein heben!

2 Nun strecken Sie den Arm in Richtung Decke. Während der gesamten Bewegung die Schulter nach hinten unten ziehen!

Diese Übung mit jeder Seite 20-30 x ausführen.

Trainiert die Schultermuskulatur und die Muskulatur des oberen Rückens.

HAUPTTEIL

1

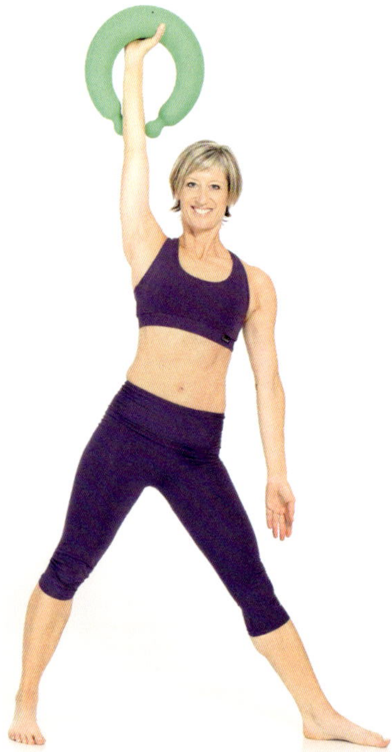

2

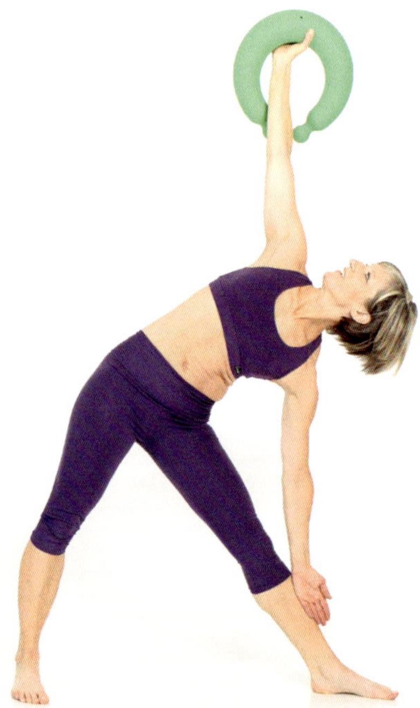

1 Stellen Sie sich mit leicht gebeugten Beinen in eine stabile Grätsche. Das linke Bein zur Seite drehen. Das rechte Bein leicht nach innen drehen. Das Becken schiebt nach rechts. In der rechten Hand den TOPANGA® über dem Kopf halten.

2 Nun mit der linken Hand in Richtung linken Fuß wandern. Das Becken bleibt gerade! Der Blick folgt dem TOPANGA®.

Jede Seite 10-15 x wiederholen.

Trainiert die seitliche Rumpfmuskulatur und die Schultermuskulatur.

1

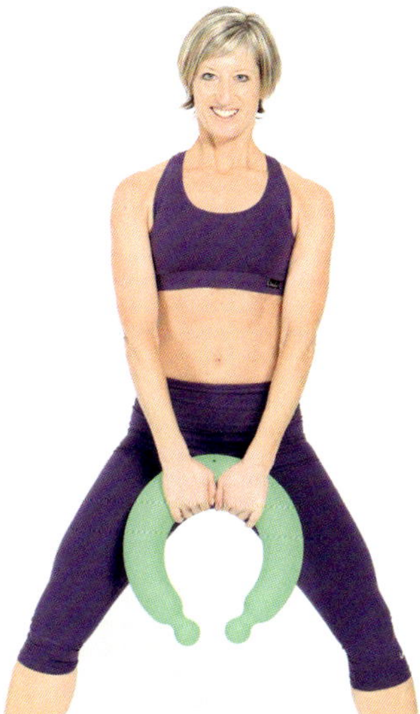

2

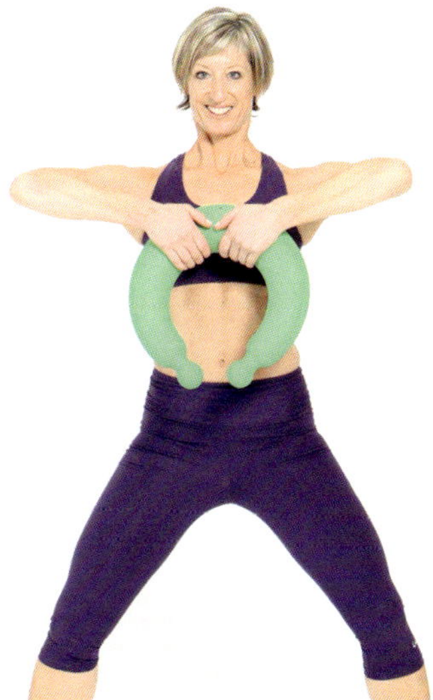

1 Sie stehen aufrecht in einer leichten Grätsche. Die Knie sind leicht gebeugt. Halten Sie den TOPANGA® in beiden Händen. Den Schultergürtel entspannt halten. Den Bauchnabel sanft nach innen ziehen, das Brustbein heben!

2 Heben Sie nun die Ellbogen in die Waagerechte, bzw. etwas höher, und strecken Sie die Arme wieder in Richtung Boden. Während der Bewegung aufgerichtet bleiben und die Schultern nach hinten unten ziehen!

Diese Bewegung 20-30 x ausführen.

Trainiert die Schultermuskulatur.

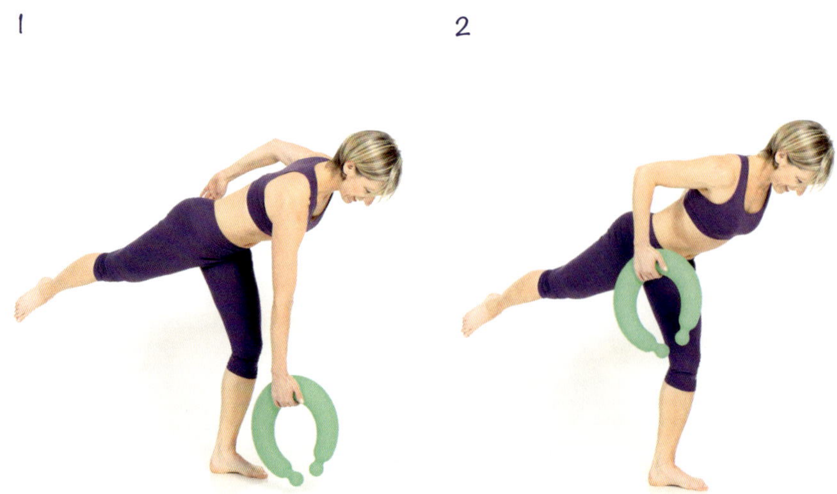

1 Stellen Sie sich auf das linke Bein. Das Knie leicht gebeugt halten. Das rechte Bein weit nach hinten ausstrecken. In der rechten Hand den TOPANGA® halten. Den Arm in Richtung Boden ausstrecken. Den Rücken gerade halten. Der Kopf in Verlängerung des Oberkörpers halten.

2 Nun ziehen Sie den Ellbogen des rechten Arms in Richtung Decke. Dabei das Becken stabil parallel über dem Boden halten. Den Bauchnabel sanft nach innen oben ziehen!

Diese Übung mit jeder Seite 20-30 x ausführen.

Trainiert den Trizeps und die obere Rückenmuskulatur.

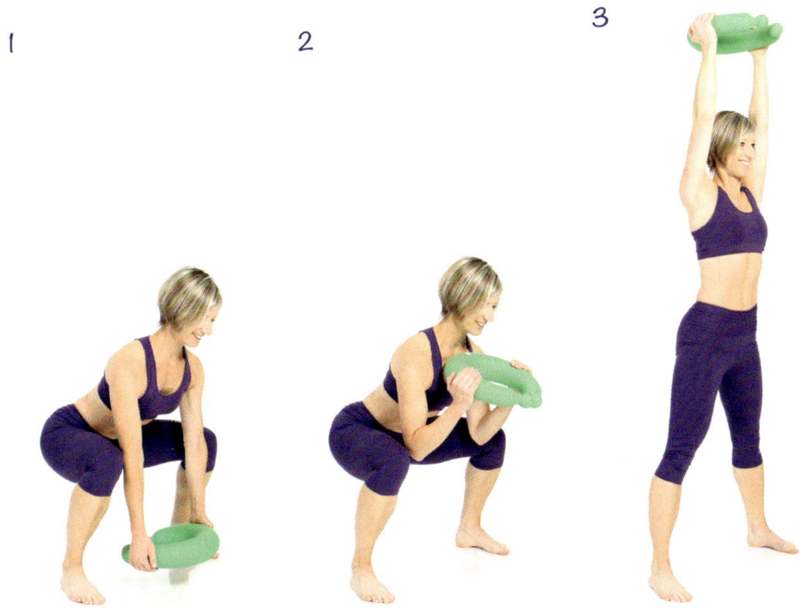

1 Stellen Sie sich etwas mehr als hüftbreit auf. Die Fußspitzen zeigen leicht nach außen, die Knie zeigen in Richtung Fußspitzen. Den TOPANGA® in beiden Händen halten und in Richtung Boden strecken. Beide Knie tief beugen, bis die Oberschenkel sich waagerecht über dem Boden befinden. Das Körpergewicht weit nach hinten in Richtung Fersen bewegen.

2 Nun beide Arme beugen und den TOPANGA® zum Brustbein bewegen.

3 Von hier aus die Beine strecken, den Oberkörper aufrichten und den TOPANGA® in Richtung Decke bewegen.

Diese Abfolge 20-30 x wiederholen.

Trainiert die Oberschenkel- und Gesäßmuskulatur und die Arm- und Rückenmuskulatur.

1

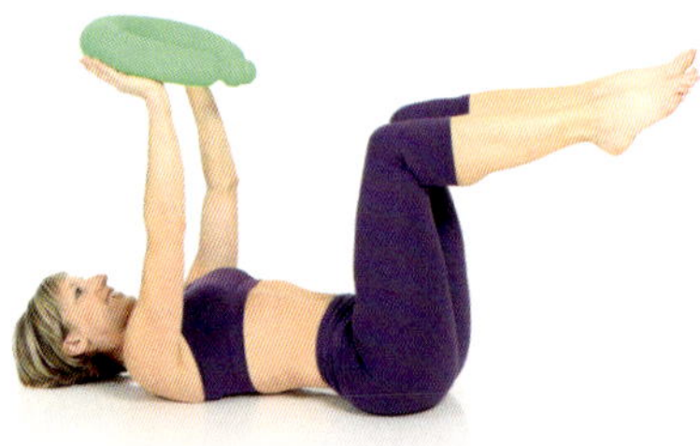

2

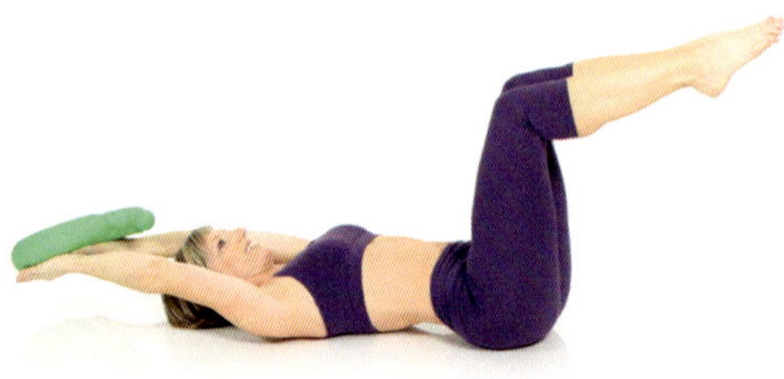

3

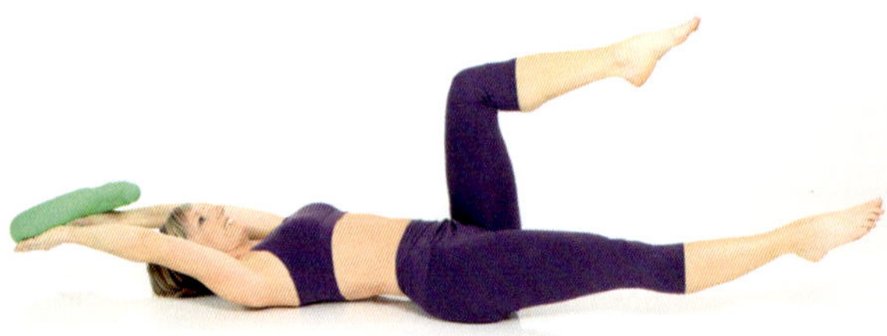

1 Legen Sie sich in die Rückenlage. Beide Beine sind im rechten Winkel angehoben. Den TOPANGA® über dem Brustbein halten. Denken Sie an die neutrale Position Ihrer Wirbelsäule! Den Bauchnabel sanft nach innen ziehen.

2 Nun senken Sie mit dem Ausatmen Ihre Arme hinter Ihrem Kopf in Richtung Boden ab. Kurz bevor Sie den Boden berühren, mit dem Einatmen, heben Sie Ihre Arme wieder über das Brustbein.

3 Als Erschwerung strecken Sie beim Ausatmen immer ein Bein in Richtung Boden aus. Im Wechsel rechts und links.

Jede Seite 10-15 x strecken und beugen.

Trainiert die tiefe Bauchmuskulatur und die Schultermuskulatur.

COOL-DOWN

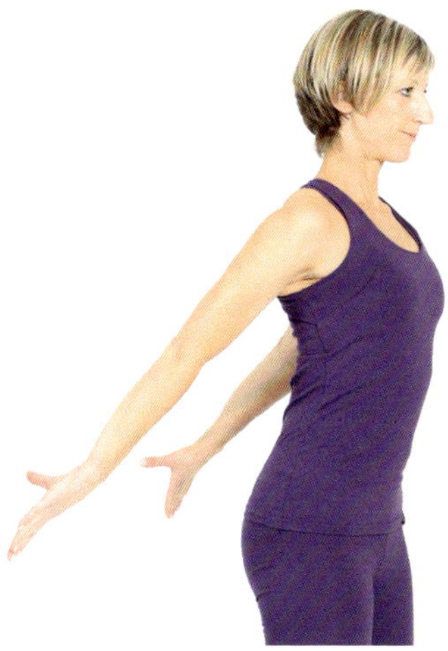

1 Sie stehen mit hüftbreit geöffneten Füßen, die Knie sind leicht gebeugt. Beide Arme gestreckt hinter den Körper bewegen. Die Daumen zeigen nach innen.

Diese Position 20 Sekunden halten.

Dehnt den Bizeps.

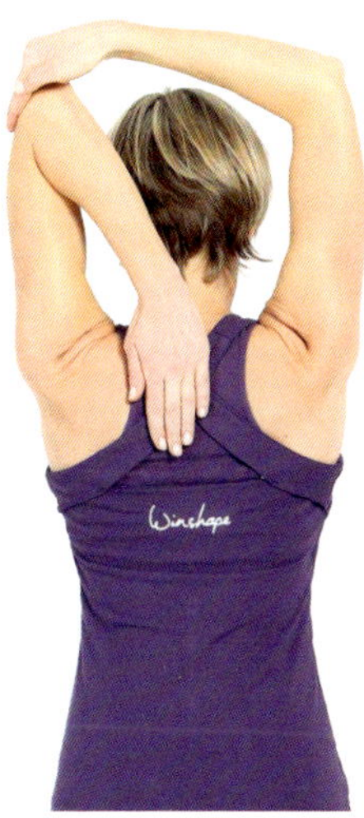

1 Sie stehen mit hüftbreit geöffneten Füßen, die Knie sind leicht gebeugt. Strecken Sie einen Arm nach oben in Richtung Decke. Beugen Sie den Arm, sodass die Hand sich zwischen den Schulterblättern befindet. Nun mit der anderen Hand den Oberarm fassen und diesen mit der Hand sanft tiefer schieben.

Diese Position 20 Sekunden halten. Den Atem fließen lassen. Dann die Seite wechseln.

Dehnt den Trizeps.

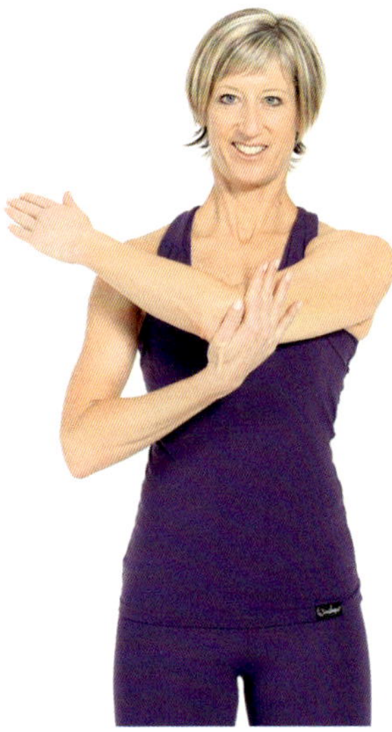

1 Sie stehen mit hüftbreit geöffneten Füßen, die Knie sind leicht gebeugt. Einen Arm gestreckt vor das Brustbein heben. Mit der anderen Hand den Oberarm fassen und zum Körper heranziehen und etwas zur Seite ziehen. Die Schultern bleiben tief unten!

Diese Position 20 Sekunden halten. Den Atem fließen lassen. Dann die Seite wechseln.

Dehnt die Schultermuskulatur, die Muskulatur des oberen Rückens.

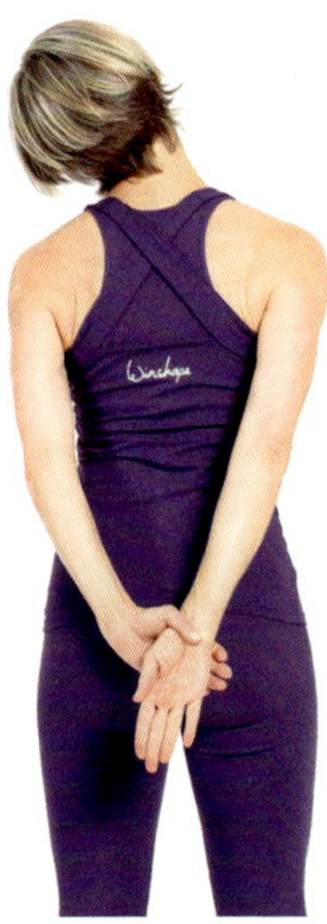

1 Sie stehen mit hüftbreit geöffneten Füßen, die Knie sind leicht gebeugt. Bewegen Sie einen Arm hinter den Rücken. Mit der anderen Hand fassen Sie das Handgelenk. Nun den Arm sanft in Richtung Boden ziehen. Dabei die Schulter nach hinten unten ziehen. Der Kopf neigt sich zur Gegenseite.

Diese Position 20 Sekunden halten. Den Atem fließen lassen. Dann die Seite wechseln.

Dehnt die Nackenmuskulatur.

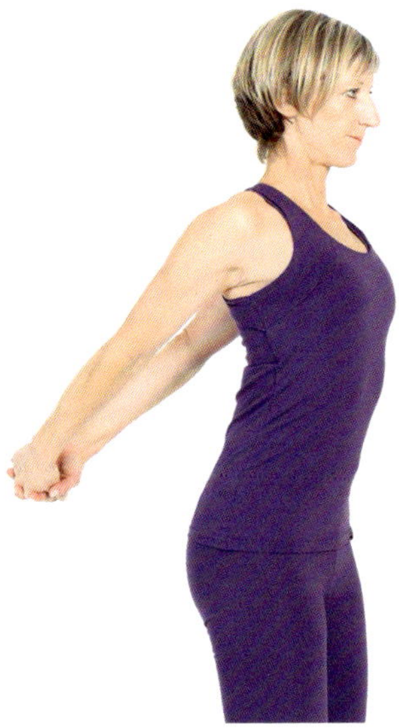

1 Sie stehen hüftbreit mit leicht gebeugten Knien. Beide Hände hinter dem Körper fassen und in Richtung Decke ziehen. Dabei bleibt der Schultergürtel entspannt, die Schultern sind nach hinten unten gezogen. Das Brustbein heben. Den Bauchnabel nach innen oben ziehen.

Diese Position 20 Sekunden halten.

Dehnt die Brustmuskulatur.

5.4 Fatburning

Fatburning heißt, den Körper dazu zu bringen, möglichst viele Kalorien zu verbrauchen. Wie gelingt das am besten?

Indem möglichst viele Muskelgruppen während des Trainings beansprucht werden. Halten Sie dabei zwischen den einzelnen Übungen die Pausen möglichst kurz bzw. wechseln Sie zügig von der einen zur nächsten Übung.

Zuerst vier Übungen als Aufwärmtraining. Dann folgt der Hauptteil. Führen Sie die Übungen aus dem Hauptteil ohne größere Pausen direkt hintereinander aus!

Nach einem Durchgang aller Übungen machen Sie eine Pause von ca. 30 Sekunden. Und wiederholen Sie die gesamte Abfolge. Insgesamt sollten Sie 3-5 Durchgänge wählen.

Am Ende des Workouts den Cool-down-Abschnitt nicht vergessen!

5.4.1 Bodyweight

AUFWÄRMEN

1

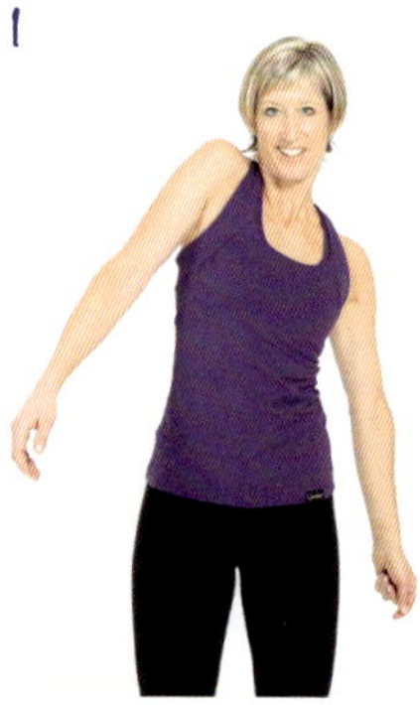

2

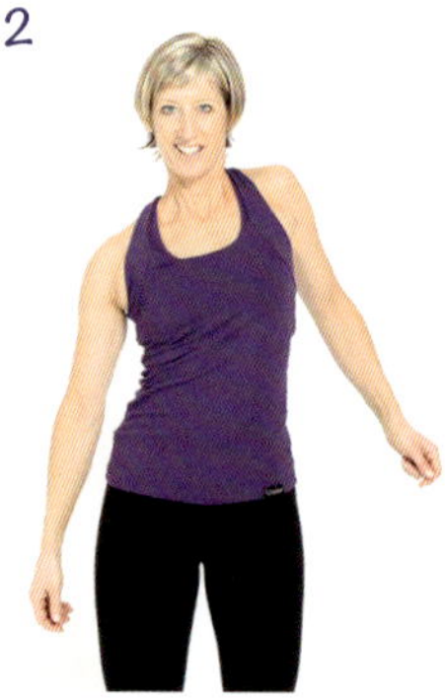

3

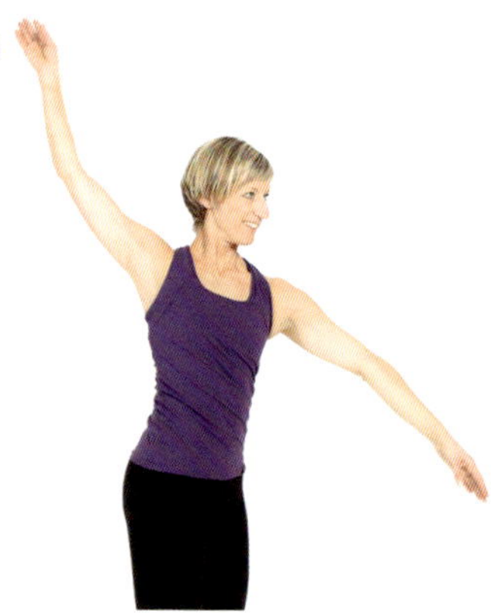

1, **2** Stehen Sie aufrecht, heben Sie das Brustbein, ziehen Sie den Bauchnabel sanft nach innen und kreisen Sie die Schultern im Wechsel nach hinten unten.

Jede Schulter 20-30 x.

3 Werden Sie nun größer mit der Bewegung und kreisen Sie die gestreckten Arme nach hinten. Wie eine Windmühle. Denken Sie daran, die Schultern nach hinten unten zu ziehen.

Jeden Arm 20-30 x kreisen.

Mobilisation Schultergürtel/Schultergelenke

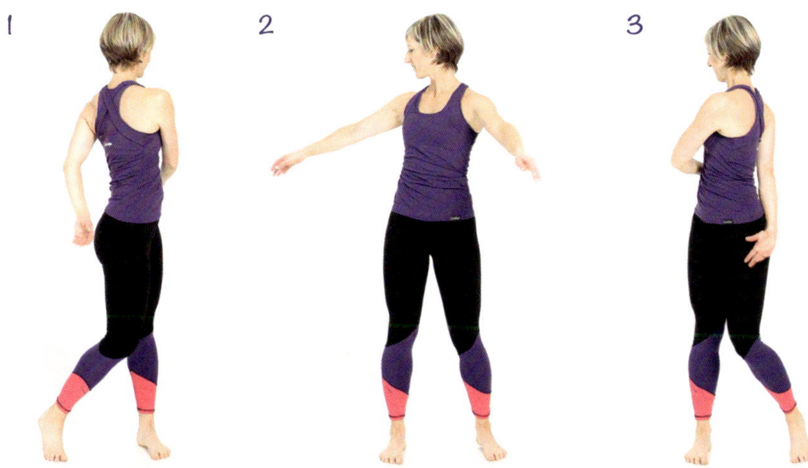

1, **2**, **3** Stehen Sie mit hüftbreit geöffneten Beinen und schwingen Sie die Arme nach rechts und links. Der ganze Körper folgt der Bewegung. Fangen Sie mit einer kleinen Bewegung an und werden Sie dann immer größer.

Zu jeder Seite 20-30 x.

Mobilisation Wirbelsäule

1

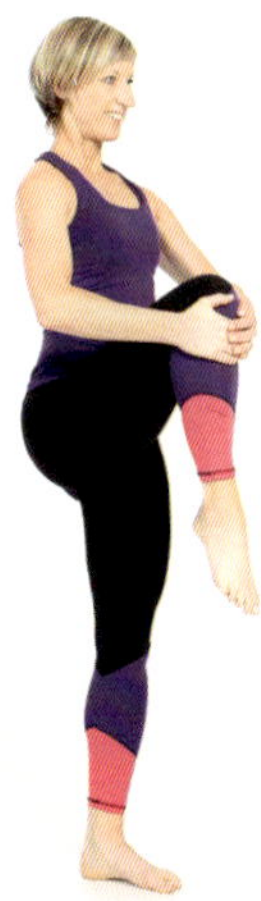

2

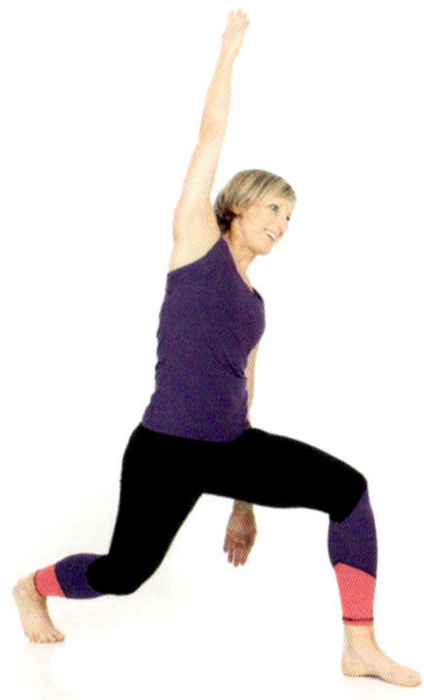

3

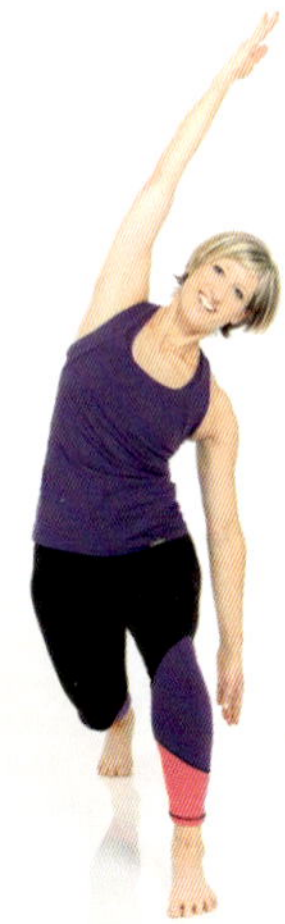

1 Sie stehen auf dem linken Bein. Mit beiden Händen knapp unterhalb des Knies den Unterschenkel fassen und zum Körper heranziehen.

2, **3** Nun das rechte Bein nach hinten in den weiten Ausfallschritt stellen. Wichtig dabei ist, dass das linke Knie senkrecht über der Ferse bleibt. Dabei den Oberkörper nach links neigen. Den rechten Arm, und damit den Oberkörper, zur linken Seite ziehen.

Jede Seite 10-15 x wiederholen.

Mobilisation Hüftgelenke

1

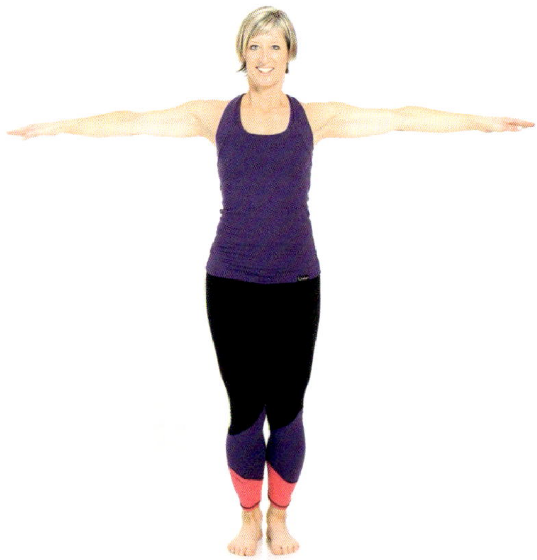

1 Sie stehen mit geschlossenen Beinen, die Arme zur Seite ausstrecken.

2 Springen Sie nun in eine weite Grätsche, dabei kreuzen Sie den rechten Arm in Brustbeinhöhe über den linken Arm. Dann wieder in die Ausgangsposition zurückspringen.

2

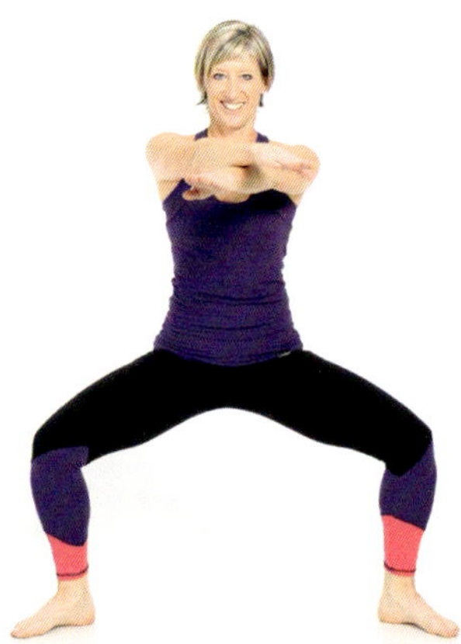

3

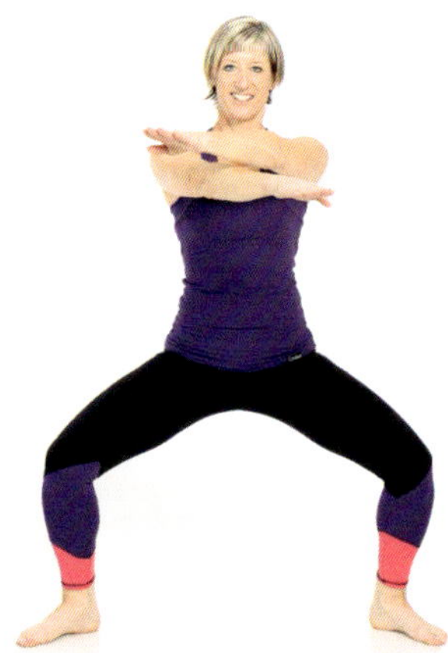

3 Wieder auseinanderspringen, dieses Mal kreuzen Sie den linken über den rechten Arm.

Achten Sie darauf, die Knie nach außen zu schieben in Richtung Fußspitzen. Jedoch die Knie senkrecht über den Fersen zu halten.

Diese Bewegungsabfolge 30 Sekunden lang durchführen.

Anregen des Herz-Kreislauf-Systems

HAUPTTEIL

1

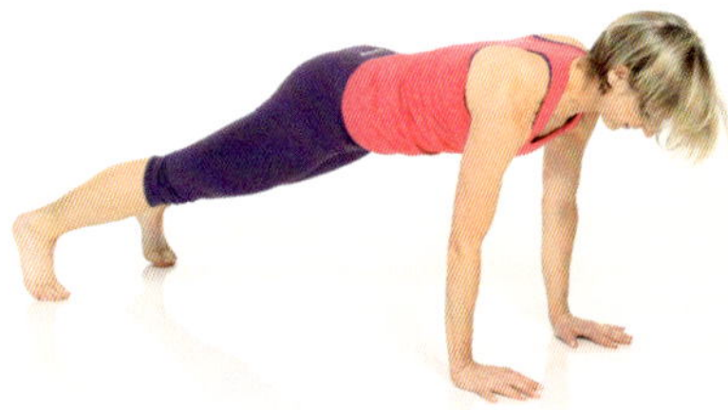

2

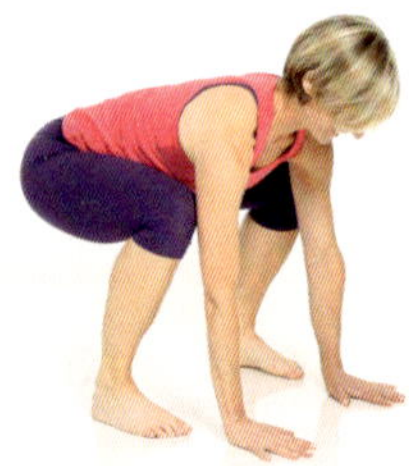

3

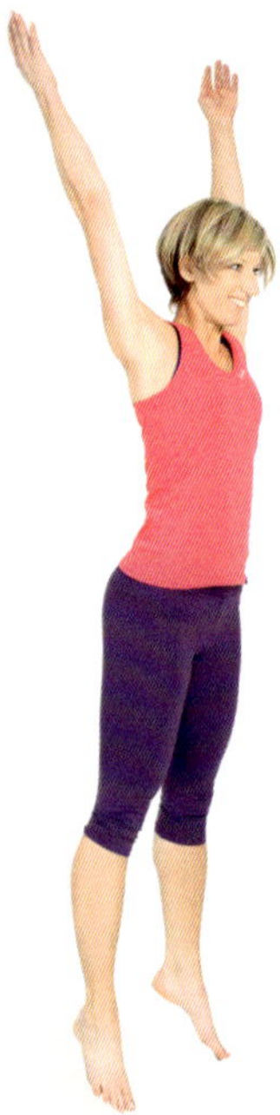

1 Sie beginnen in einer Brett-Position. Der ganze Körper bildet eine Linie. Die Hände befinden sich senkrecht unter den Schultern.

2 Nun springen Sie beidbeinig nach vorne in die tiefe Hocke. Die Knie sind senkrecht über den Fersen!

3 Aus der Hocke explosiv nach oben abspringen. Dabei beide Arme in Richtung Decke bewegen.

Dann wieder leise in der tiefen Hocke landen, zurück in die Brett-Position springen und die ganze Bewegungsabfolge wiederholen.

Trainiert den gesamten Körper, Herz-Kreislauf-Training.

1

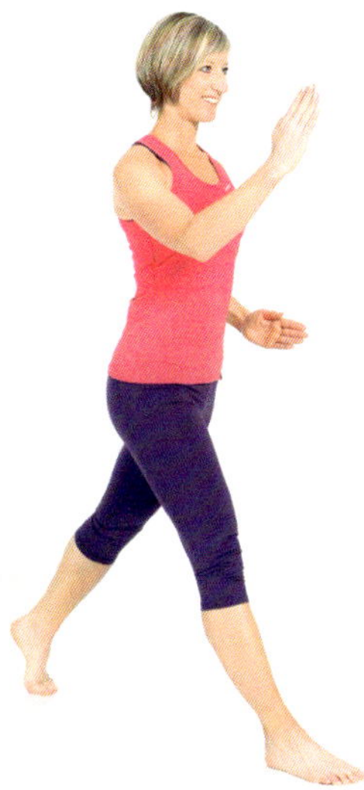

2

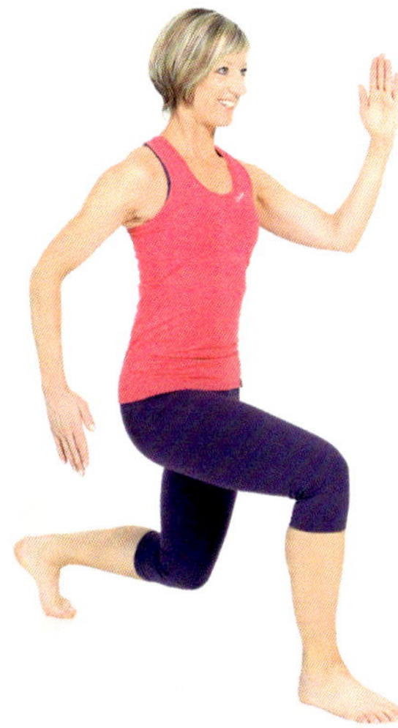

1 Stellen Sie sich in einen weiten Ausfallschritt. Die Ferse des hinteren Beins ist vom Boden abgehoben.

2 Nun das hintere Knie in Richtung Boden absenken, dabei die Arme gegengleich mitbewegen. Das vordere Knie senkrecht über der Ferse halten. Der Oberkörper bleibt aufrecht.

Diese Übung mit jeder Seite 20-30 x ausführen.

Trainiert die Oberschenkel- und Gesäßmuskulatur.

1 2 3

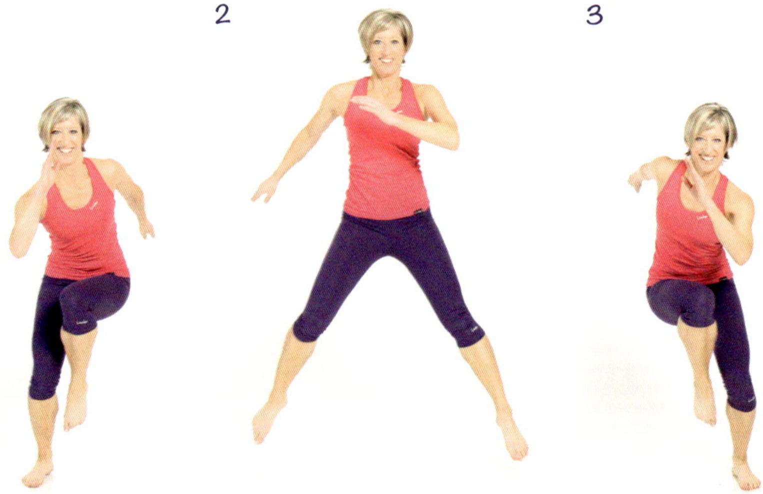

1 Sie stehen auf einem Bein und springen von diesem Bein kraftvoll ab,

2 mit einem großen Schritt zur Seite.

3 Auf der gegenüberliegenden Seite landen Sie wieder leise auf dem anderen Bein.

Den Bauchnabel sanft nach innen ziehen! Die Kraft nach oben holen Sie aus der Körpermitte!

Diese Bewegungsabfolge eine Minute lang wiederholen.

Trainiert die Gleichgewichtsfähigkeit, Herz-Kreislauf-Training.

1 2

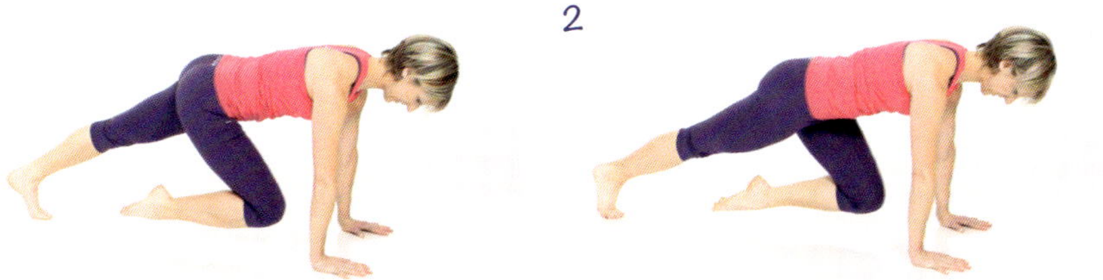

1 Gehen Sie in die Brett-Position. Die Hände senkrecht unter den Schultern positionieren. Oberkörper und Beine bilden eine Linie. Halten Sie diese Spannung! Halten Sie den Blick in Richtung Boden, den Kopf somit in Verlängerung Ihres Rumpfs! Nun ziehen Sie im Wechsel das rechte

2 und linke Knie in Richtung Brustbein. Das Becken bleibt in der Anfangsposition!

Der Rücken bleibt gerade!

Jedes Bein 8-10 x heranziehen.

Trainiert die Rumpf- und die Schultermuskulatur.

1 2 3

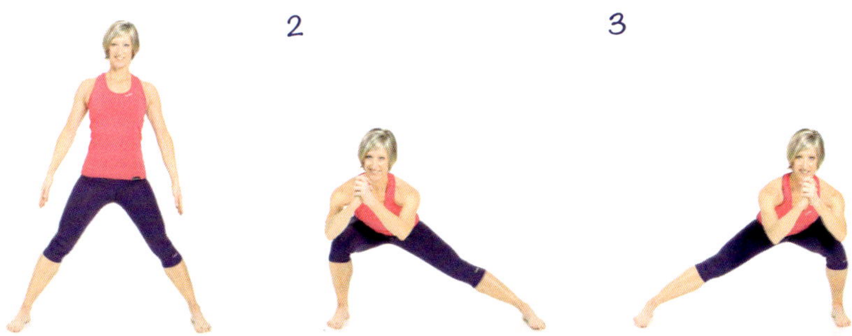

1 Stellen Sie sich in eine weite Grätsche. Die Fußspitzen zeigen nach vorne. Das Brustbein nach vorne oben anheben.
2 Nun das rechte Bein beugen, wenn möglich, bis die Oberschenkel sich waagerecht über dem Boden befinden. Das Knie befindet sich senkrecht über der Ferse!

3 Dann zurückkommen und das linke Bein beugen.

Jede Seite 10-15 x wiederholen.

Trainiert die Oberschenkel- und die Gesäßmuskulatur.

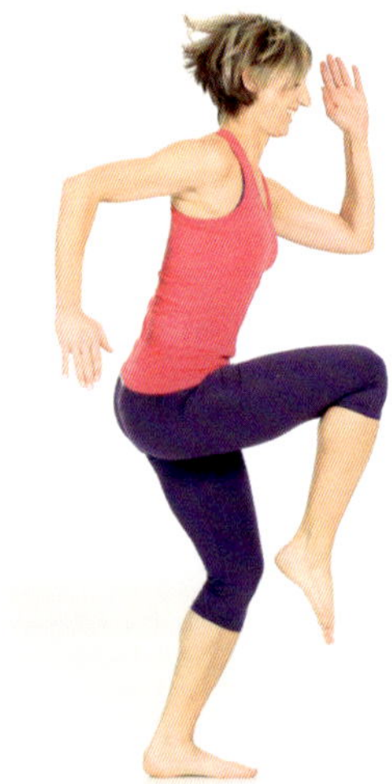

1 Laufen Sie am Platz, so schnell Sie können. Wichtig dabei ist es, die Füße leise am Boden abzurollen. Ziehen Sie die Knie so hoch wie möglich.

Eine Minute lang.

Herz-Kreislauf-Training.

COOL-DOWN

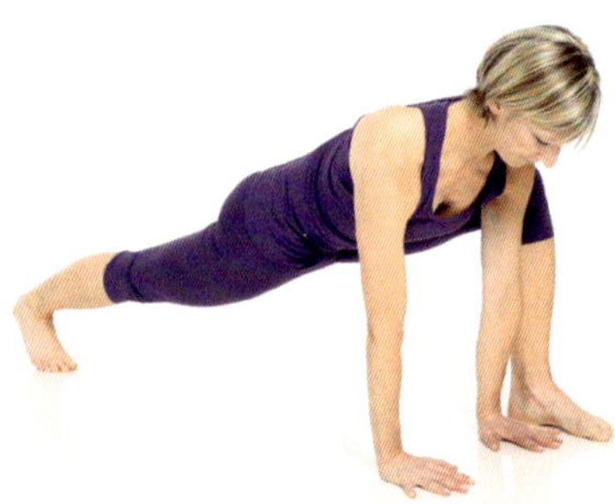

1 Gehen Sie in einen weiten Ausfallschritt. Beide Hände neben dem vorderen Bein aufstützen. Das Knie des vorderen Beins befindet sich senkrecht über der Ferse. Das hintere Bein strecken. Der Rücken ist möglichst gerade! Den Atem fließen lassen. Versuchen Sie, mit jedem Ausatmen die Dehnung etwas zu verstärken.

Diese Position 20 Sekunden halten, dann die Seite wechseln.

Dehnt die vordere Oberschenkelmuskulatur.

1

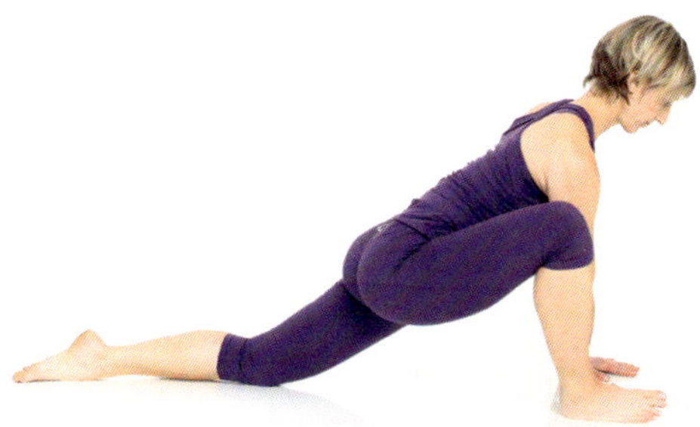

2

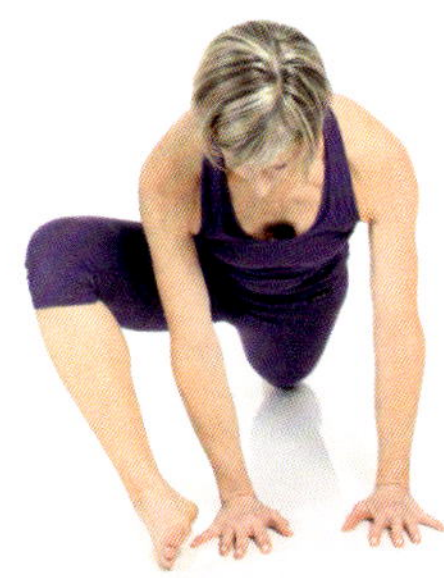

1 Gehen Sie in einen weiten Ausfallschritt. Beide Hände neben dem vorderen Bein aufstützen. Das Knie des vorderen Beins befindet sich senkrecht über der Ferse. Das hintere Bein strecken. Der Rücken ist möglichst gerade!

2 Nun setzen Sie den vorderen Fuß auf die Außenkante. Den Atem fließen lassen. Versuchen Sie, mit jedem Ausatmen die Dehnung etwas zu verstärken.

Diese Position 20 Sekunden halten, dann die Seite wechseln.

Dehnt die vordere Oberschenkelmuskulatur und öffnet das Hüftgelenk.

1

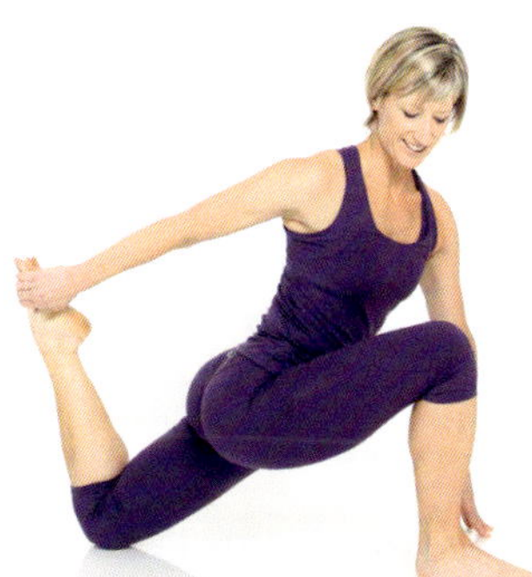

1 Gehen Sie in einen weiten Ausfallschritt. Das linke Knie am Boden absetzen, das rechte Knie befindet sich senkrecht über der Ferse. Nun mit der rechten Hand den linken Fuß fassen und sanft nach oben ziehen. Der Oberkörper rotiert nach rechts. Das Gewicht des linken Beins vor die Kniescheibe verlagern! Den Atem fließen lassen. Versuchen Sie, mit jedem Ausatmen die Dehnung etwas zu verstärken.

Diese Position 20 Sekunden halten, dann die Seite wechseln.

Dehnt die vordere Oberschenkelmuskulatur.

1

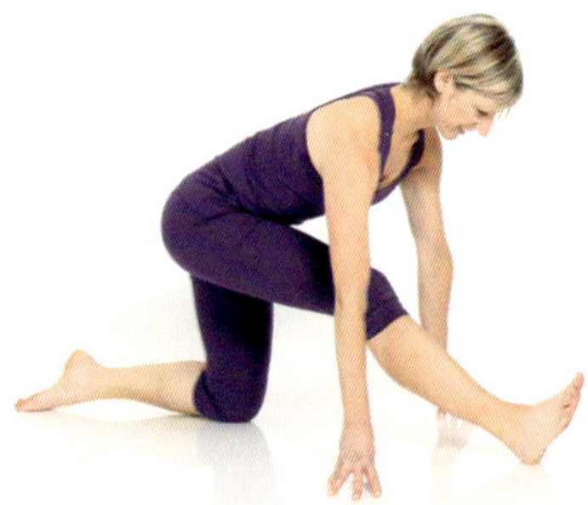

1 Gehen Sie in einen weiten Ausfallschritt. Das linke Knie am Boden absetzen. Nun das rechte Bein mit leicht gebeugtem Knie nach vorne aufstellen und den Oberkörper in Richtung Oberschenkel ziehen. Die Fußspitze des rechten Beins weit in Richtung Decke ziehen. Den Atem fließen lassen. Versuchen Sie, mit jedem Ausatmen die Dehnung etwas zu verstärken.

Diese Position 20 Sekunden halten, dann die Seite wechseln.

Dehnt die rückseitige Oberschenkel- und die Wadenmuskulatur.

5.4.2 Mit Gewicht/Hanteln

AUFWÄRMEN

1 2 3

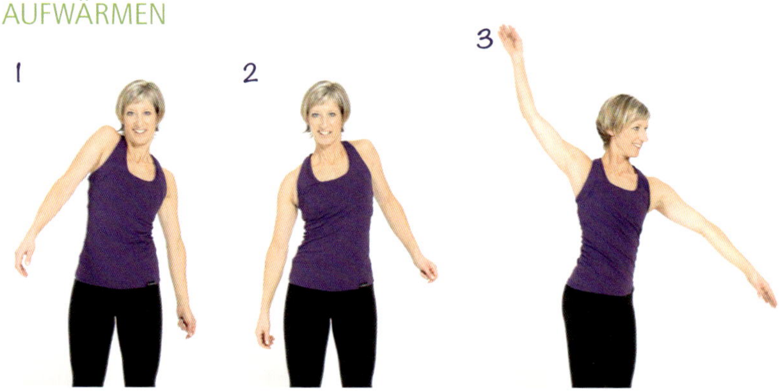

1, 2 Stehen Sie aufrecht, heben Sie das Brustbein, ziehen Sie den Bauchnabel sanft nach innen und kreisen Sie die Schultern im Wechsel nach hinten unten.

Jede Schulter 20-30 x.

3 Werden Sie nun größer mit der Bewegung und kreisen Sie die gestreckten Arme nach hinten. Wie eine Windmühle. Denken Sie daran, die Schultern nach hinten unten zu ziehen.

Jeden Arm 20-30 x kreisen.

Mobilisation Schultergürtel/Schultergelenke

1

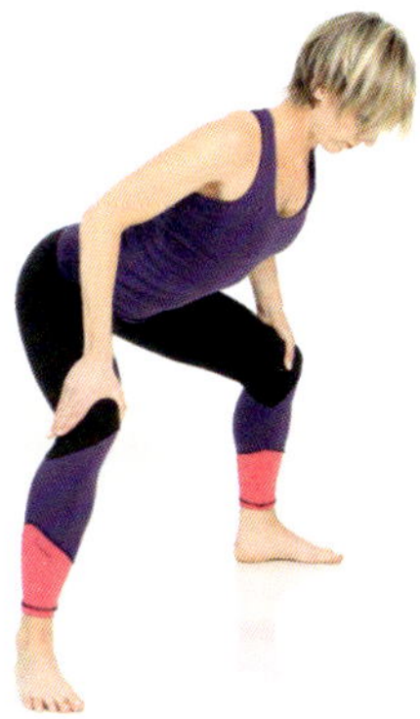

2

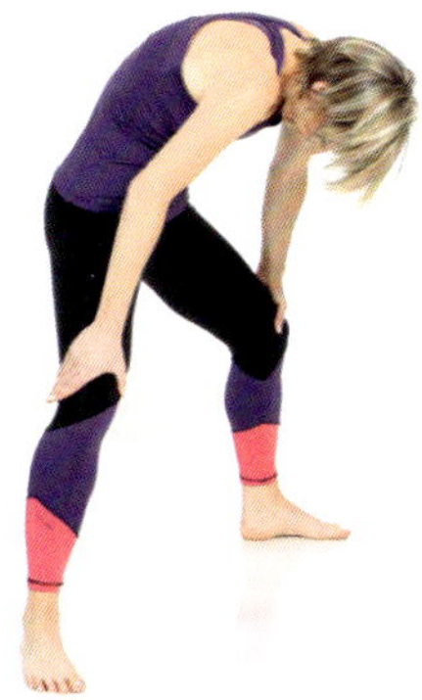

1 Stehen Sie in einer weit geöffneten Grätsche. Ihre Arme mit nach außen rotierten Händen auf den Oberschenkeln abstützen. Der Rücken ist gerade.

2 Nun den Rücken so weit wie möglich runden.

Diese Übung 10-15 x wiederholen.

Mobilisation Wirbelsäule

1

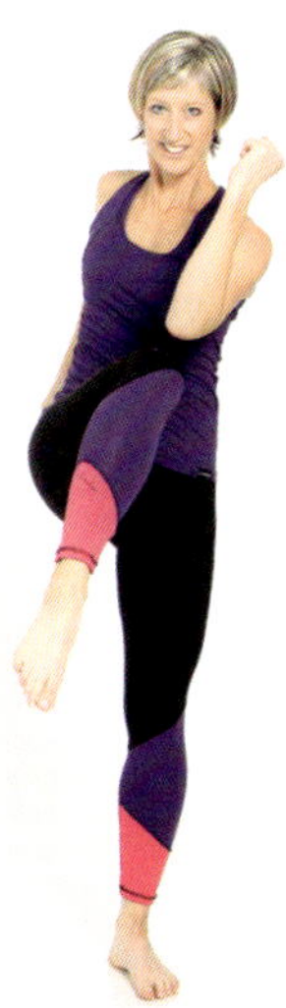

2

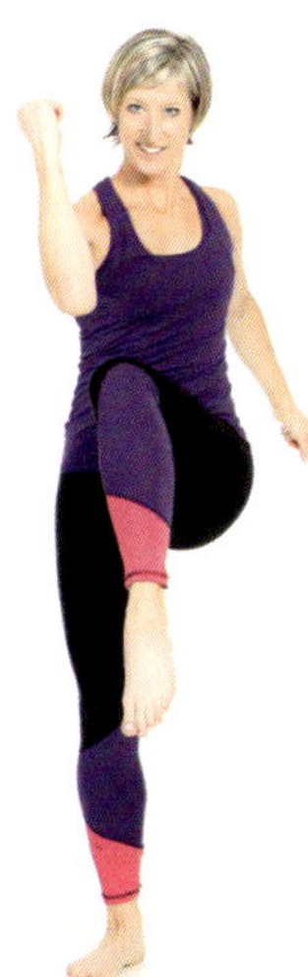

1 Stehen Sie aufrecht und ziehen Sie im Wechsel das rechte Knie zum linken Ellbogen und

2 das linke Knie zum rechten Ellbogen.

Jede Seite 15-20 x wiederholen.

Mobilisation Hüftgelenke

1

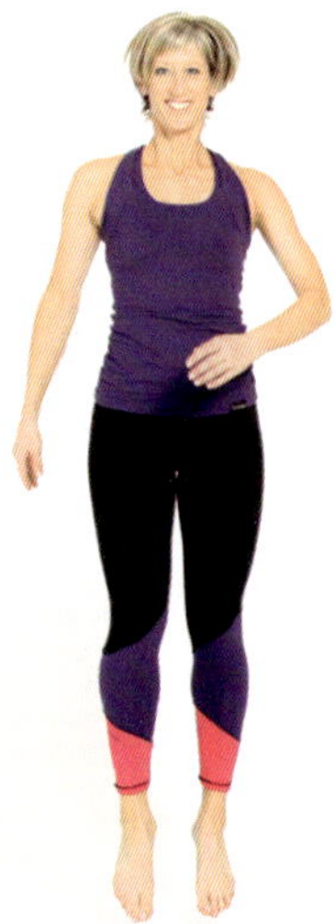

1 Mit beiden Füßen am Platz federn. Dabei die Füße leise von den Fußspitzen über die Fersen abrollen.

Diese Bewegung 30 Sekunden lang wiederholen.

Anregen des Herz-Kreislauf-Systems

HAUPTTEIL

1

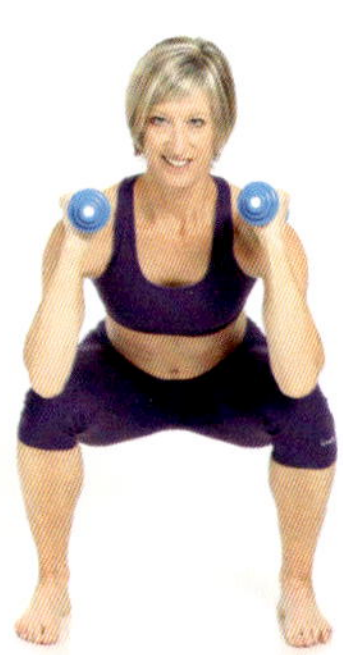

2

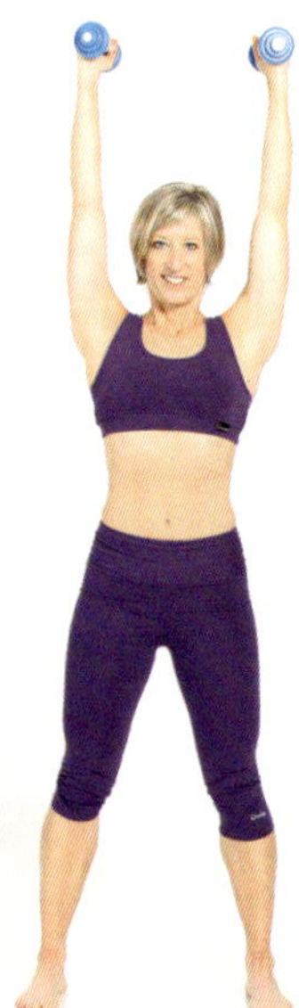

1 Gehen Sie tief in die Hocke. Wenn möglich, bis die Oberschenkel sich waagerecht über dem Boden befinden. In jede Hand eine Hantel. Die Ellbogen beugen, die Hände zur Schulter bewegen.

2 Nun die Beine strecken und dabei die Arme in Richtung Decke strecken.

Diese Bewegung 20-30 x wiederholen.

Trainiert die Schulter- und obere Rückenmuskulatur, die Oberschenkel- und Gesäßmuskulatur.

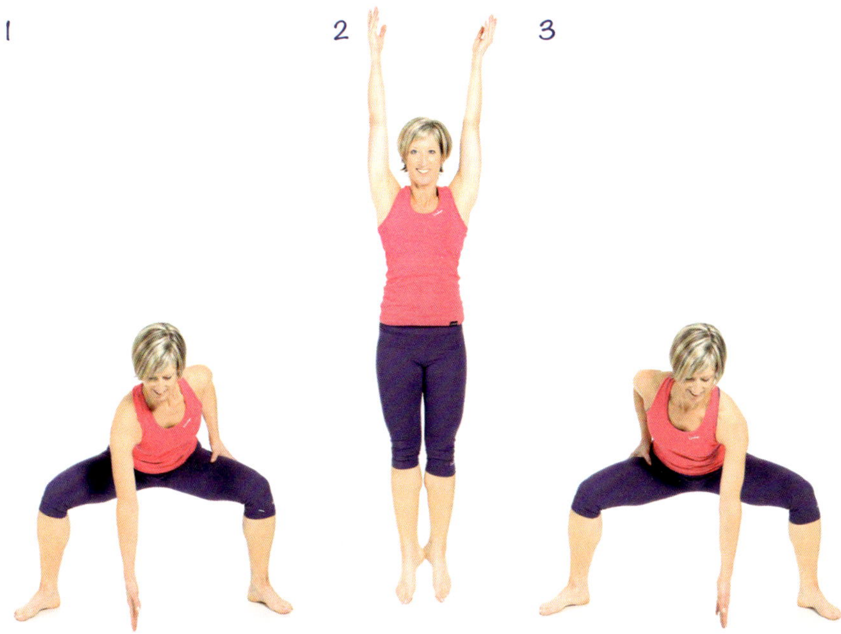

1 Gehen Sie weit in eine Grätsche. Mit einer Hand in Richtung Boden greifen. Dabei den Rücken gerade halten.

2 Nun explosiv abspringen, die Beine schließen und die Arme in Richtung Decke bewegen.

3 Danach wieder leise in der Grätsche landen. Die Füße über die Fußspitzen und Fersen abrollen. Die andere Hand greift nun zum Boden.

Diese Bewegungsabfolge immer wieder wiederholen.

Trainiert die Oberschenkelmuskulatur, Herz-Kreislauf-Training.

1 2 3

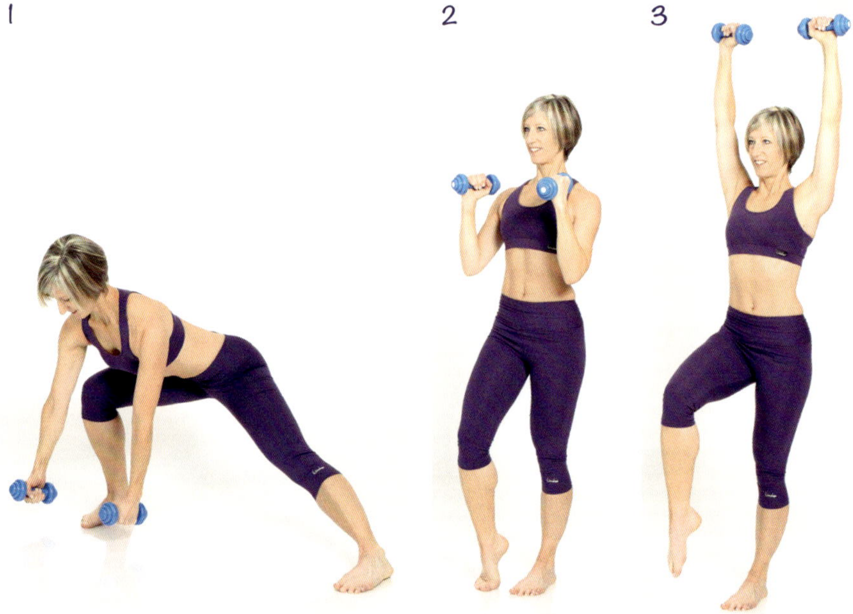

1 Stellen Sie sich in eine weite Grätsche. Die Fußspitzen zeigen nach vorne. Das Brustbein nach vorne oben anheben. In beiden Händen eine Hantel halten.

Nun das rechte Bein beugen, wenn möglich, bis die Oberschenkel sich waagerecht über dem Boden befinden. Das Knie befindet sich senkrecht über der Ferse! Die Hände in Richtung Boden strecken.

2 Nun das rechte Knie zum linken Bein heranziehen. Die Hanteln zu den Schultern führen.

3 Als Nächstes beide Arme über dem Kopf ausstrecken. Das rechte Knie anheben. Die Balance halten!

Diese Bewegungsabfolge mit jeder Seite 10-15 x wiederholen.

Trainiert die Oberschenkel- und Gesäßmuskulatur, die Schultermuskulatur und den oberen Rücken.

1

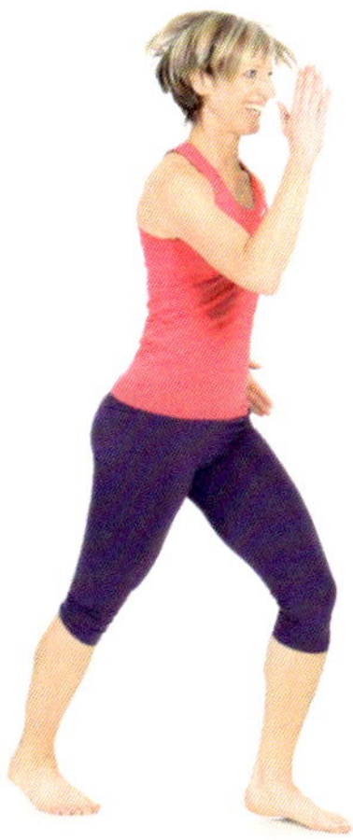

1 Sie stehen aufrecht, hüftbreit geöffnete Füße. Nun führen Sie schnelle „Skatingschritte" am Boden aus. Das heißt, Sie springen einmal mit dem rechten, das andere Mal mit dem linken Bein vor. Die Arme gegengleich mitnehmen.

Herz-Kreislauf-Training.

1

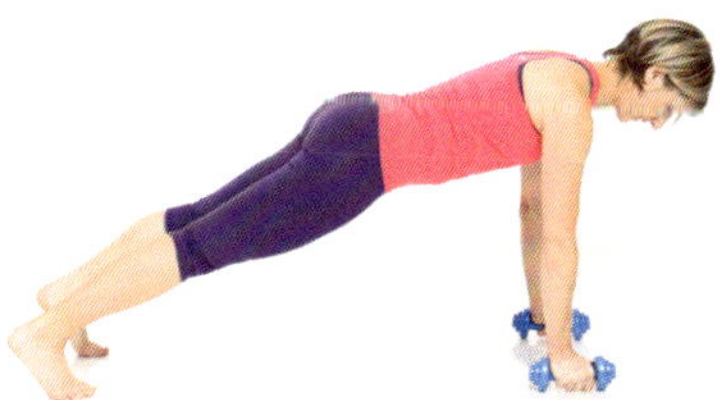

2

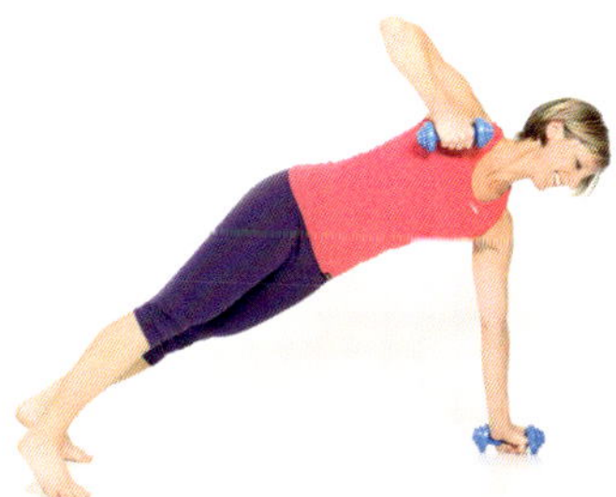

3

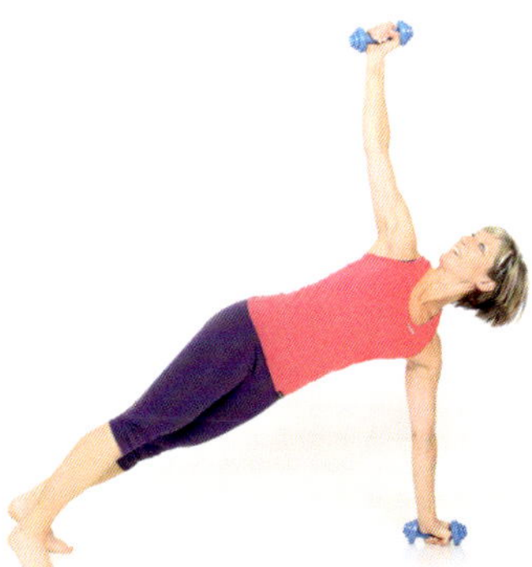

1 Gehen Sie in die Brett-Position, aufgestützt auf zwei Hanteln. Die Hände befinden sich unterhalb der Schultern, Oberkörper und Beine bilden eine Linie. Den Bauchnabel sanft nach innen oben ziehen.

2 Nun heben Sie eine Hand vom Boden weg, ziehen den Ellbogen in Richtung Decke. Den Oberkörper aufdrehen.

3 Dann strecken Sie den Arm in Richtung Decke aus und nehmen Ihren Blick mit der Hand mit.

Die rechte und linke Seite im Wechsel! 15-20 Wiederholungen je Seite.

Trainiert die Rumpf-, Schulter- und Armmuskulatur.

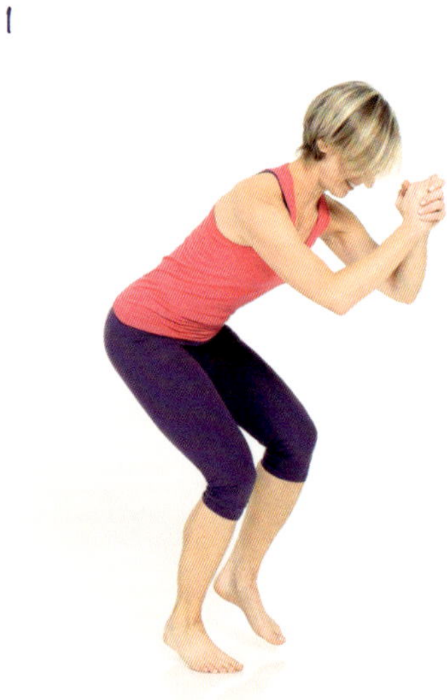

1 Gehen Sie in die leichte Hocke. Den Oberkörper etwas nach vorne beugen, die Hände fassen. Nun schnelle, kleine Trippelschritte am Platz ausführen. Dabei die Füße leise abrollen!

Herz-Kreislauf-Training.

COOL-DOWN

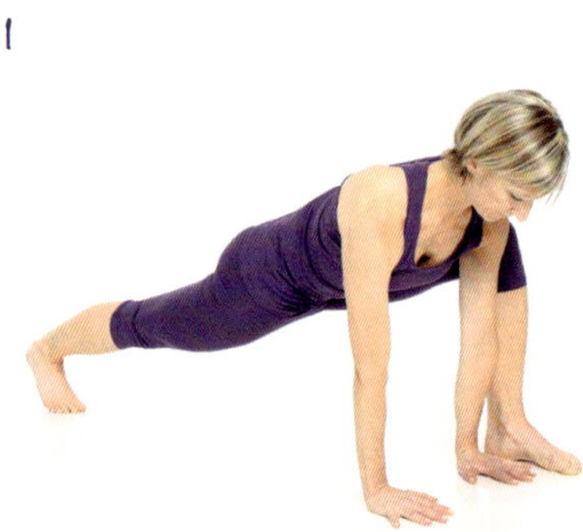

1 Gehen Sie in einen weiten Ausfallschritt. Beide Hände neben dem vorderen Bein aufstützen. Das Knie des vorderen Beins befindet sich senkrecht über der Ferse. Das hintere Bein strecken. Der Rücken ist möglichst gerade! Den Atem fließen lassen. Versuchen Sie, mit jedem Ausatmen die Dehnung etwas zu verstärken.

Diese Position 20 Sekunden halten, dann die Seite wechseln.

Dehnt die vordere Oberschenkelmuskulatur.

1

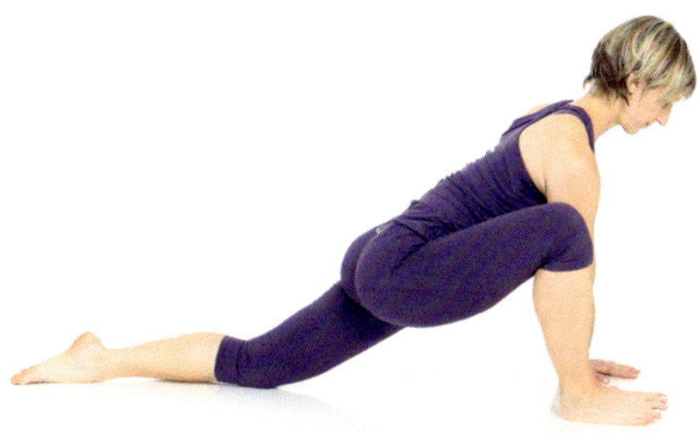

2

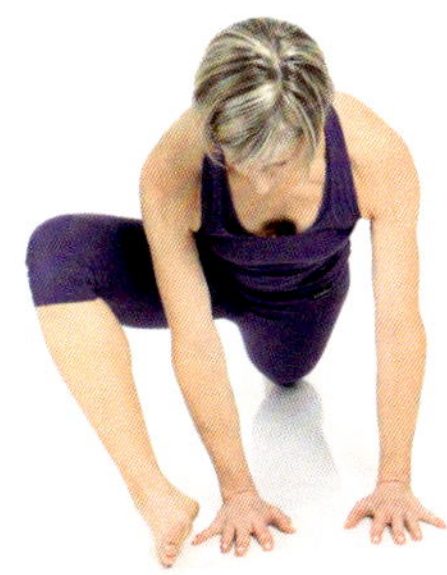

1 Gehen Sie in einen weiten Ausfallschritt. Beide Hände neben dem vorderen Bein aufstützen. Das Knie des vorderen Beins befindet sich senkrecht über der Ferse. Das hintere Bein strecken. Der Rücken ist möglichst gerade! Nun setzen Sie den vorderen Fuß auf die Außenkante. Den Atem fließen lassen. Versuchen Sie, mit jedem Ausatmen die Dehnung etwas zu verstärken.

Diese Position 20 Sekunden halten, dann die Seite wechseln.

Dehnt die vordere Oberschenkelmuskulatur und öffnet das Hüftgelenk.

1

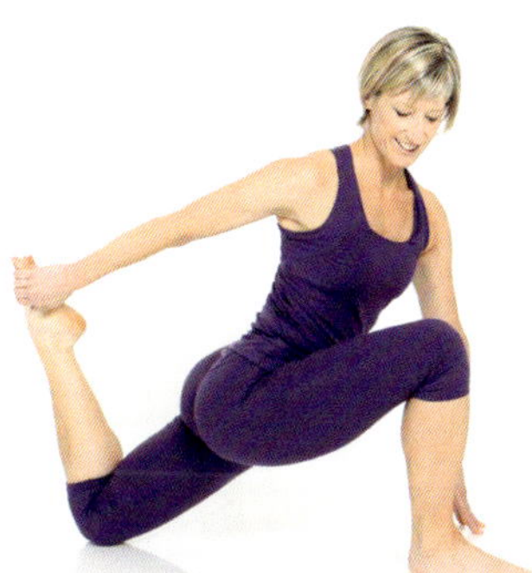

1 Gehen Sie in einen weiten Ausfallschritt. Das linke Knie am Boden absetzen, das rechte Knie befindet sich senkrecht über der Ferse. Nun mit der rechten Hand den linken Fuß fassen und sanft nach oben ziehen. Der Oberkörper rotiert nach rechts. Das Gewicht des linken Beins vor die Kniescheibe verlagern! Den Atem fließen lassen. Versuchen Sie, mit jedem Ausatmen die Dehnung etwas zu verstärken.

Diese Position 20 Sekunden halten, dann die Seite wechseln.

Dehnt die vordere Oberschenkelmuskulatur.

1

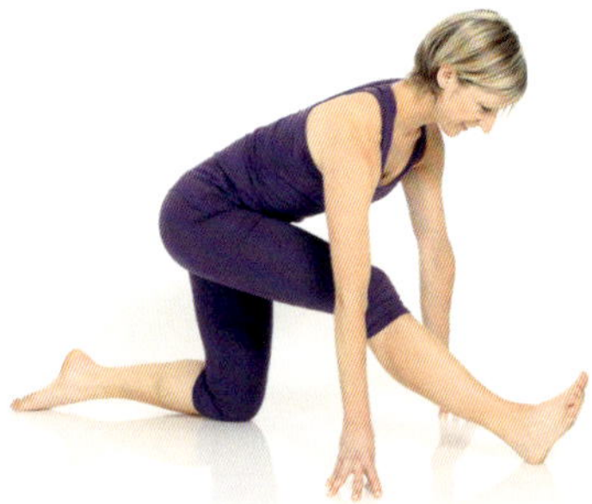

1 Gehen Sie in einen weiten Ausfallschritt. Das linke Knie am Boden absetzen. Nun das rechte Bein mit leicht gebeugtem Knie nach vorne aufstellen und den Oberkörper in Richtung Oberschenkel ziehen. Die Fußspitze des rechten Beins weit in Richtung Decke ziehen. Den Atem fließen lassen. Versuchen Sie, mit jedem Ausatmen die Dehnung etwas zu verstärken.

Diese Position 20 Sekunden halten, dann die Seite wechseln.

Dehnt die rückseitige Oberschenkel- und die Wadenmuskulatur.

5.4.3 Mit Gewicht/TOPANGA®

Wenn Sie möchten, können Sie das Workout auch ohne TOPANGA® durchführen. Damit vereinfachen Sie die Übungen. Vielleicht können Sie dann die Wiederholungszahlen etwas steigern.

AUFWÄRMEN

1 2 3

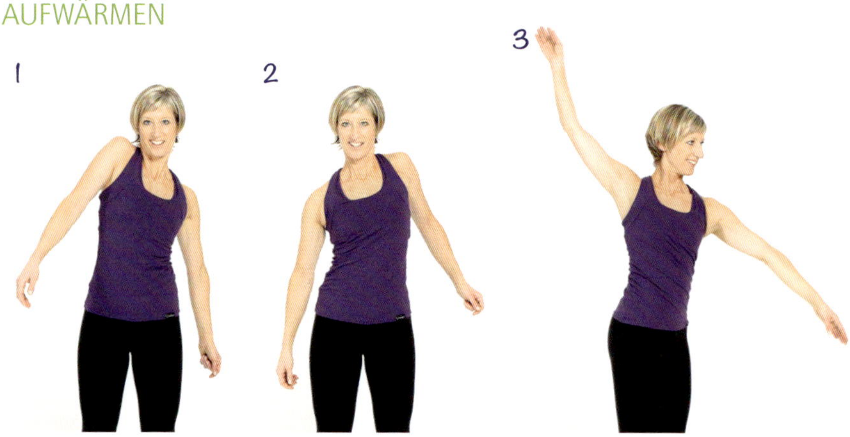

1, 2 Stehen Sie aufrecht, heben Sie das Brustbein, ziehen Sie den Bauchnabel sanft nach innen und kreisen Sie die Schultern im Wechsel nach hinten unten.

Jede Schulter 20-30 x.

3 Werden Sie nun größer mit der Bewegung und kreisen Sie die gestreckten Arme nach hinten. Wie eine Windmühle. Denken Sie daran, die Schultern nach hinten unten zu ziehen.

Jeden Arm 20-30 x kreisen.

Mobilisation Schultergürtel/Schultergelenke

1

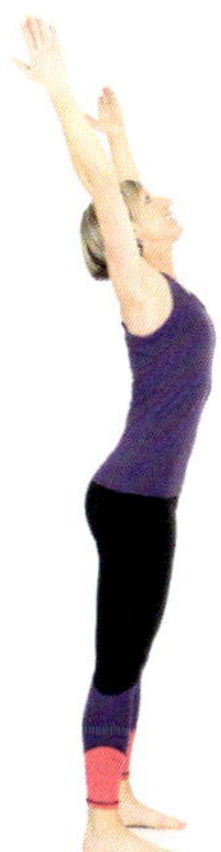

2

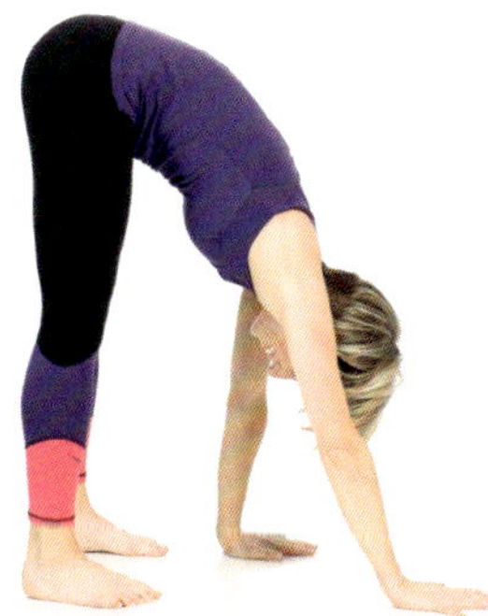

3

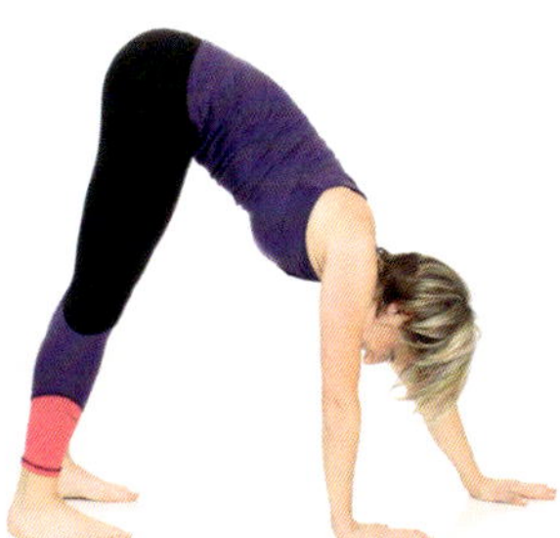

4

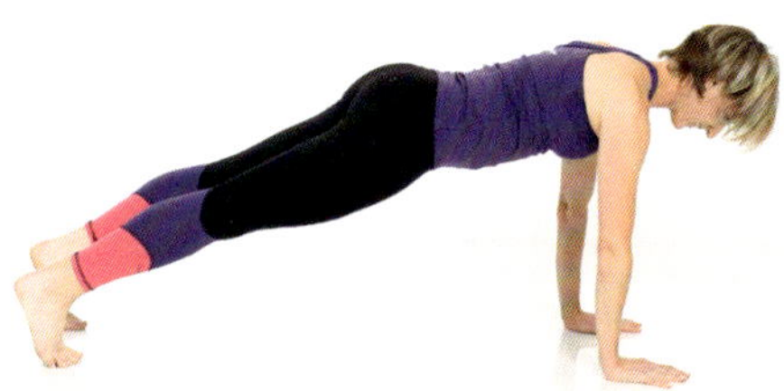

1 Stehen Sie aufrecht in einer hüftbreiten Position. Strecken Sie beide Arme weit zur Decke. Der Blick folgt zur Decke.

2, **3** Nun den Oberkörper zum Boden abrollen. Beide Hände am Boden aufsetzen und mit den Händen nach vorne gehen,

4 bis Sie sich in der Brett-Position befinden. Dann wieder zurückwalken und sich aufrichten.

Wiederholen Sie diese Übung 5-8 x.

Mobilisation Wirbelsäule

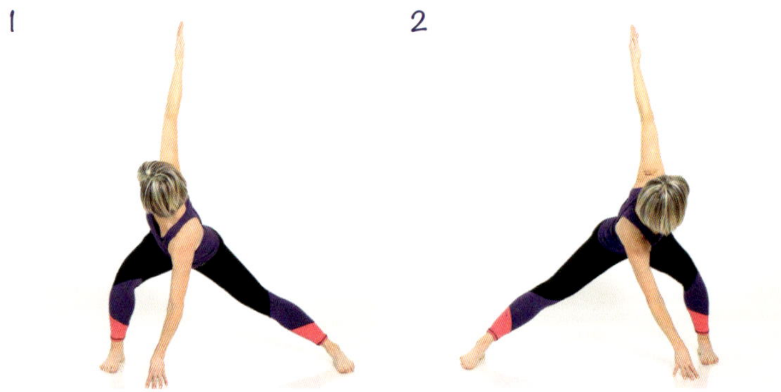

1 Sie stehen in einer weiten Grätsche. Die Fußspitzen zeigen nach vorne. Nun verlagern Sie das Körpergewicht auf ein Bein. Der Oberschenkel befindet sich dann waagerecht über dem Boden. Den Oberkörper zur Seite aufdrehen. Den Arm zur Decke strecken. Der Blick folgt der Hand. Die andere Hand am Boden abstützen.

2 Dann sofort zur anderen Seite wechseln.

Diese Bewegung zu jeder Seite 10-15 x wiederholen.

Mobilisation Hüftgelenke

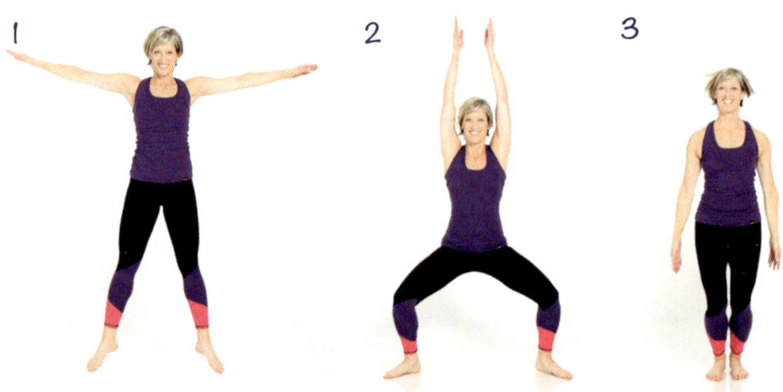

1, **2**, **3** Aus dem geschlossenen Stand explosiv die Arme über den Kopf bewegen. Gleichzeitig mit beiden Beinen abspringen und in einer weiten Grätsche landen. Leise landen! Sofort wieder in die Ausgangsposition zurückspringen.

Diese Bewegungsabfolge 30 Sekunden lang durchführen.

Anregen des Herz-Kreislauf-Systems

HAUPTTEIL

1

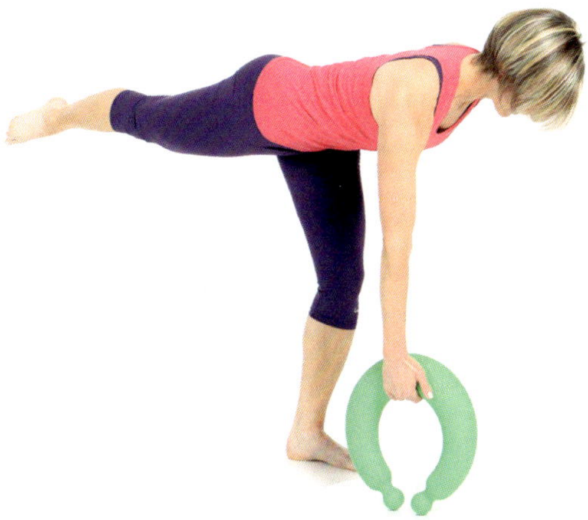

2

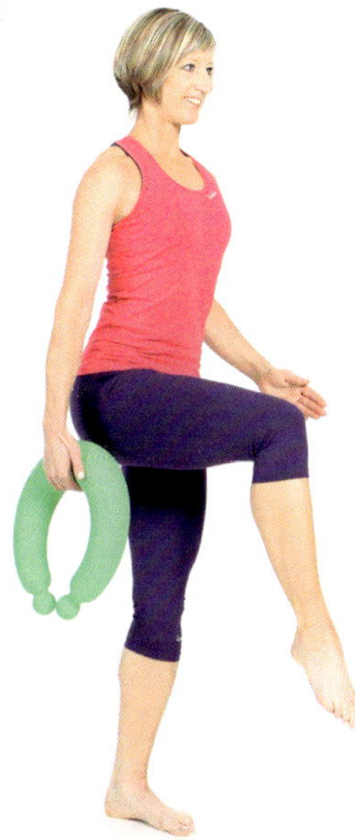

1 Stellen Sie sich auf das linke Bein. In die rechte Hand nehmen Sie den TOPANGA®. Den Oberkörper nach vorne in die Waagerechte neigen, dabei das rechte Bein nach hinten in die Waagerechte strecken. Der TOPANGA® zeigt in Richtung Boden. Den Rücken gerade halten! Die Schulterblätter an der Wirbelsäule fixieren!

2 Nun das rechte Knie nach vorne in die Waagerechte anheben. Den Oberkörper aufrichten. Der rechte Arm bleibt neben dem Körper. Das Brustbein nach vorne oben heben. Die Schultern nach hinten unten ziehen.

Diese Bewegung auf jeder Seite 20-30 x wiederholen.

Trainiert die Gesäßmuskulatur und die Rückenmuskulatur.

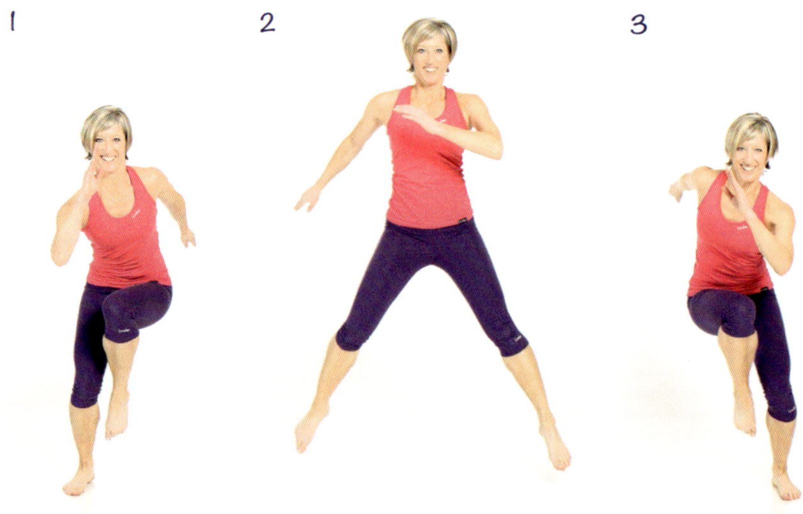

1 Sie stehen auf einem Bein und springen von diesem Bein kraftvoll ab,

2 mit einem großen Schritt zur Seite.

3 Auf der gegenüberliegenden Seite landen Sie wieder leise auf dem anderen Bein.

Den Bauchnabel sanft nach innen ziehen! Die Kraft nach oben holen Sie aus der Körpermitte!

Diese Bewegungsabfolge immer wieder wiederholen.

Herz-Kreislauf-Training.

1

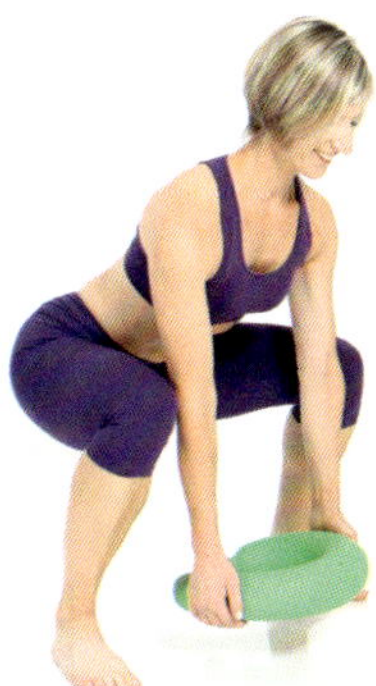

2

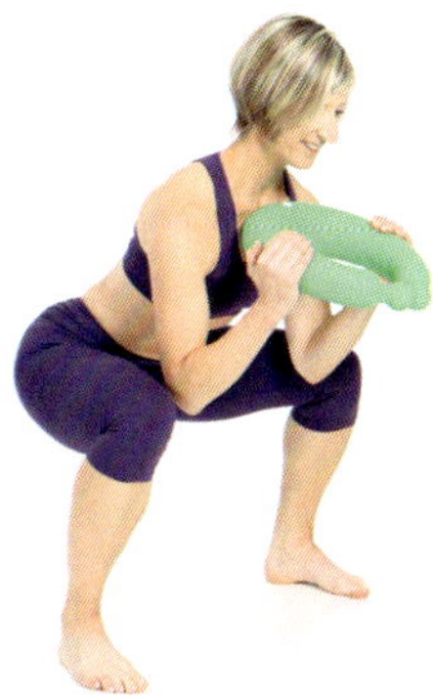

3

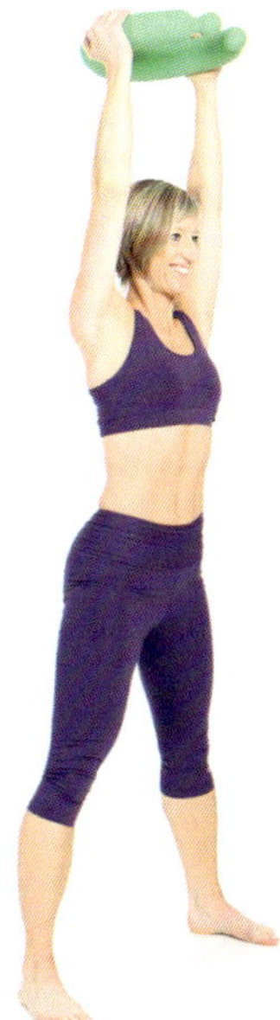

1 Stellen Sie sich etwas mehr als hüftbreit auf. Die Fußspitzen zeigen leicht nach außen, die Knie zeigen in Richtung Fußspitzen. Den TOPANGA® in beiden Händen halten und in Richtung Boden strecken. Beide Knie tief beugen, bis die Oberschenkel sich waagerecht über dem Boden befinden. Das Körpergewicht weit nach hinten in Richtung Fersen bewegen.

2 Nun beide Arme beugen und den TOPANGA® zum Brustbein bewegen.

3 Von hier aus die Beine strecken, den Oberkörper aufrichten und den TOPANGA® in Richtung Decke bewegen.

Diese Abfolge 20-30 x wiederholen.

Trainiert die Oberschenkel- und Gesäßmuskulatur und die Arm- und Rückenmuskulatur.

1

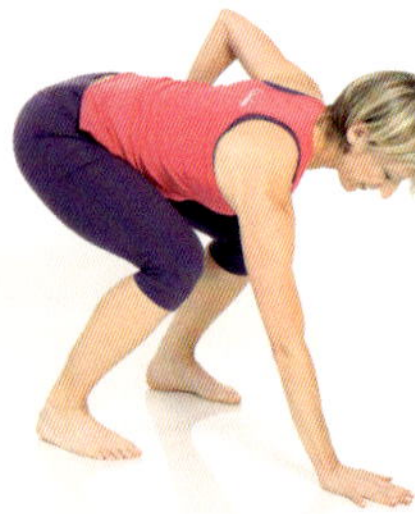

2

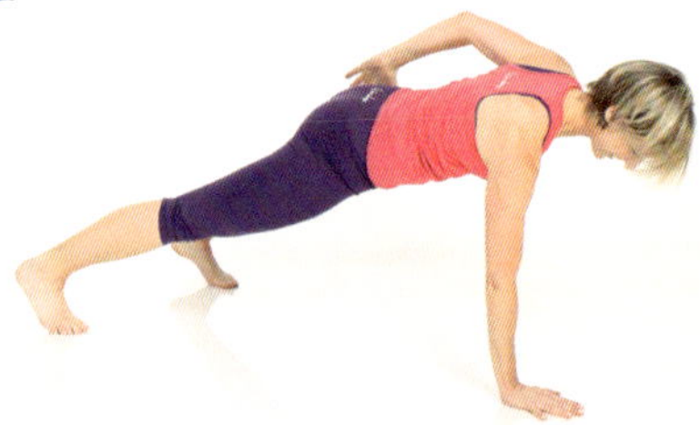

3

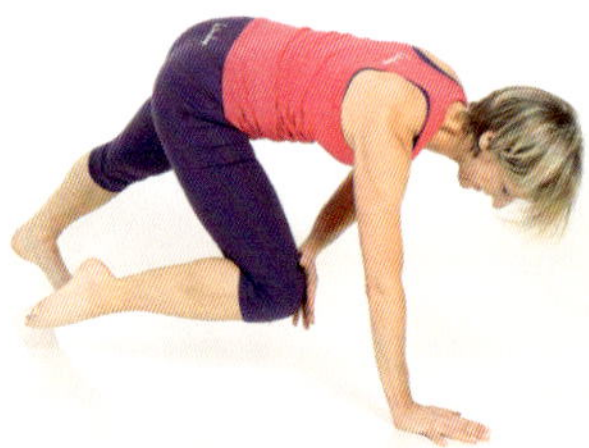

4

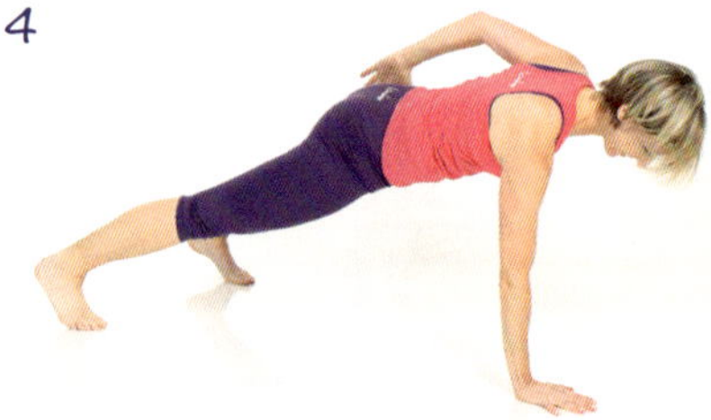

5

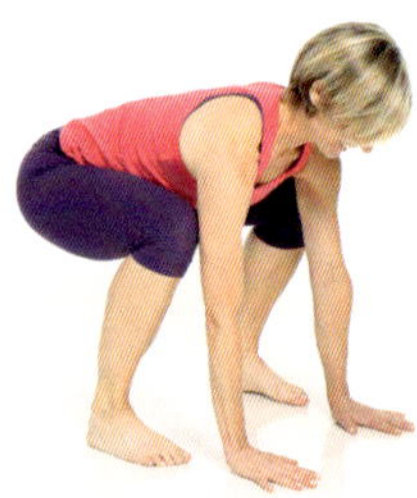

6

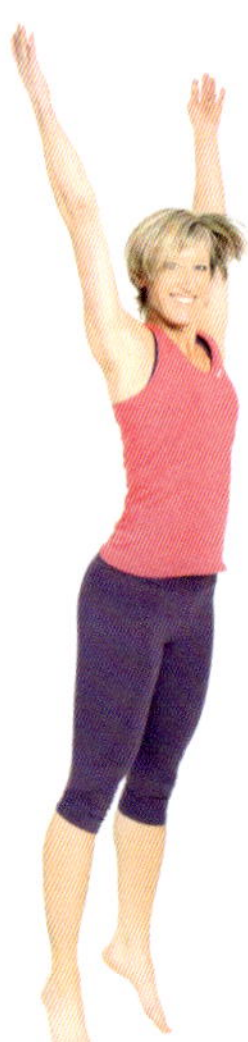

1 Sie stehen hüftbreit und aufrecht. Greifen Sie mit der rechten Hand zum Boden, die linke Hand in der Hüfte abstützen.

2 Nun springen Sie mit beiden Beinen nach hinten in die Brett-Position.

3 Das rechte Knie in Richtung Brust ziehen und gleichzeitig mit der linken Hand das Knie berühren.

4 Dann beide Beine wieder strecken.

5 Beidbeinig nach vorne springen in die tiefe Hocke.

6 Explosiv nach oben springen und beide Arme in Richtung Decke bewegen.

Diese Bewegungsabfolge nun mit der linken Hand beginnen. Rechts und links immer wieder im Wechsel wiederholen.

Trainiert den gesamten Körper, Herz-Kreislauf-Training, trainiert die Gleichgewichtsfähigkeit.

COOL-DOWN

1

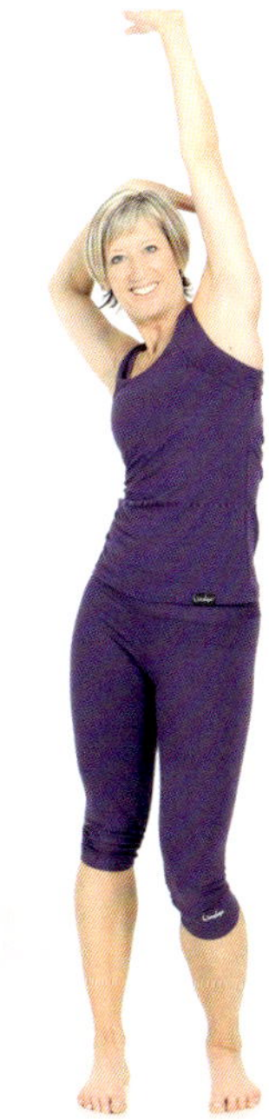

1 Sie stehen mit hüftbreit geöffneten Füßen. Strecken und räkeln Sie sich in Richtung Decke. Wechseln Sie Winkel und Handhaltungen ab!

Machen Sie diese Übung, so lange es Ihnen angenehm ist.

TIPP: Sich im Alltag immer mal wieder strecken und räkeln, das durchblutet die Muskulatur und Ihre Bandscheiben danken es Ihnen.

Dehnt die Rücken- und Bauchmuskulatur.

5.5 High-Intensity-Intervalltraining

Das Training fordert Ihre Ausdauerfähigkeit. Sie verbessern die maximale Sauerstoffaufnahmekapazität und erhöhen damit die anaerobe Schwelle. Die Folge des Trainings ist also, dass höhere Belastungen immer länger ausgehalten werden können.

Denken Sie an ein kurzes Warm-up und, um das Workout abzurunden, auch an ein kurzes Cool-down am Ende des Workouts.

Führen Sie folgende Übungen nacheinander ohne Pause aus. Die erste Runde jede Übung 60 Sekunden, dann die zweite Runde jede Übung 40 Sekunden, dann jede Übung 20 Sekunden.

Zwischen den einzelnen Durchgängen machen Sie ca. 15 Sekunden Pause.

Wiederholen Sie den gesamten Ablauf dann noch ein zweites und ein drittes Mal.

5.5.1 20-Minuten-Programm 1

1

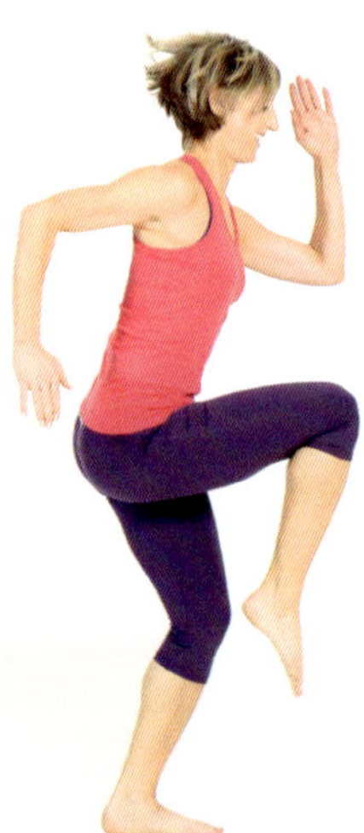

1 Laufen Sie am Platz, so schnell Sie können. Wichtig dabei ist es, die Füße leise am Boden abzurollen. Ziehen Sie die Knie so hoch wie möglich.

Herz-Kreislauf-Training.

1

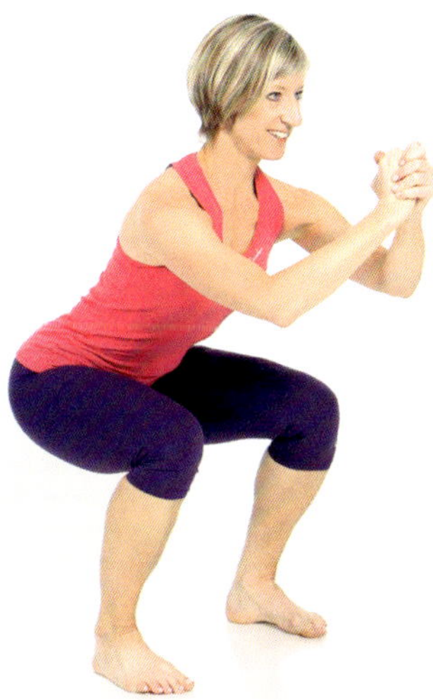

2

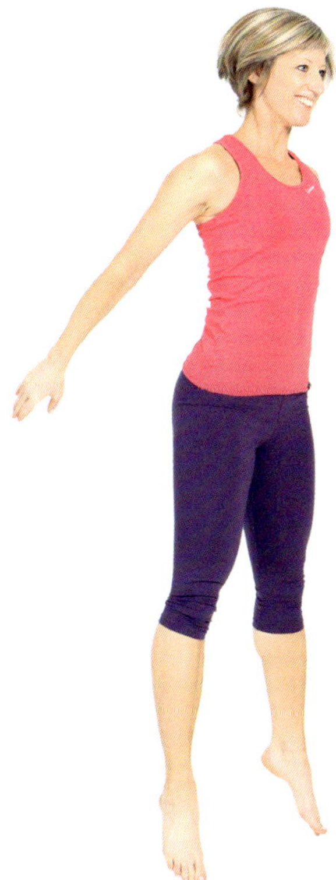

1 Gehen Sie tief in die Hocke. Die Oberschenkel befinden sich waagerecht über dem Boden.

2 Nun springen Sie explosiv nach oben und landen dann wieder leise und tief in der Hocke.

Diese Bewegung wiederholen.

Trainiert die Oberschenkel- und Gesäßmuskulatur, Herz-Kreislauf-Training.

1

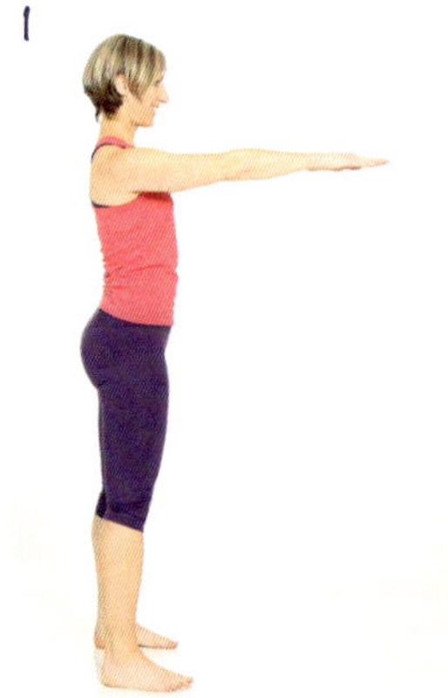

2

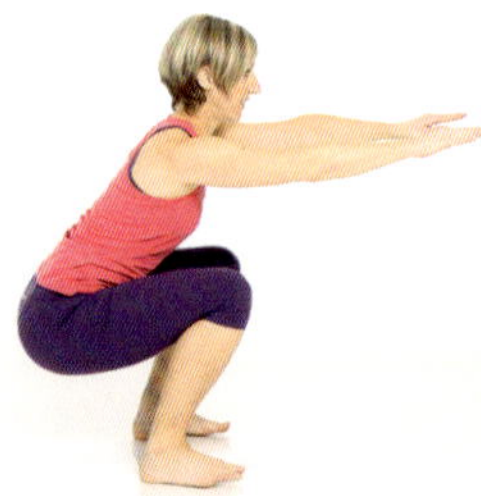

3

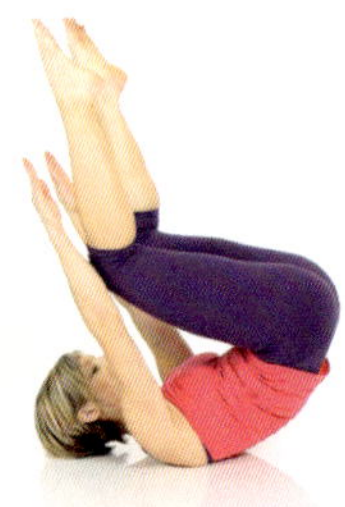

4

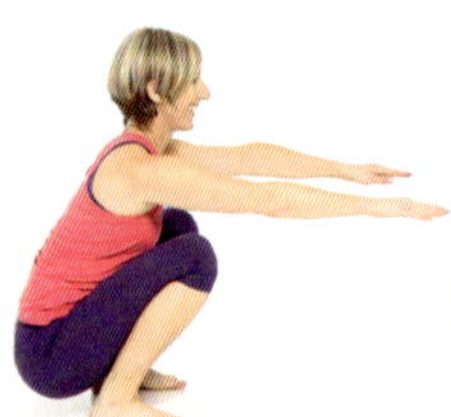

5

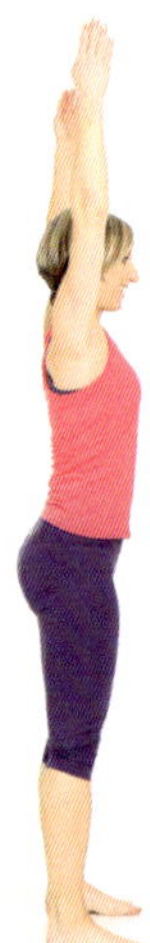

1 Sie stehen aufrecht, die Arme in der Vorhalte.

2 Gehen Sie nun in die Knie,

3 rollen Sie sich nach hinten ab, indem Sie den Rücken rund machen, den Bauchnabel nach innen ziehen. Halten Sie den Kopf immer in der Luft!

4 Nun wieder nach vorne rollen, dabei in die tiefe Hocke gehen

5 und mit Schwung in den Stand kommen, die Arme in Richtung Decke strecken.

Diese Bewegungsfolge wiederholen.

Trainiert die Oberschenkel- und Gesäßmuskulatur, die Bauchmuskulatur, Herz-Kreislauf-Training.

1

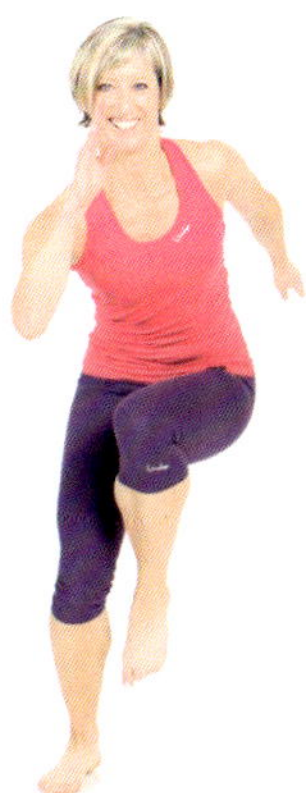

2

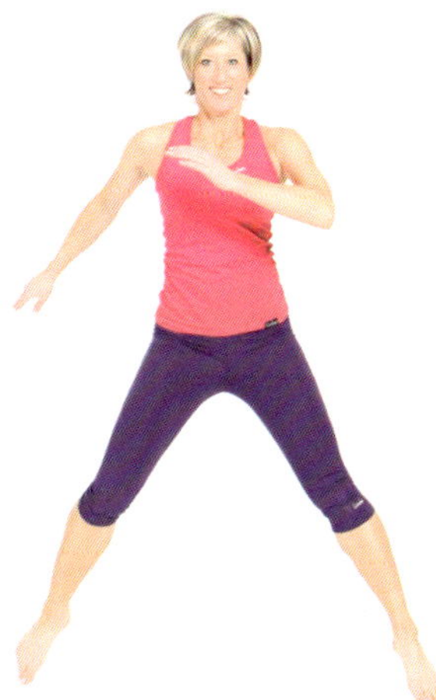

3

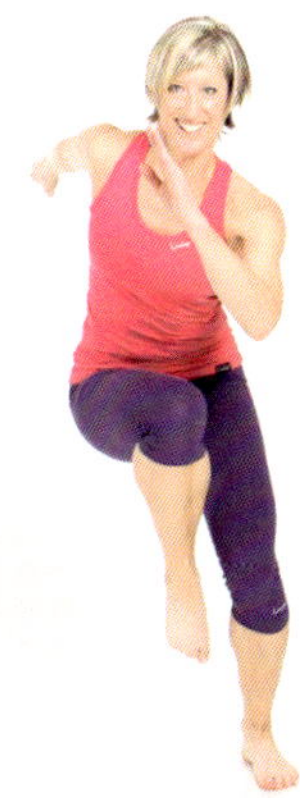

1 Sie stehen auf einem Bein und springen von diesem Bein kraftvoll ab,

2 mit einem großen Schritt zur Seite.

3 Auf der gegenüberliegenden Seite landen Sie wieder leise auf dem anderen Bein.

Den Bauchnabel sanft nach innen ziehen! Die Kraft nach oben holen Sie aus der Körpermitte!

Diese Bewegungsabfolge immer wieder wiederholen.

Herz-Kreislauf-Training.

5.5.2 20-Minuten-Programm 2

1

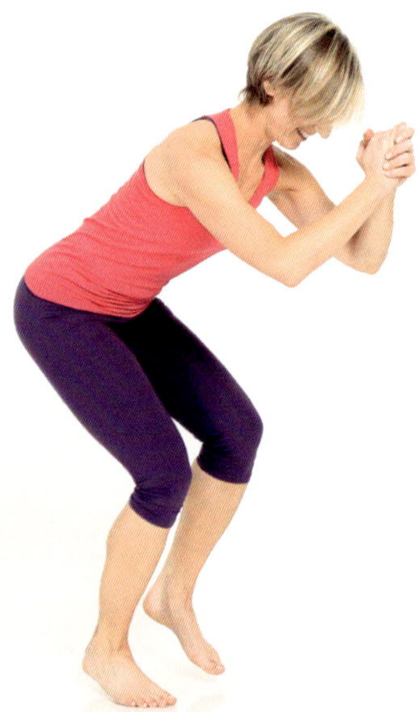

2

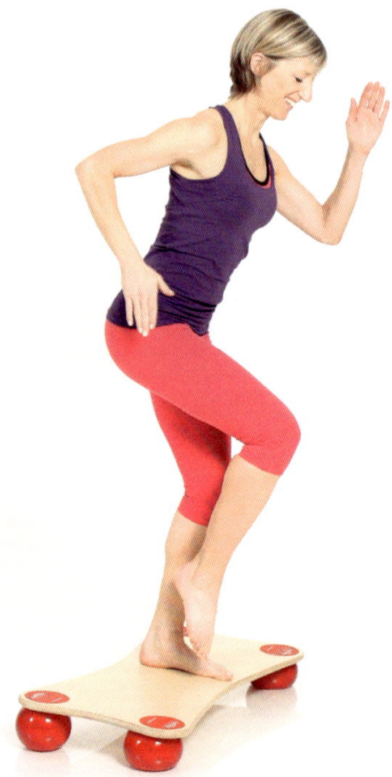

1 Gehen Sie in die leichte Hocke. Den Oberkörper etwas nach vorne beugen, die Hände fassen. Nun schnelle, kleine Trippelschritte am Platz ausführen. Dabei die Füße leise abrollen!

2 Als Erschwerung die Bewegung auf wackligem Untergrund, zum Beispiel dem Balanza Ballstep®, ausführen.

Herz-Kreislauf-Training.

1

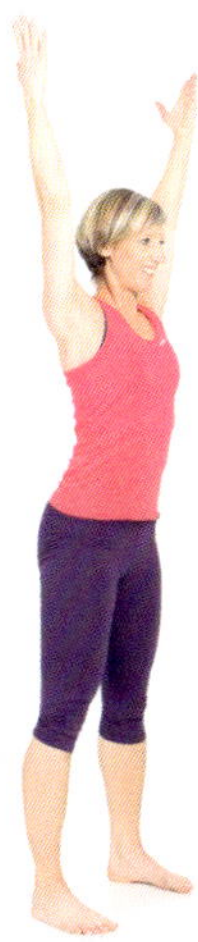

2

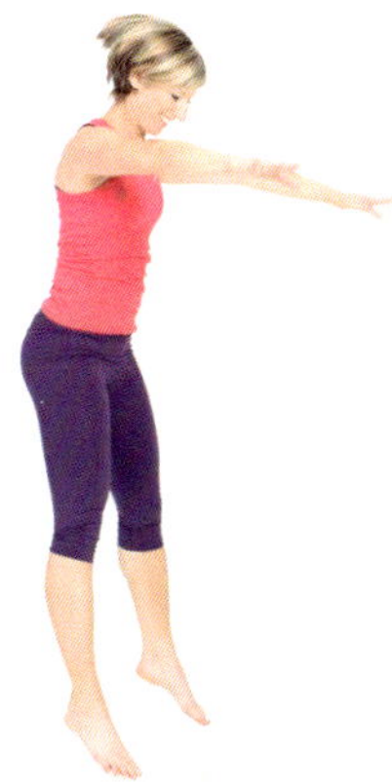

3

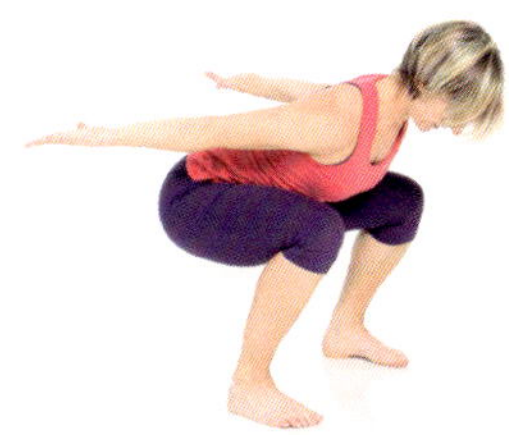

1 Sie stehen aufrecht, beide Arme in Richtung Decke ausstrecken.

2 Nun das Gesäß in Richtung Boden bewegen und dabei abspringen („landen").

3 Tief in der Hocke landen. Wenn möglich, befinden sich die Oberschenkel waagerecht über dem Boden. Die Arme neben dem Oberkörper bewegen, um dann wieder den Körper aufzurichten und die Bewegungsfolge zu wiederholen.

Trainiert die Oberschenkel- und Gesäßmuskulatur, Herz-Kreislauf-Training.

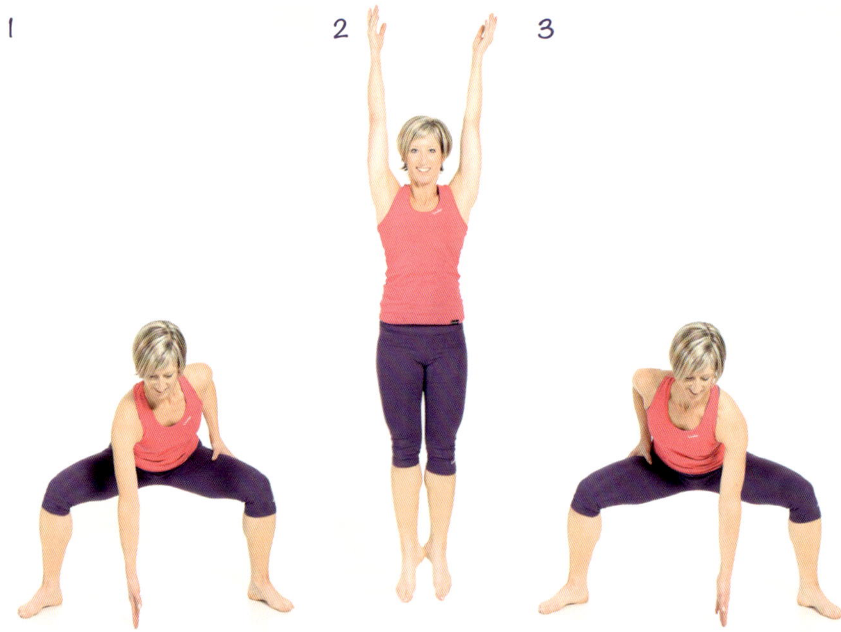

1 Gehen Sie weit in eine Grätsche. Mit einer Hand in Richtung Boden greifen. Dabei den Rücken gerade halten.

2 Nun explosiv abspringen, die Beine schließen und die Arme in Richtung Decke bewegen.

3 Danach wieder leise in der Grätsche landen. Die Füße über die Fußspitzen und Fersen abrollen. Die andere Hand greift nun zum Boden.

Diese Bewegungsabfolge immer wieder wiederholen.

Trainiert die Oberschenkelmuskulatur, Herz-Kreislauf-Training.

1

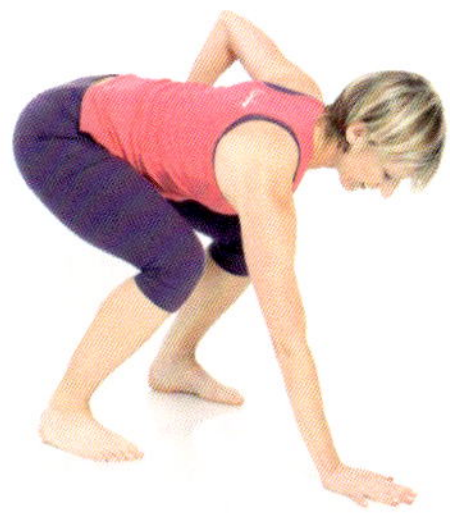

2

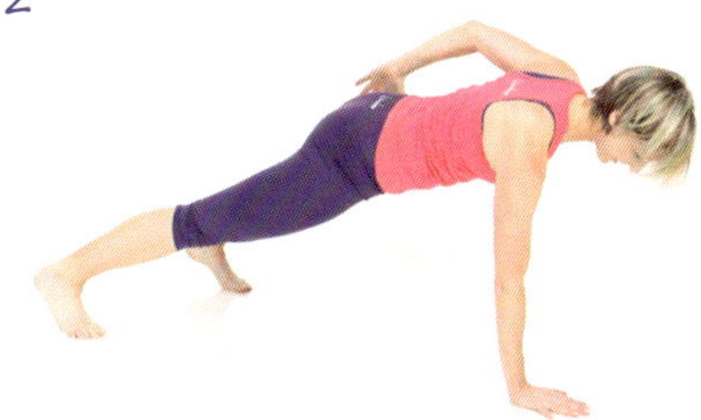

3

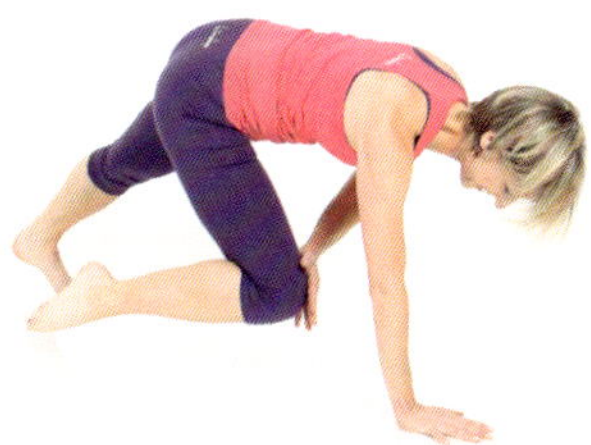

4

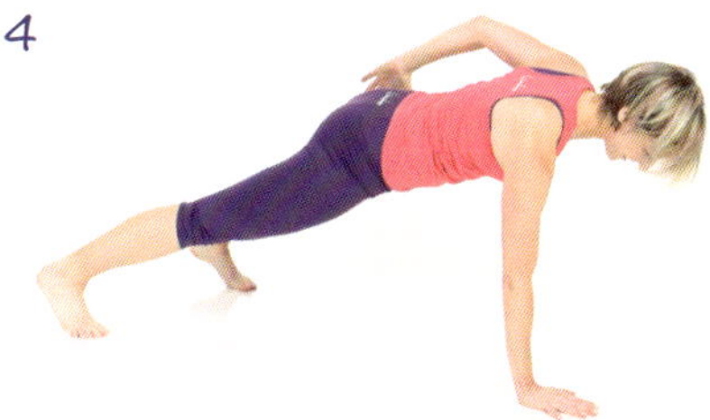

5

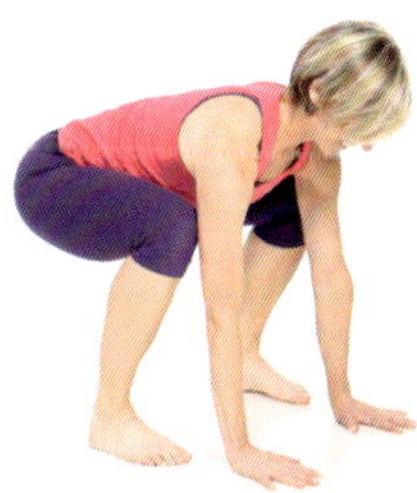

1 Sie stehen hüftbreit und aufrecht. Greifen Sie mit der rechten Hand zum Boden, die linke Hand in der Hüfte abstützen.

2 Nun springen Sie mit beiden Beinen nach hinten in die Brett-Position.

6

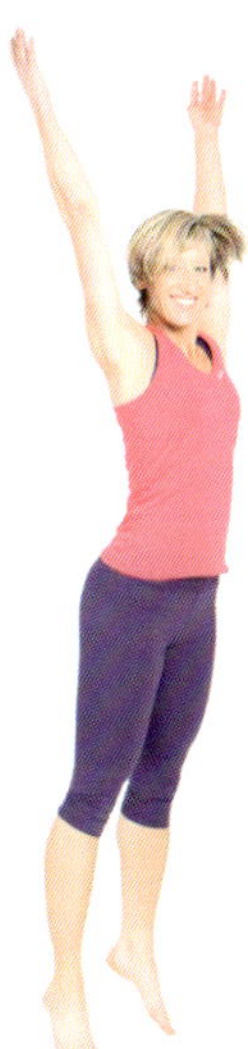

3 Das rechte Knie in Richtung Brust ziehen und gleichzeitig mit der linken Hand das Knie berühren.

4 Dann beide Beine wieder strecken.

5 Beidbeinig nach vorne springen in die tiefe Hocke.

6 Explosiv nach oben springen und beide Arme in Richtung Decke bewegen.

Diese Bewegungsabfolge nun mit der linken Hand beginnen. Rechts und links immer wieder im Wechsel wiederholen.

Trainiert den gesamten Körper, Herz-Kreislauf-Training, trainiert die Gleichgewichtsfähigkeit.

5.5.3 20-Minuten-Programm 3

1

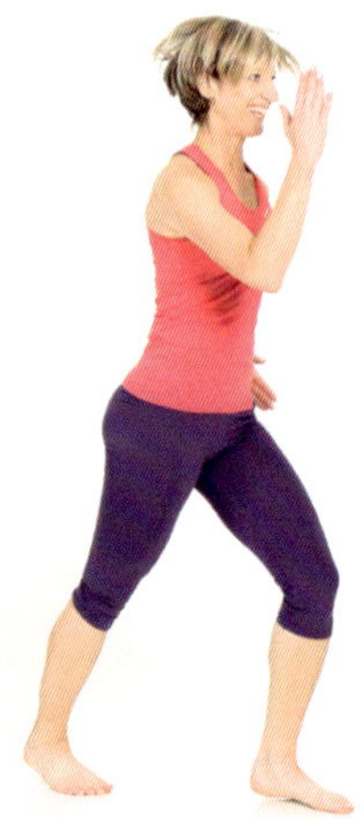

1 Sie stehen aufrecht, hüftbreit geöffnete Füße. Nun führen Sie schnelle „Skatingschritte" am Boden aus. Das heißt, Sie springen einmal mit dem rechten, das andere Mal mit dem linken Bein vor. Die Arme gegengleich mitnehmen.

Herz-Kreislauf-Training.

1

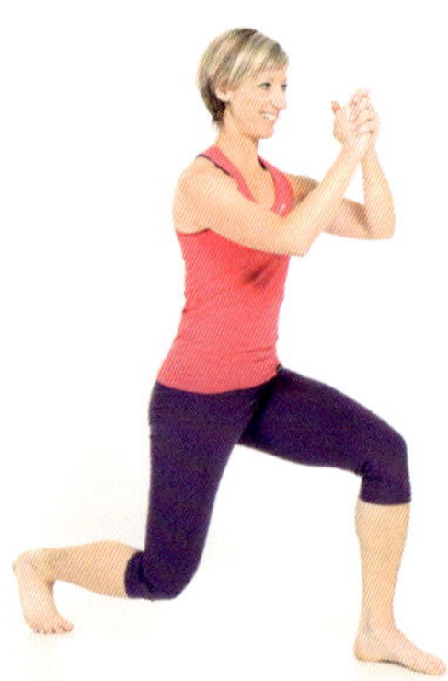

2

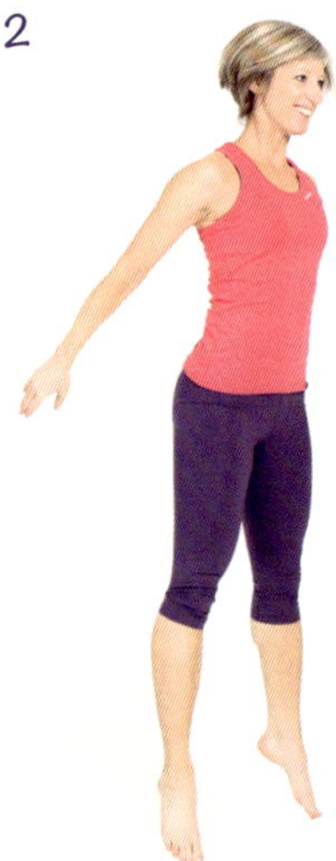

1 Sie stehen in einem großen Ausfallschritt.

2 Springen Sie nun hoch und wechseln die Beine in der Luft. Jetzt landen Sie mit dem anderen Bein vorne.

Denken Sie daran, leise zu landen! Das vordere Knie ist immer senkrecht über der Ferse!

Einmal das rechte, das andere Mal das linke Bein nach vorne nehmen und diese Abfolge wiederholen.

Trainiert die Oberschenkel- und Gesäßmuskulatur, Herz-Kreislauf-Training.

1

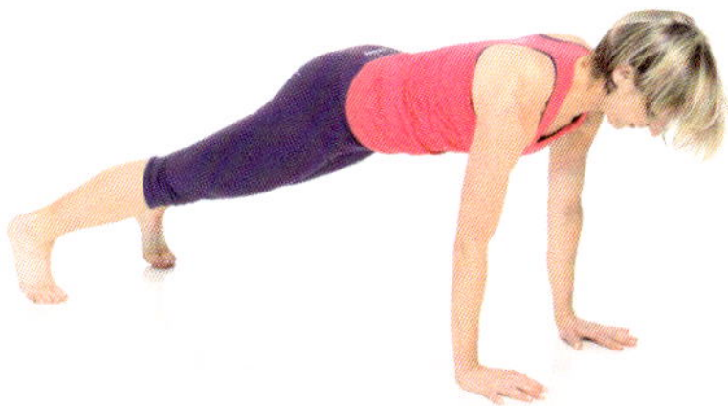

2

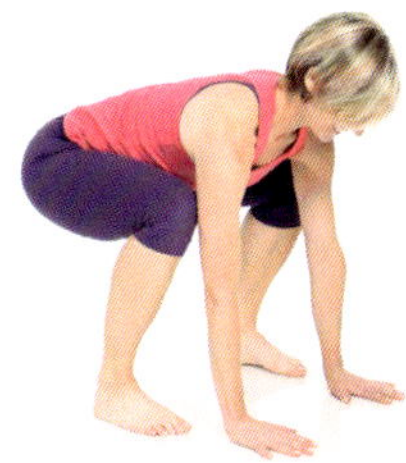

3

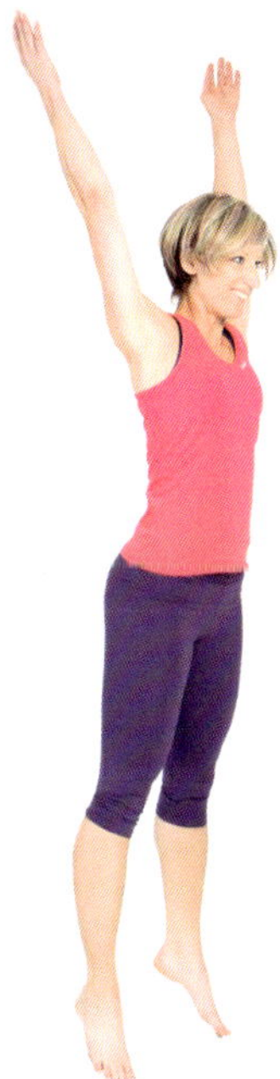

1 Sie beginnen in einer Brett-Position. Der ganze Körper bildet eine Linie. Die Hände befinden sich senkrecht unter den Schultern.

2 Nun springen Sie beidbeinig nach vorne in die tiefe Hocke. Die Knie sind senkrecht über den Fersen!

3 Aus der Hocke explosiv nach oben abspringen. Dabei beide Arme in Richtung Decke bewegen

Dann wieder leise in der tiefen Hocke landen, zurück in die Brett-Position springen und die ganze Bewegungsabfolge wiederholen.

Trainiert den gesamten Körper, Herz-Kreislauf-Training.

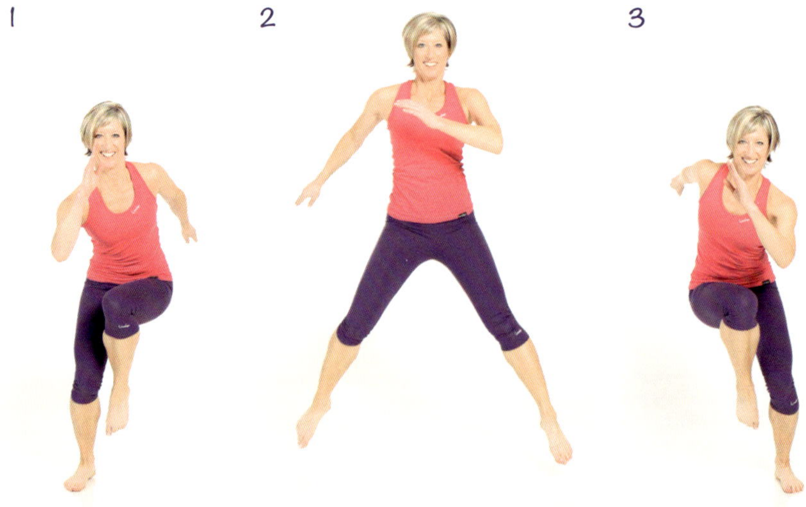

1 Sie stehen auf einem Bein und springen von diesem Bein kraftvoll ab,

2 mit einem großen Schritt zur Seite.

3 Auf der gegenüberliegenden Seite landen Sie wieder leise auf dem anderen Bein.

Den Bauchnabel sanft nach innen ziehen! Die Kraft nach oben holen Sie aus der Körpermitte!

Diese Bewegungsabfolge immer wieder wiederholen.

Trainiert die Gleichgewichtsfähigkeit, Herz-Kreislauf-Training.

5.6 Circuittraining

Das Zirkeltraining war jahrelang in Vergessenheit geraten.

Wir verbinden den Namen „Zirkeltraining" oft mit ungeliebten Turnstunden in der Schule, mit Geräten wie Medizinbällen, Langbänken, Seilen oder Weichbodenmatten.

„Alte" Herangehensweisen sollten über Bord geworfen werden, neue, innovative Trainingsansätze integriert werden.

Das Training in Zirkelform bringt einige Vorteile mit sich:

- es ist abwechslungsreich;
- Geräte werden nicht in voller Anzahl der Teilnehmer benötigt;
- die Zirkelform fördert soziale Kontakte.

Ein modernes Zirkeltraining sollte folgende Punkte beachten:

- Nicht nur die Hauptmuskelgruppen beanspruchen, sondern auch die tief liegenden Muskelschichten!
- Dem Teilnehmer die Möglichkeit geben, die Übungen zu vereinfachen bzw. zu erschweren.
- Übungen für Brust, Bauch, oberer und unterer Rücken, Gesäß, Beine und Arme enthalten.
- Unbedingt sollte der Zirkel auch die Gleichgewichtsfähigkeit trainieren und somit die sensomotorischen Fähigkeiten der Teilnehmer.

Der Zirkel besteht aus acht verschiedenen Stationen und drei Durchgängen. Jede Station wird 60 Sekunden lang ausgeführt, dann folgen 30 Sekunden Pause. In der Pause passiert im Uhrzeigersinn der Wechsel zur nächsten Station.

(Angepasst an das Fitnesslevel der Teilnehmer, kann jede Station auch 45 Sekunden, 60 Sekunden oder 75 Sekunden lang ausgeführt werden. Die Pausenzeit zwischen den einzelnen Stationen beträgt dementsprechend 45 Sekunden, 30 Sekunden oder 15 Sekunden).

Zwischen den einzelnen Durchgängen sollten Sie mindestens zwei Minuten aktive Pause einplanen. Das heißt, die Teilnehmer gehen durch den Raum, lockern sich aus.

Hier nun drei Beispielzirkel. Wenn Sie möchten, können Sie gerne Übungen aus den einzelnen Zirkeln vertauschen.

Denken Sie an ein Aufwärmtraining zu Beginn und an einen Cool-down-Abschnitt zum Ende des Workouts!

Führen Sie eine Übung nur mit einer Körperseite aus, denken Sie daran, beim nächsten Durchgang die andere Seite bzw. die Hälfte der Zeit die eine, dann die andere Seite zu bearbeiten.

5.6.1 Zirkel ohne Geräte

STATION 1

1

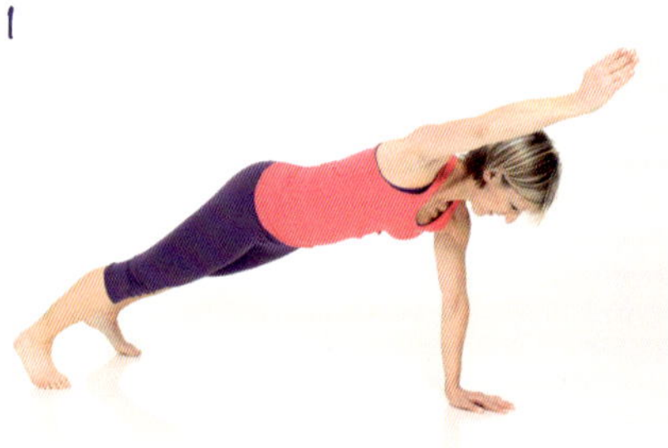

2

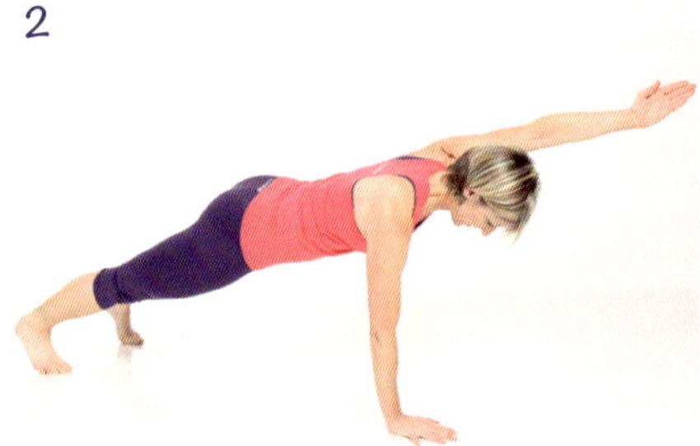

1 Gehen Sie in die Brett-Position. Die Hände senkrecht unter den Schultern positionieren. Oberkörper und Beine bilden eine Linie. Halten Sie diese Spannung! Nun den rechten Arm nach vorne ausstrecken und wieder absetzen,

2 dann den linken Arm nach vorne ausstrecken und wieder absetzen.

Während der gesamten Bewegung bleibt der Körper stabil!

Trainiert die Rumpf- und die Schultermuskulatur und die Gleichgewichtsfähigkeit.

STATION 2

1

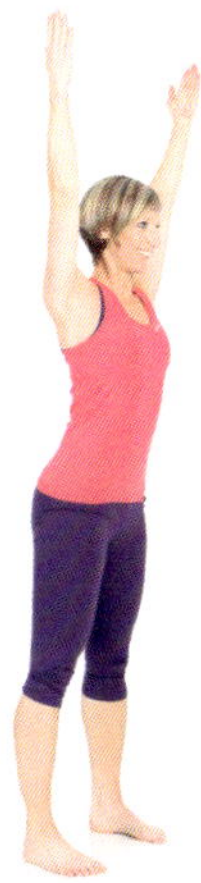

2

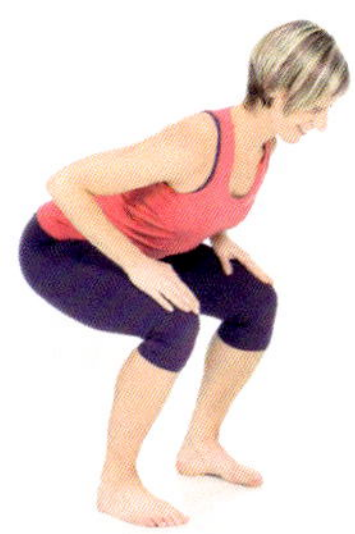

3

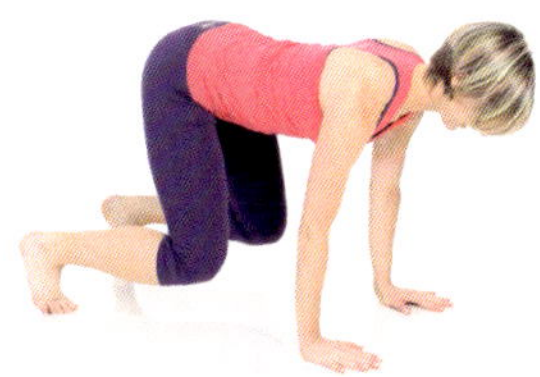

1 Stehen Sie aufrecht, beide Arme in Richtung Decke strecken.

2 Nun tief in die Hocke gehen und beide Hände an den Oberschenkeln abstützen.

3 Aus der Hocke beide Hände gleichzeitig auf dem Boden absetzen, in den Vierfüßlerstand gehen. Die Knie schweben über dem Boden! Der Rücken ist in Neutralposition (das heißt, er behält seine physiologische Krümmung, die S-Form)!

Dann die Bewegungsabfolge wieder rückwärts ausführen bis zum Stehen.

Trainiert den gesamten Körper.

STATION 3

1

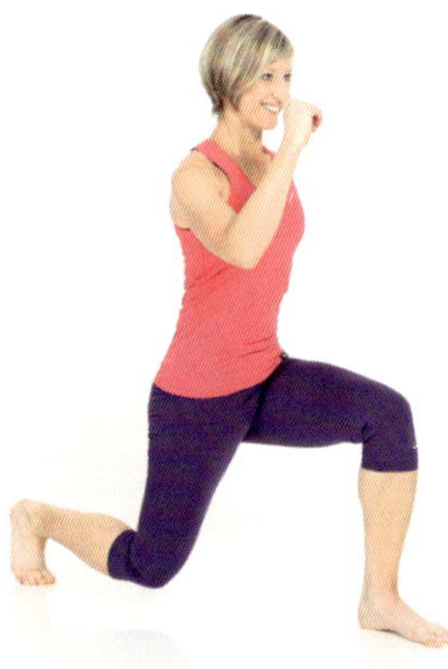

2

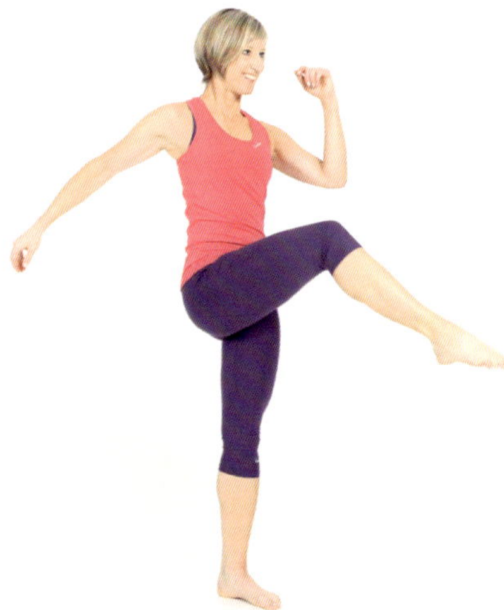

1 Stellen Sie sich in einen weiten Ausfallschritt. Die Ferse des hinteren Beins ist vom Boden abgehoben. Das hintere Knie weit in Richtung Boden absenken. Denken Sie daran, das vordere Knie senkrecht über der Ferse zu halten.

2 Nun das hintere Bein vom Boden abheben und einen Kick nach vorne ausführen. Denken Sie daran, den Rücken dabei gerade zu halten, das heißt, das Knie nur so weit anzuheben, wie Sie aufrecht stehen bleiben können.

Trainiert die Oberschenkel- und Gesäßmuskulatur und die Gleichgewichtsfähigkeit.

STATION 4

1

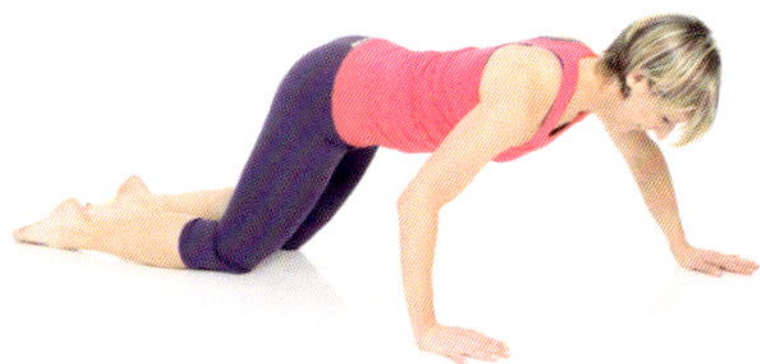

2

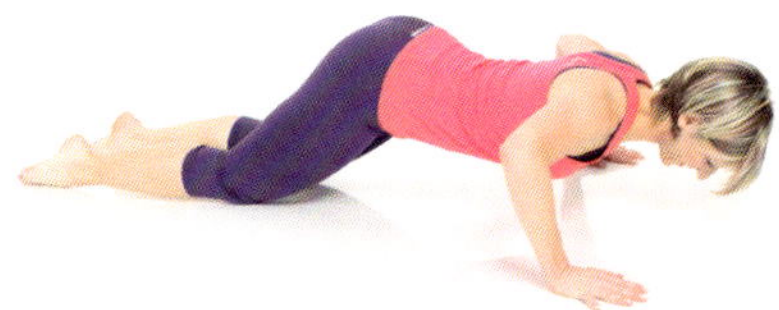

1 Gehen Sie in die Liegestützposition. Wenn Sie möchten, setzen Sie die Knie auf den Boden. Die Hände etwas mehr als schulterbreit öffnen und etwas versetzt auf dem Boden abstellen. Das heißt, die linke Hand ungefähr eine Handlänge weiter nach vorne. Das Brustbein in Richtung Boden absenken und wieder heben. Den Bauchnabel nach innen oben ziehen! Fünf Wiederholungen.

2 Nun noch einmal fünf Wiederholungen, jedoch die rechte Hand eine Handlänge weiter nach vorne setzen. Dann wieder wechseln.

Trainiert die Brust- und Trizepsmuskulatur.

STATION 5

1

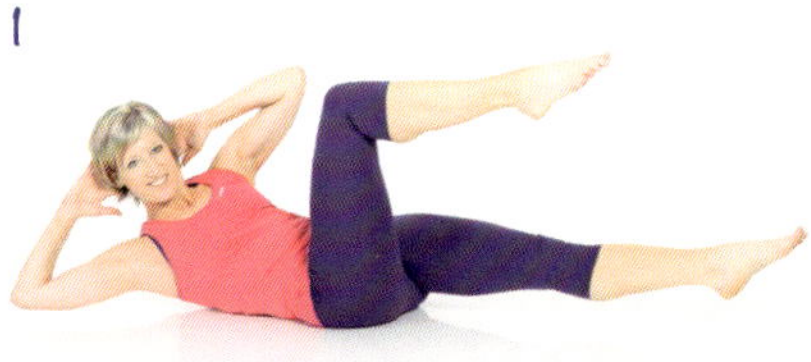

2

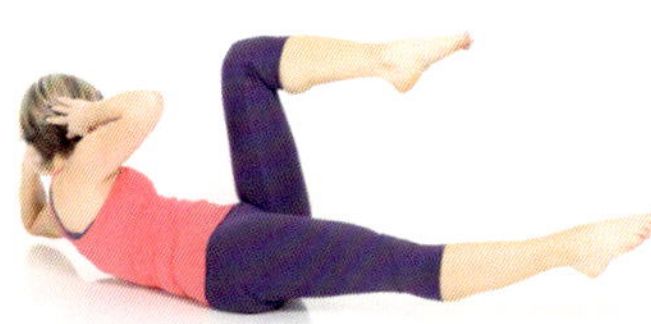

1 Legen Sie sich in die Rückenlage. Beide Beine sind im rechten Winkel angehoben. Die Hände stützen den Kopf. Nun drehen Sie mit dem Ausatmen die linke Schulter zum rechten Knie

2 und mit dem nächsten Ausatmen die rechte Schulter in Richtung linkes Knie.

Trainiert die schräge Bauchmuskulatur.

STATION 6

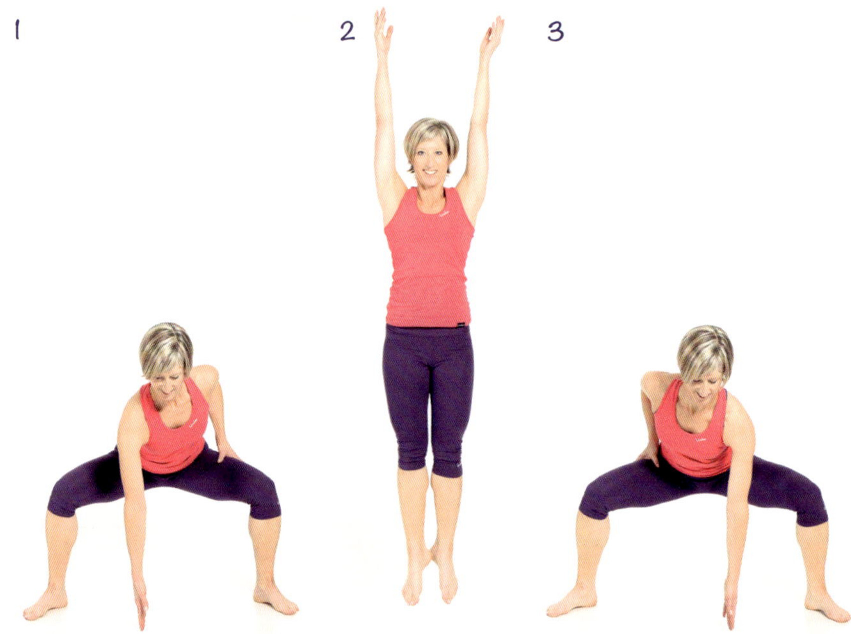

1 Gehen Sie weit in eine Grätsche. Mit einer Hand in Richtung Boden greifen. Dabei den Rücken gerade halten.

2 Nun explosiv abspringen, die Beine schließen und die Arme in Richtung Decke bewegen.

3 Danach wieder leise in der Grätsche landen. Die Füße über die Fußspitzen und Fersen abrollen. Die andere Hand greift nun zum Boden.

Diese Bewegungsabfolge immer wieder wiederholen.

Trainiert die Oberschenkelmuskulatur, Herz-Kreislauf-Training.

STATION 7

1

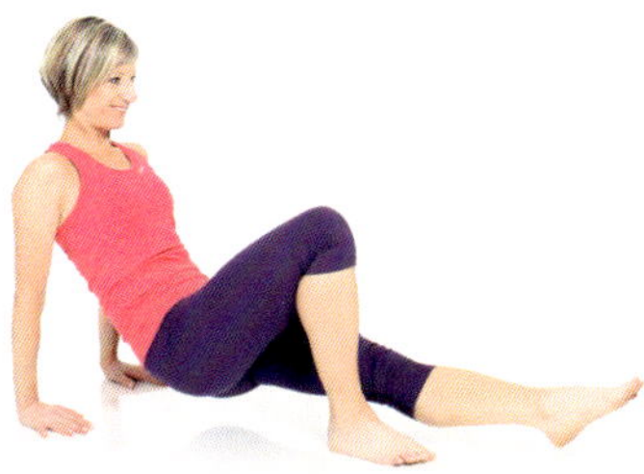

2

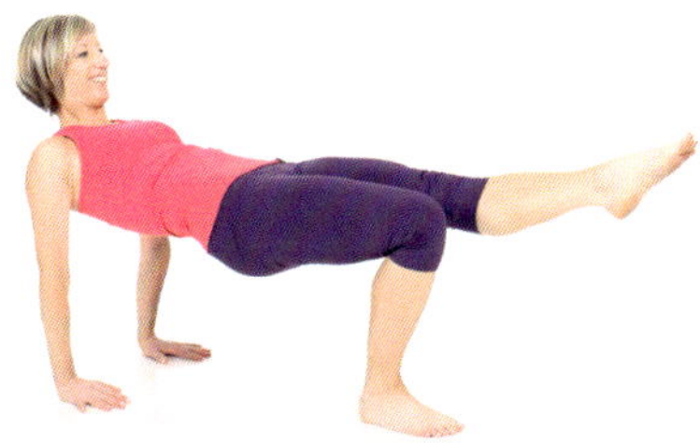

1 Setzen Sie sich mit aufgestellten Beinen auf den Boden. Die Hände schulterbreit neben dem Gesäß aufstellen. Ein Bein nach vorne ausstrecken und das Becken etwas vom Boden abheben.

2 Nun das Becken weiter anheben, wenn möglich, bis Oberschenkel und Oberkörper eine Linie bilden. Die Hände befinden sich nun senkrecht unter den Schultergelenken, die Ferse senkrecht unter dem Kniegelenk.

Den Bauchnabel sanft nach innen ziehen! Das Brustbein in Richtung Decke anheben!

Trainiert die Gesäßmuskulatur, rückseitige Oberschenkelmuskulatur.

STATION 8

1

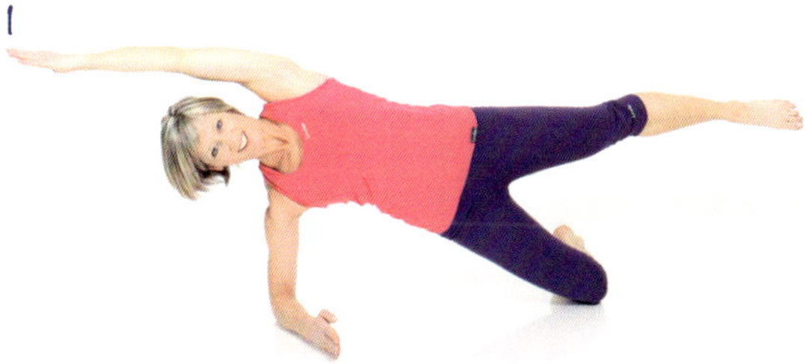

1 Gehen Sie in den seitlichen Ellbogenstütz. Der Ellbogen befindet sich senkrecht unter der Schulter. Die Unterschenkel nach hinten abwinkeln. Oberkörper und Oberschenkel bilden eine Linie. Den Bauchnabel nach innen ziehen. Nun das obere Bein und den oberen Arm parallel über dem Boden ausstrecken.

Trainiert die seitliche Rumpfmuskulatur und die Schultermuskulatur.

5.6.2 Zirkel mit Kleingeräten

STATION 1

1

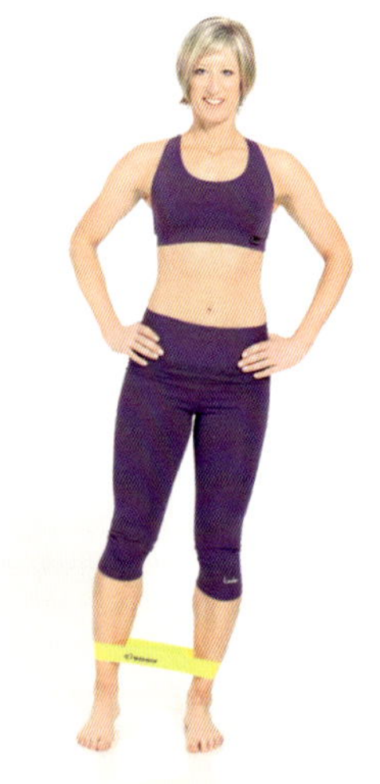

2

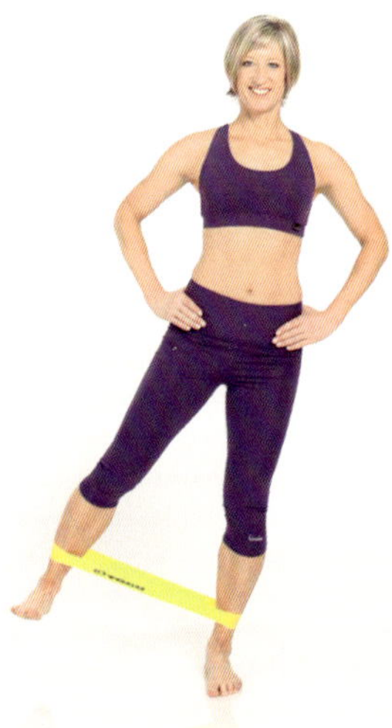

1 Stellen Sie sich auf ein Bein. Das Standknie ist leicht gebeugt. Das Brustbein heben. Das Loop um die Unterschenkel legen. Achten Sie auf ein fixiertes Becken!

2 Nun das Bein vom Körper wegbewegen und wieder zum Körper heranbewegen. Achten Sie darauf, immer Spannung auf dem Loop zu halten!

Trainiert die Oberschenkel- und Gesäßmuskulatur.

STATION 2

1

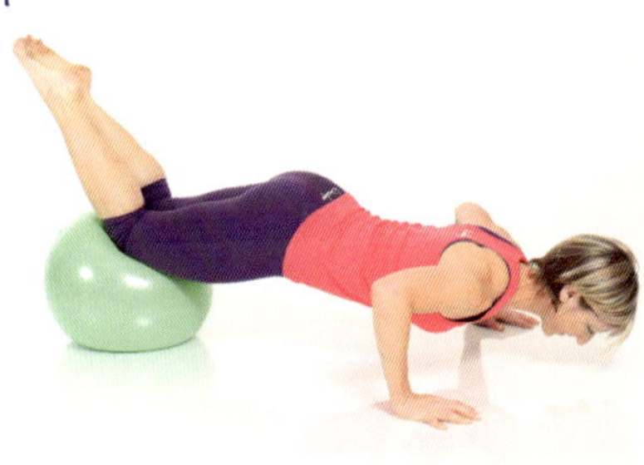

1 Gehen Sie in die Liegestützposition. Setzen Sie die Knie auf dem Redondo® Ball Plus ab. Die Hände etwas mehr als schulterbreit am Boden absetzen. Nun das Brustbein in Richtung Boden absenken und wieder heben. Den Bauchnabel sanft nach innen ziehen!

Trainiert die Brustmuskulatur.

STATION 3

1

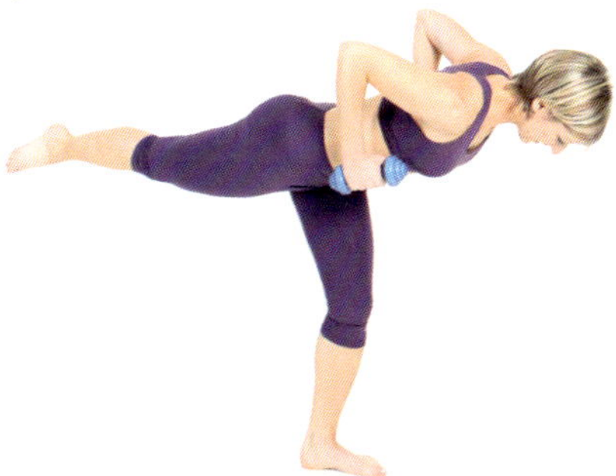

2

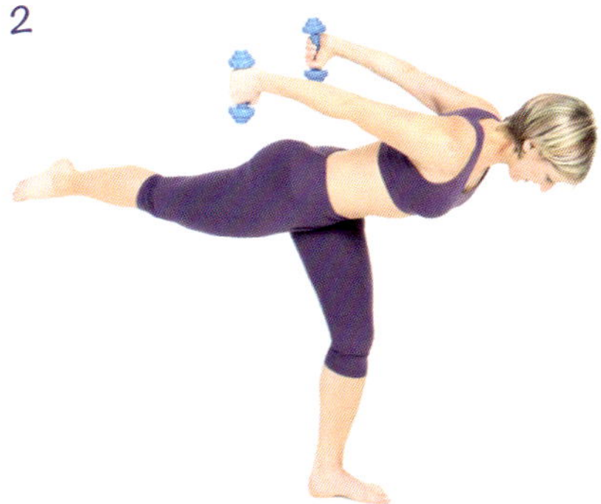

1 Stellen Sie sich auf das linke Bein. Das Knie leicht gebeugt halten. Das rechte Bein weit nach hinten ausstrecken. In jeder Hand halten Sie eine Hantel. Den Rücken gerade halten, das Becken parallel zum Boden. Der Kopf ist in Verlängerung des Oberkörpers. Die Ellbogen weit in Richtung Decke anheben.

2 Strecken Sie nun die Unterarme nach hinten oben und beugen Sie die Arme wieder. Die Ellbogen bleiben während der gesamten Bewegung angehoben. Nur die Unterarme bewegen sich.

Trainiert den Trizeps und die obere Rückenmuskulatur, die Gleichgewichtsfähigkeit.

STATION 4

1

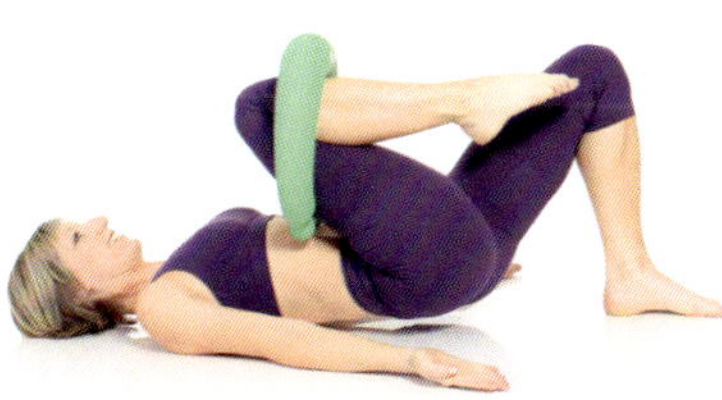

2

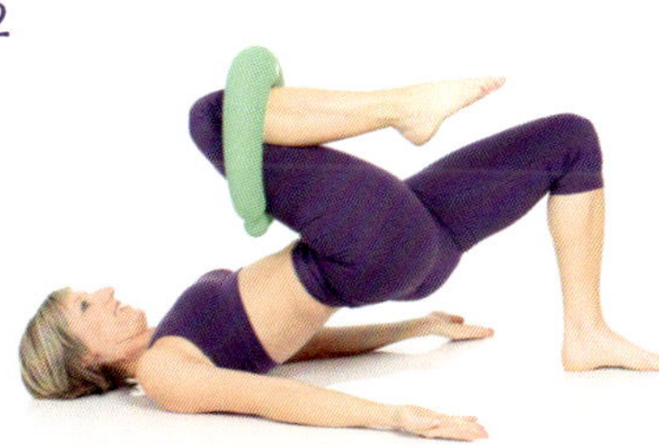

1 Legen Sie sich in die Rückenlage mit aufgestellten Beinen. Ein Bein abheben und den TOPANGA® um das Knie legen. Die Enden des TOPANGAS® liegen vorne am Oberschenkel. Das Knie so weit wie möglich zum Brustbein heranziehen und das Becken etwas vom Boden abheben. Die Ferse des aufgestellten Fußes befindet sich senkrecht unter dem Knie. Den Schultergürtel entspannen.

2 Nun das Becken anheben und senken.

Trainiert die Oberschenkel- und Gesäßmuskulatur, die Muskulatur des unteren Rückens.

STATION 5

1

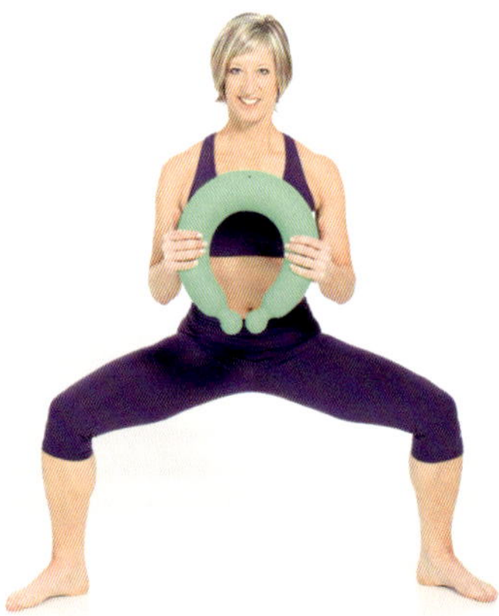

2

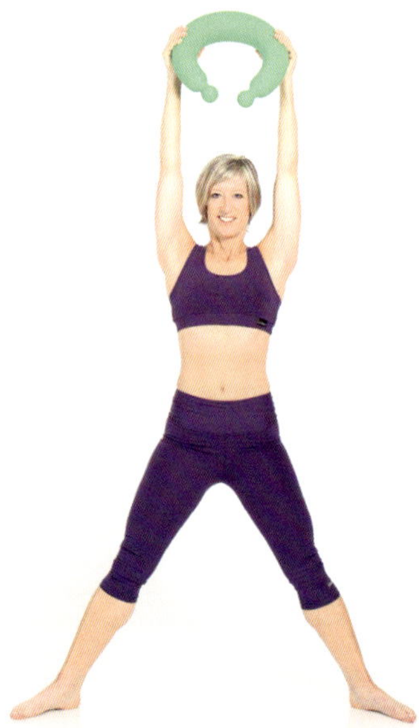

1 Stellen Sie sich in eine weite Grätsche. Die Knie befinden sich senkrecht über den Fersen. Die Fußspitzen zeigen leicht nach außen. Den TOPANGA® vor der Brust in beiden Händen halten.

2 Nun die Beine strecken und gleichzeitig den TOPANGA® in Richtung Decke bewegen.

Trainiert die Oberschenkelmuskulatur und die Arm- und Rückenmuskulatur.

STATION 6

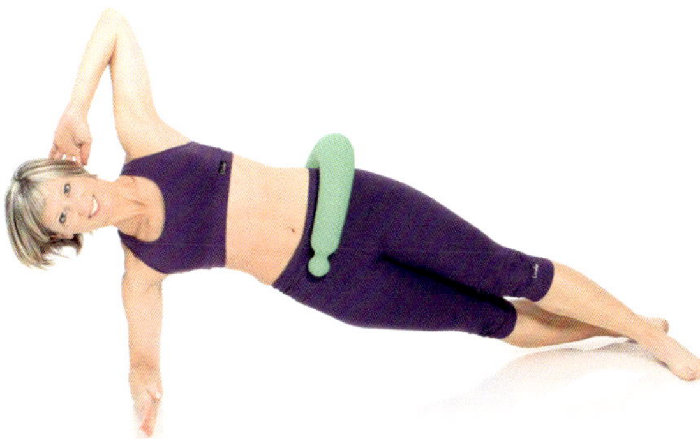

1 Gehen Sie in die seitliche Plank-Position. Die Beine strecken. Das obere Bein vorne aufstellen. Den TOPANGA® um die Hüfte legen. Die freie Hand hinter dem Kopf stützen. Oberkörper und Beine bilden eine Linie. Den Bauchnabel sanft nach innen ziehen. Diese Position halten.

Trainiert die seitliche Rumpfmuskulatur und die Schultermuskulatur.

STATION 7

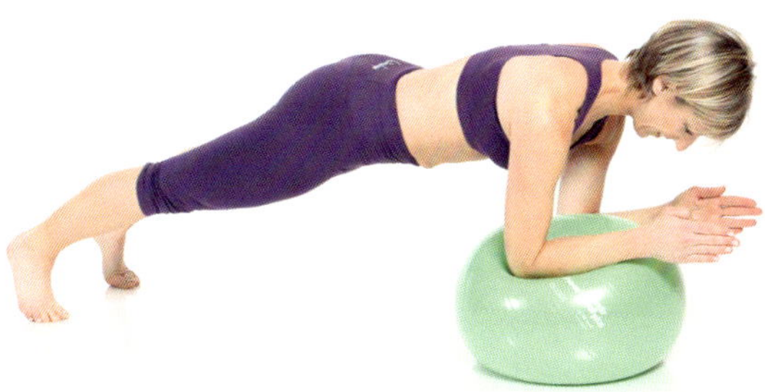

1 Gehen Sie in den Plank-Position auf dem Redondo® Ball Plus. Die Ellbogen befinden sich senkrecht unter den Schultern. Der Oberkörper und die Beine bilden eine Linie. Den Bauchnabel nach innen oben ziehen.

Halten Sie diese Position.

Trainiert die Rumpf- und die Schultermuskulatur und die Gleichgewichtsfähigkeit.

STATION 8

1

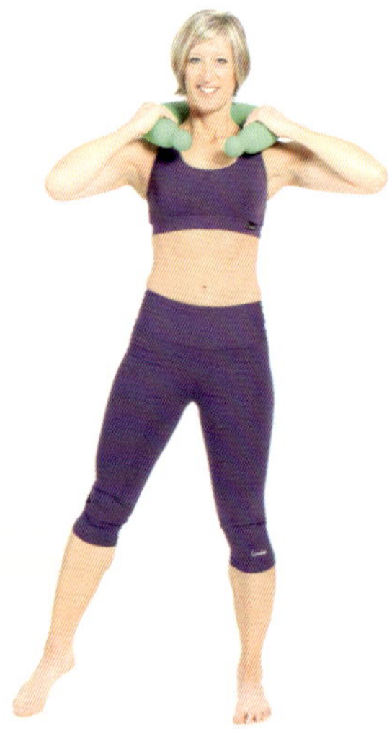

2

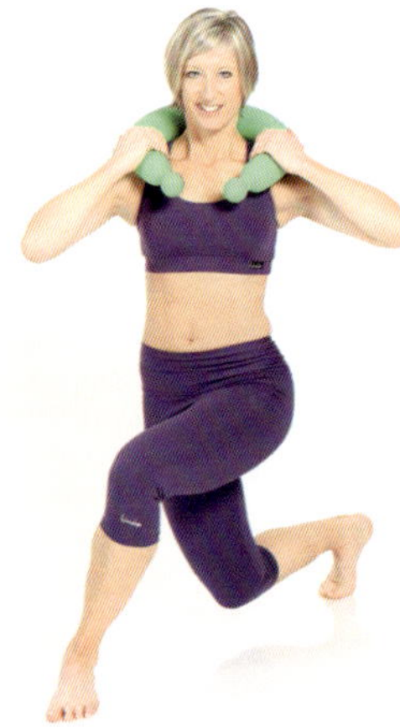

1 Stellen Sie sich auf das linke Bein. Den rechten Fuß neben dem Körper aufstellen. Den TOPANGA® um die Schultern legen. Das Brustbein anheben!

2 Nun das rechte Bein hinter das linke Bein kreuzen. Das Knie anbeugen bis kurz vor dem Boden. Das vordere Knie senkrecht über der Ferse halten! Das Brustbein anheben!

Trainiert die Oberschenkel- und Gesäßmuskulatur.

5.6.3 Zirkelmix

STATION 1

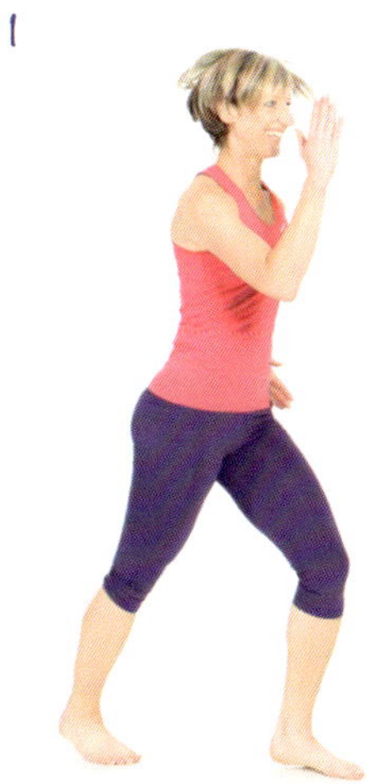

1 Sie stehen aufrecht, hüftbreit geöffnete Füße. Nun führen Sie schnelle „Skatingschritte" am Boden aus. Das heißt, Sie springen einmal mit dem rechten, das andere Mal mit dem linken Bein vor. Die Arme gegengleich mitnehmen.

Herz-Kreislauf-Training.

STATION 2

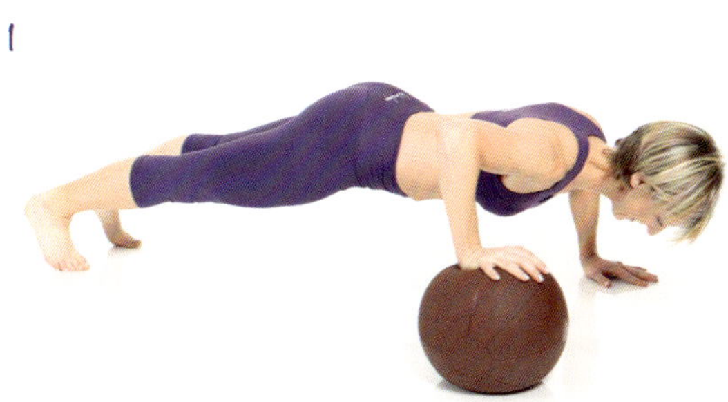

1 Gehen Sie in die Liegestützposition. Wenn Sie möchten, setzen Sie die Knie am Boden ab. Einen Medizinball unter die rechte Hand legen, das Brustbein absenken, dann das Brustbein wieder heben und den Medizinball zur linken Hand schubsen, und wieder tief gehen.

Trainiert die Brustmuskulatur.

STATION 3

1

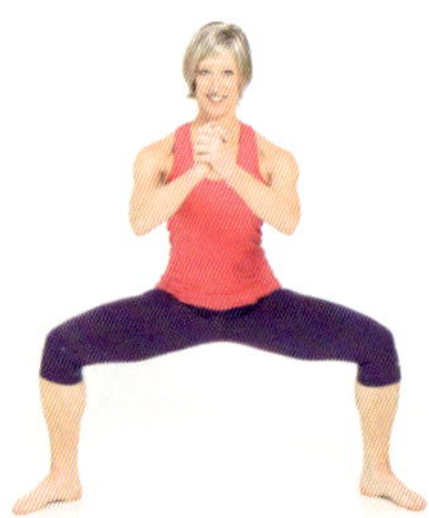

2

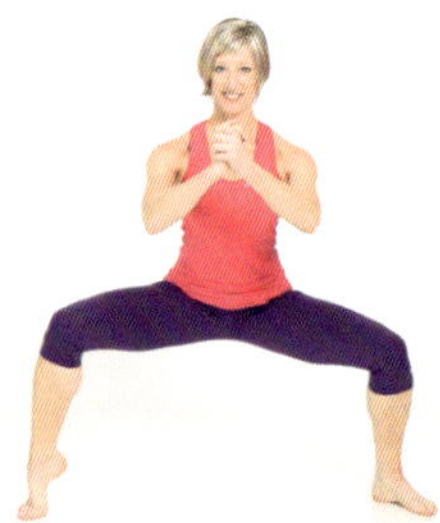

3

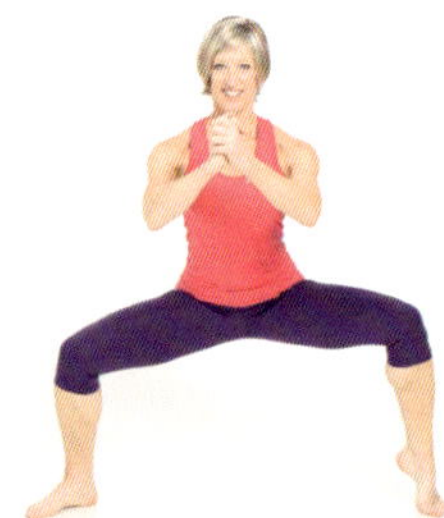

1 Stellen Sie sich in eine weite Grätsche. Die Knie befinden sich senkrecht über den Fersen. Die Fußspitzen zeigen leicht nach außen. Das Gesäß so weit in Richtung Boden absenken, bis die Oberschenkel sich waagerecht über dem Boden befinden.

2 Nun im Wechsel die rechte und die

3 linke Ferse vom Boden abheben. Das Gesäß bleibt tief unten sitzen. Der Oberkörper ist aufgerichtet!

Trainiert die Oberschenkel- und Wadenmuskulatur.

STATION 4

1

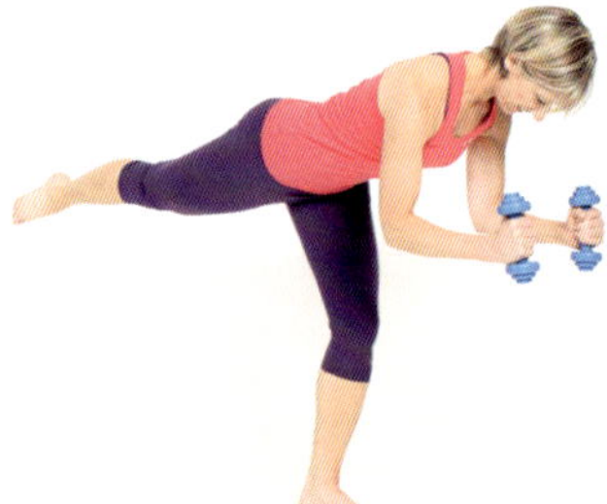

2

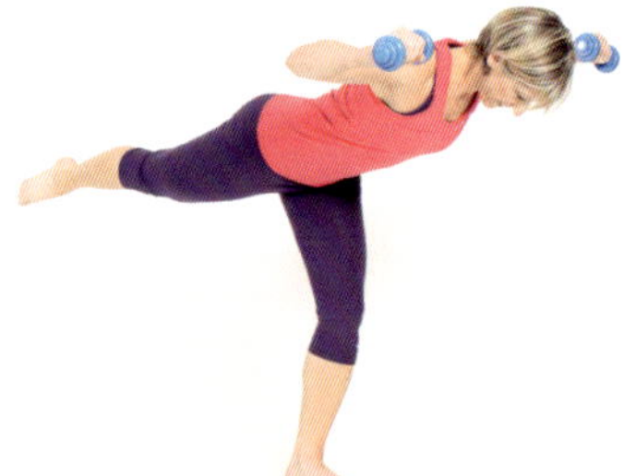

1 Stellen Sie sich auf das linke Bein. Das Knie leicht gebeugt halten. Das rechte Bein weit nach hinten ausstrecken. In jeder Hand eine Hantel halten und die Arme im rechten

Winkel vor dem Brustbein halten. Den Rücken gerade halten. Der Kopf ist in Verlängerung des Oberkörpers. Das Becken parallel zum Boden halten. Den Bauchnabel sanft nach innen oben ziehen!

2 Nun beide Arme in Richtung Decke anheben und wieder senken. Ziehen Sie bewusst die Schulterblätter zueinander!

Trainiert die obere Rückenmuskulatur.

STATION 5

1

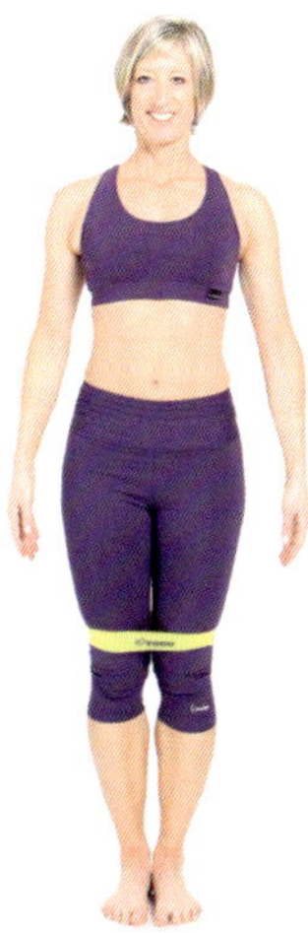

2

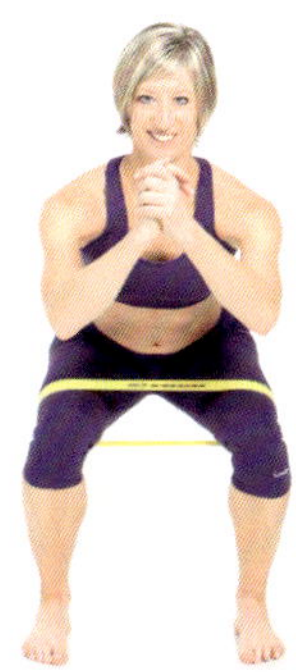

1 Sie stehen mit geschlossenen Füßen. Das Brustbein heben. Das Loop um die Oberschenkel legen.

2 Nun einen Schritt mit einem Bein zur Seite ausführen. Die Füße sollten etwa hüftbreit geöffnet oder etwas weiter geöffnet sein. Das Gesäß tief in die Hocke absenken. Die Knie zeigen in Richtung Fußspitzen. Dann die Beine wieder schließen und die Bewegung mit dem anderen Bein ausführen. Diese Abfolge in fließendem Wechsel ausführen.

Trainiert die Oberschenkel- und Gesäßmuskulatur.

STATION 6

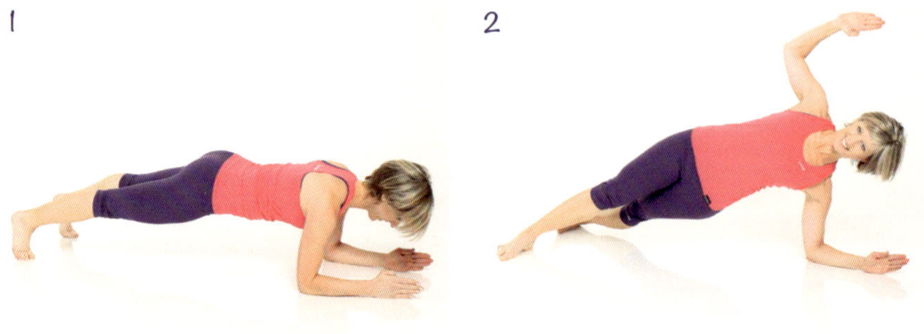

1 Gehen Sie in die Plank-Position. Oberkörper und Beine bilden eine Linie. Den Bauchnabel sanft nach innen oben ziehen.

2 Nun im Wechsel den rechten und linken Ellbogen in Richtung Decke bewegen. Dabei den Oberkörper zur Seite aufdrehen.

Trainiert die Rumpf- und Schultermuskulatur.

STATION 7

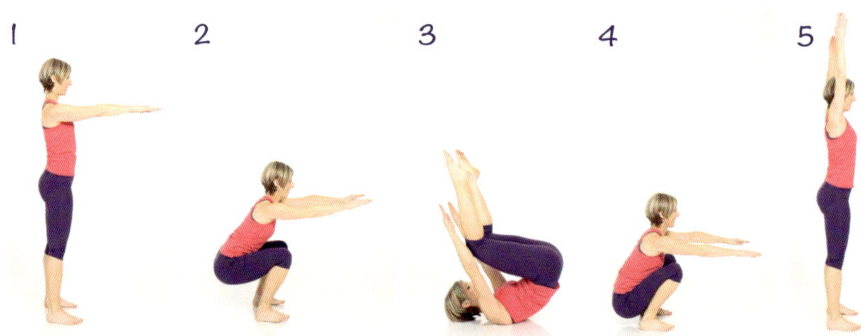

1 Sie stehen aufrecht, die Arme in der Vorhalte.

2 Gehen Sie nun in die Knie,

3 rollen Sie sich nach hinten ab, indem Sie den Rücken rund machen, den Bauchnabel nach innen ziehen. Halten Sie den Kopf immer in der Luft!

4 Nun wieder nach vorne rollen, dabei in die tiefe Hocke gehen

5 und mit Schwung in den Stand kommen, die Arme in Richtung Decke strecken.

Diese Bewegungsfolge wiederholen.

Trainiert die Oberschenkel- und Gesäßmuskulatur, die Bauchmuskulatur, Herz-Kreislauf-Training.

STATION 8

1

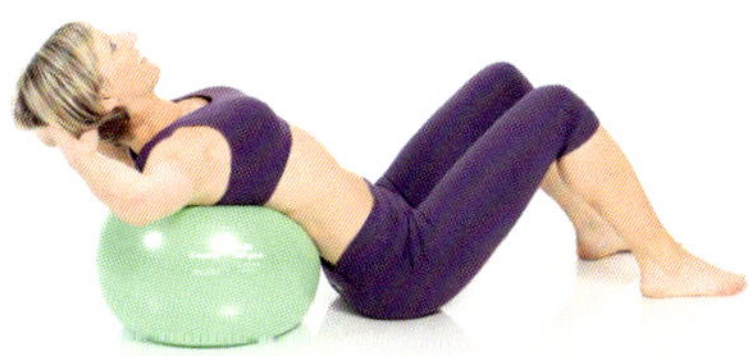

2

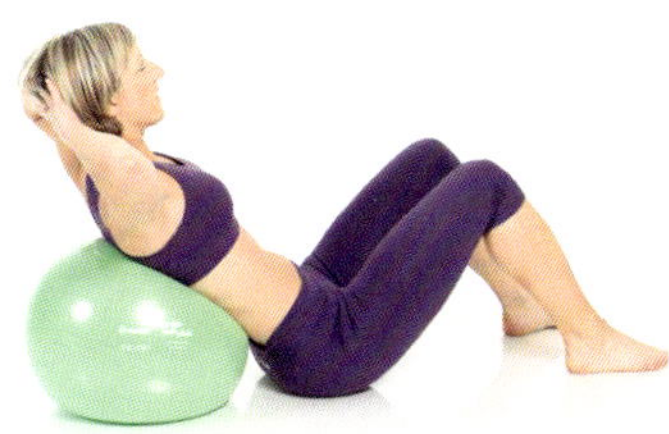

1 Setzen Sie sich mit angewinkelten Beinen seitlich an den Redondo® Ball Plus. Beide Hände hinter dem Kopf verschränken. Legen Sie sich mit dem Einatmen mit dem Rücken über den Ball. Atmen Sie aus, ziehen Sie den Bauchnabel sanft nach innen und aktivieren Sie den tiefen Bauchmuskel.

2 Mit dem Ausatmen richten Sie den Rumpf langsam auf, nähern Sie die Rippenbögen und den Beckenkamm aneinander an.

Trainiert die gerade Bauchmuskulatur.

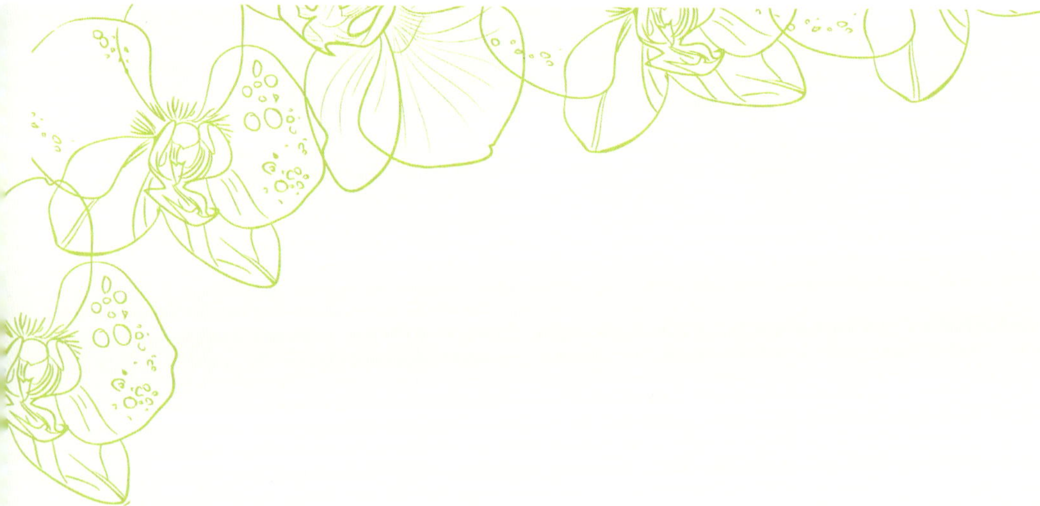

Anhang

Anhang

1 Literatur

- Bertram, O. (2014). *Das Men´s Health Workout ohne Geräte.* München: Südwest Verlag.
- Boyle, M. (2010). *Funktional Training. Das Erfolgsprogramm der Spitzensportler.* München: Riva Verlag.
- Fastner, G. (2012). *Funktionelles Figurtraining.* Aachen: Meyer & Meyer Verlag.
- Fastner, G. (2013). *Trainingsbuch Brasil®.* Aachen: Meyer & Meyer Verlag.
- Fastner, G. & Manhart, I. (2014). *Flacher Bauch, starker Rücken.* Aachen: Meyer & Meyer Verlag.
- Fastner, G. (2014). *Bodyforming für Frauen.* München: BLV Buchverlag GmbH & Co. KG.
- Häflinger, U. & Schuba, V. (2007). *Koordinationstherapie. Propriozeptives Training.* Aachen: Meyer & Meyer Verlag.
- Knebel, K.-P., Herbeck, B. & Hamsen, G. (1993). *Fußball-Funktionsgymnastik.* Hamburg: Rowohlt Taschenbuch Verlag GmbH.
- Rühl, J. & Laubach V. (2011). *Funktionelles Zirkeltraining. Das moderne Sensomotoriktraining für alle.* Aachen: Meyer & Meyer Verlag.

2 Bildnachweis

Umschlag und Bilder Innenteil: TOGU GmbH

Covergestaltung: Sannah Inderelst

Layoutgestaltung: Sannah Inderelst

Satz: Sannah Inderelst & Andreas Reuel

Lektorat: Dr. Irmgard Jaeger